患者のための最新医学

改訂版

痛風・高尿酸血症

監修　日高雄二
赤坂中央クリニック院長

高橋書店

はじめに

２０１６年の厚生労働省の国民生活基礎調査によりますと、日本で「痛風で通院中」の人は全国で１１０万人を超えるとされています。これは１９９５年とくらべると約３倍という数字です。また、痛風の予備軍ともいえる高尿酸血症の患者数は、通院者の10倍、１０００万人を超えるといわれています。

痛風（高尿酸血症）の大きな特徴は、患者さんの多くが男性だということです。年代別に見ると、60歳代にもっとも多く発症し、次いで50歳代と70歳代がほぼ同数となっています。痛風というと「中高年の病気」というイメージがありますが、しかし最近は、若い男性や女性にも高尿酸血症が見られるようになりました。その主な原因は、不規則な食生活、食べすぎや動物性脂肪のとりすぎによる肥満、精神的ストレス、アルコール摂取量の増加などが考えられます。過食や運動不足によって内臓脂肪型の肥満となり、脂質や糖質の代謝に異常をきたして複数の生活習慣病をまねく病態を「メタボリックシンドローム（代謝症候群）」といいますが、痛風（高尿酸血症）もまた、尿酸の代謝異常が原因の生活習慣病の一つです。

尿酸値が高い状態を放置しますと、激痛発作を起こすだけでなく、腎障害、尿路結石、高血圧症、脂質異常症、糖尿病（耐糖能異常）などを引き起こす原因となります。こうしたこわい合併症をまねかないためにも、早い段階からしっかりと尿酸値をコントロールし、痛風（高尿酸血症）の治療を行うとともに、食事や運動などの日常生活を改善することが重要です。

２０１４年に刊行された旧版は、幸い多くの患者さんに活用していただきました。今回は２０１９年に改訂された『高尿酸血症・痛風の治療ガイドライン』にのっとり、旧版以降の新しい情報を加え、さらに巻末のQ＆Aのページも大幅に増やしました。

痛風（高尿酸血症）の治療は生涯にわたってつづきます。本書が、この病気についての正しい理解を深め、日々の療養生活を支えるよきガイドとなれば幸いです。

赤坂中央クリニック院長　日高雄二

患者のための最新医学　痛風・高尿酸血症　改訂版　目次

第1章　痛風・高尿酸血症についてよく知ろう

企画・編集／海琳社
カバーデザイン／尾崎利佳（フレーズ）
カバーイラスト／てづかあけみ
本文デザイン／あおく企画
本文イラスト／堀込和佳
プロデュース／高橋インターナショナル
※本書の情報は基本的に2020年1月現在のものです。

第1章

痛風・高尿酸血症について よく知ろう

痛風・高尿酸血症とはどんな病気？

Point

- ▼尿酸が体内にたまりすぎると結晶化してさまざまな病気を引き起こす
- ▼関節にたまった尿酸塩結晶がはがれ落ちると、痛風発作が起きる
- ▼高尿酸血症を放置すると、心筋梗塞や脳梗塞など重篤な合併症を併発する

体内に過剰にたまった尿酸が病気を引き起こす

血液中にある尿酸《にょうさん》という物質の量が基準値（7・0mg／dL）を超えて多くなった病態を高尿酸血症《こうにょうさんけっしょう》といいます。

尿酸は白色、無味、無臭の針状結晶で、体の細胞の新陳代謝《しんちんたいしゃ》やエネルギーの消費によってできた、いわば体の老廃物《ろうはいぶつ》です。この尿酸は、通常は尿や便などとともに体外に排泄《はいせつ》されます。

ところが、尿酸は水や体液にとけにくい物質なので、代謝の異常によって過剰に尿酸がつくられたり、腎臓からの排泄が低下したりすると、尿酸は血液中だけでなく体中にたまってしまいます。

尿酸が血液中に増えすぎると、尿酸はナトリウムと結びついて尿酸塩（尿酸ナトリウム）という白い結晶になります。この尿酸塩が臓器に沈《ちん》着《ちゃく》して何らかの病態を引き起こしたものを、総称して「**尿酸塩沈着症**」といいます。尿酸塩沈着症には、痛《つう》風《ふう》性関節炎（いわゆる痛風）、痛風結節《けっせつ》、尿路結石《にょうろけっせき》、痛風腎《じん》などがあります。

尿酸塩の結晶は、特に足の関節など、血液が滞《とどこお》りやすい部分にたまりやすく、関節内に沈着した尿酸塩の結晶が関節腔《くう》にはがれ落ちる（遊《ゆう》離《り》する）と、痛風発作を起こすといわれています（24ページ参照）。

また、尿酸塩の結晶が腎臓の髄質《ずいしつ》に沈着して、腎臓の機能が低下してしまう病気が「**痛風腎**」です。さらに、尿酸塩の結晶が大きくなったものを結石といいますが、腎臓の中にできた結石が尿管に流れ出て、途中で引っかかり、尿管内にとどまった

ものが「尿管結石」です。

高尿酸血症はさまざまな合併症の原因となる

高尿酸血症は痛風性関節炎（痛風）だけでなく、腎障害、尿路結石、高血圧症、脂質《ししつ》異常症（高脂血《こうしけつ》症）、耐糖能《たいとうのう》異常などを引き起こす原因となります。

高尿酸血症が進んで痛風の症状があらわれたときには、同時に高血圧症や脂質異常症などの生活習慣病も進行していることが多いので、注意が必要です。

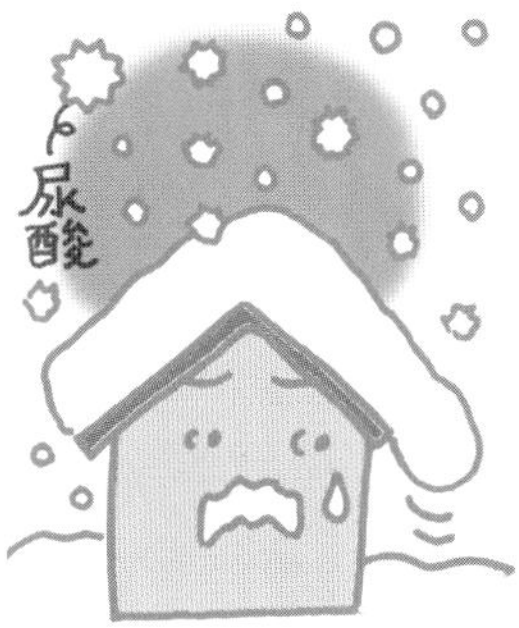

これらの生活習慣病と痛風（高尿酸血症）には、**栄養の過剰摂取**という共通点があります。栄養過多の状態がつづくと動脈硬化が進み、同時に高血圧症や虚血性心疾患《きょけつせいしんしっかん》、脳血管障害などを引き起こしやすくなります。痛風の患者さんでこれらの合併症を一つも持っていない人は、わずか4％にすぎないという驚くべきデータもあります。

高尿酸血症の状態を放置しておくと、こうした合併症を併発しやすくなり、非常に危険です。痛風患者が合併症で死亡する割合は、しばらく前までは痛風腎による腎不全《じんふぜん》（尿《にょう》毒《どく》症）が40％ほどを占めていましたが、**最近は**、**虚血性心疾患**、**脳血管障害がもっとも多く**、次いで腎不全となっています。

重篤《じゅうとく》な合併《がっぺい》症を併発させないためにも、しっかりと尿酸値をコントロールして、痛風（高尿酸血症）の治療を行うことが大切です。

MEMO

腎不全

腎不全には、急激に腎機能が低下する急性腎不全と、徐々に腎機能が低下する慢性腎不全がありますが、一般的に「腎不全」といえば慢性腎不全をさします。

糖尿病腎症《じんしょう》、慢性糸球体《しきゅうたい》腎炎、腎硬化《こうか》症、多発性嚢胞《のうほう》腎、ループス腎炎、慢性腎盂《じんう》腎炎といった腎臓の病気が慢性的に進行し、その結果、腎機能が健康な状態の30％以下に低下してしまった状態が慢性腎不全です。慢性的に進行するタイプの腎臓病は、自覚症状がほとんどないまま腎機能が低下していきますので、要注意です。

慢性腎不全になると、残念ながら、腎機能がもとに戻ることはありません。腎機能が健康な状態の5％以下くらいに低下すると、透析《とうせき》療法が必要になります。

痛風・高尿酸血症は男性に多い病気

Point

- ▼食生活の欧米化にともない、痛風・高尿酸血症患者が増えている
- ▼圧倒的に男性に多い病気だが、女性も更年期をすぎるとなりやすくなる
- ▼痛風予備軍は1000万人以上。最近は痛風の若年化が進んでいる

年々増えつづける痛風・高尿酸血症

　厚生労働省の「平成28年国民生活基礎調査（2016年）」によれば、「痛風で通院中」の人は110万人を超えるとされています。1995年の調査では約42万3000人でしたので、1995年から2016年までの約20年間で約3倍に急増したことになります。また、痛風の予備軍ともいえる高尿酸血症の患者数は、通院者の10倍、1000万人を超えるとされています。

　痛風（高尿酸血症）の大きな特徴は、**患者のほとんどが男性**だということです。男性は女性にくらべて体内の尿酸の総量が多く、思春期になると尿酸の量が急に増えます。その後、加齢《かれい》とともに低下しますが、何らかの原因で尿酸の量が増えると高尿酸血症となり、放置するとやがて痛風発作を起こすようになります。

　また、中高年になると、動脈硬化症や高血圧症、糖尿病、腎臓病などの生活習慣病にかかる人が多くなるので、それらが原因で腎臓の機能が低下したり、さらには、服用している薬（サイアザイド系の降圧利尿《こうあつりにょう》薬など）の副作用で尿酸値が高くなることもあります。

　女性に痛風（高尿酸血症）が少ないのは、**女性ホルモン（エストロゲン）**には尿酸を体外へ排泄《はいせつ》する働きがあるためとされています。しかし、更年期を迎え閉経《へいけい》すると、エストロゲンの分泌が減少するので、尿酸の量が増え、高尿酸血症になりやすくなります。

60歳代にもっとも多いが、最近は若い世代に急増中

■ 国民生活基礎調査から推定される痛風患者数

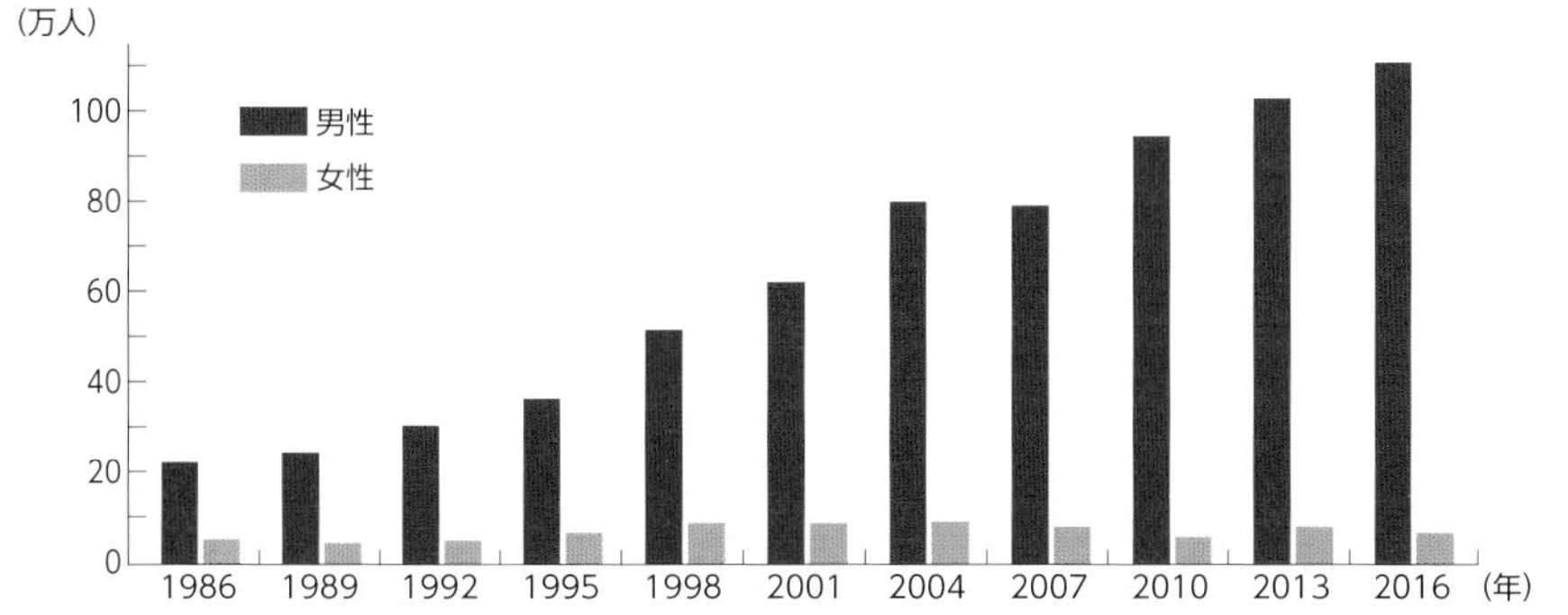

(厚生労働省ホームページ「平成28年国民生活基礎調査」より算出)

痛風患者の年齢分布は60歳代がもっとも多く、次いで50歳代と70歳代がほぼ同数となっています。60歳以降に痛風患者が減少する理由は明らかではありません。

初発年齢は30歳代がもっとも多く、次いで40歳代、50歳代となっています。

痛風は40歳代以降の人がかかる「中年の病気」というイメージがありますが、最近は20歳代から70歳代まで世代を問わず増えています。

若い世代にも患者が増えている理由としては、不規則な食生活、食べすぎや動物性脂肪のとりすぎによる肥満、精神的ストレス、アルコール摂取量の増加などが考えられます。

若い女性の場合、無理なダイエットや偏《かたよ》った食生活などが女性ホルモンの分泌の乱れをまねき、それが原因で高尿酸血症となることもあります。

MEMO

サイアザイド系の降圧利尿薬

サイアザイド系の降圧利尿薬は、ナトリウムの排泄と同時にカリウムの排泄も促すため、低カリウム血症をまねくことがあります。

尿酸の排泄を促すには、尿をアルカリ性にすることが大切です。尿がアルカリ性になれば、尿酸が尿にとけて排泄されやすくなり、尿路結石の予防にもつながります。カリウムとナトリウムは体液中でバランスを保つ関係にあるので、低カリウム血症となってカリウムが不足すると、ナトリウムが過剰になり、その結果、高血圧症や糖尿病の誘発や悪化、脂《し》質代謝《しったいしゃ》への悪影響、痛風の誘発といったさまざまな副作用を引き起こすことがあります。

サイアザイド系以外の、ループ系利尿薬などの降圧薬でも血清《けっせい》尿酸値が上昇します。

尿酸とプリン体の関係

Point
- ▼古い細胞が壊れる過程で、プリン体が分解され、尿酸がつくられる
- ▼食品中のプリン体は、とりすぎなければ尿酸値にはあまり影響しない
- ▼尿酸値を下げるには、肥満の解消が大切。激しい運動も尿酸値を上げる

尿酸はプリン体の最終代謝物質

尿酸は、窒素《ちっそ》化合物《かごうぶつ》の一種で、古い細胞が分解されるときにできる老《ろう》廃物《はいぶつ》です。英語では「uric acid」といい、「尿の中の酸」という意味です。尿酸は体の中で毎日つくられ、血中での濃度はmg／dL（ミリグラム／デシリットル）であらわします。

私たちの体は、約60兆個の細胞で構成されていますが（成人の場合）、ほとんどの細胞が、常に新しい細胞に生まれ変わることで生命が維持されています。この生命活動のしくみを**代謝《たいしゃ》**といいます。

一つ一つの細胞には核《かく》があり、核には遺伝子であるDNA（デオキシリボ核酸《かくさん》）やRNA（リボ核酸）という重要な物質が詰まっています。これらの核酸の構成物質の一つがプリン体です。細胞が新しく生まれ変わるときには、この核酸も分解され、プリン体もできます。

プリン体は肝臓など全身の細胞で分解（代謝）されて、最終的には尿酸という物質になります。

尿酸は、血液によって腎臓に運ばれ、尿とともに排泄《はいせつ》されたり、腸管から便といっしょに排泄されます。

通常、**尿酸をつくるプリン体の80～90％は体内でつくられる**といわれています。

食品にもプリン体は含まれるが神経質になる必要はない

プリン体は、細胞の核を構成する成分なので、ほぼすべての食品に含まれています。特に、細胞数の多いものや、細胞分裂のさかんな部分に多く含まれます。

したがって、プリン体は、体内で

つくられるだけでなく、食事によっても体内に入ってきます。しかし、その割合は全体の10～20％で、残りは体内でつくられます。

　食事で体内に入ったプリン体は、ほとんどが腸管内で分解されて便といっしょに排泄されます。一部が吸収されて肝臓に送られ、尿酸に分解されて尿とともに排泄されます。

　食品に含まれるプリン体は、大部分が腸で分解されてしまいますので、高《こう》プリン体食品（高プリン食）といわれる食べものを極端に大量に、そして連続して食べない限り、尿酸値の上昇の直接的な原因にはならないことがわかっています。つまり、**食事によって入ってくるプリン体よりも、体内で合成されるプリン体のほうがはるかに多い**のです。

　尿酸値を下げるためには、食品に含まれるプリン体を気にするより、実は肥満（特に内臓脂肪型肥満）の解消のほうがより重要です。肥満は尿酸値を上げるだけでなく、脂質異常症や高血圧症などの合併症をまねく原因ともなります。

激しい運動はプリン体を増やす

　また、プリン体は、私たちが体を動かすときに使われるATP（アデノシン三リン酸）というエネルギー物質にも含まれています。

　ATPは、エネルギー源として代謝されると、ADP（アデノシン二リン酸）に分解されますが、通常は安静にしているとADPはもとのATPに戻ります。しかし、急激に、しかも大量に使われた場合は、分解されたままプリン体から尿酸に変化します。

　激しい筋肉運動（無酸素運動）が尿酸値を上げる原因となるのはそのためです。

MEMO

「プリン体」の意味

　プリン体のプリン「purine」の語源は、「pure uric acid」（純粋な尿酸）という意味のラテン語「purum uricum」からつくられた造語です。

　新鮮な魚を食べるとおいしく感じるのは、旨味《うまみ》成分のイノシン酸などのためですが、これにもプリン体が多く含まれています。魚の鮮度が落ちるとまずくなるのは、プリン体が分解されてなくなってしまうせいですが、そのために魚の鮮度をプリン体の量であらわすこともあるほどです。また、豚骨《とんこつ》や鶏《とり》ガラのスープ、かつお節や煮干し、干ししいたけのだし、旨味成分イノシン酸を含んだ調味料などにもプリン体が多く含まれています。

　ちなみに、お菓子のプリンは「pudding」で、まったくちがう言葉です。

高尿酸血症の3つのタイプ（型）

Point

- ▼尿酸の産生と排泄のバランスがくずれると、高尿酸血症になる
- ▼「腎負荷型」は食べすぎ、飲みすぎ、強いストレスなどが原因
- ▼日本人の約6割は「尿酸排泄低下型」。体質的に尿酸排泄能力が低い

尿酸は入れかわりながら一定の量に保たれている

尿酸は、体内で1日に約700mgつくられます。そして、健康な人の体内には、常に約1200mgの尿酸が蓄積されています。これを「**尿酸プール**」といいます。この尿酸プールには、体内で合成される尿酸のほか、食品から取り込まれる尿酸もすべて含まれます。

尿酸は、毎日、産生と排泄をくり返し、ほぼその半分が入れかわりますが、量は一定に保たれています。

通常、排泄される尿酸の量（約700mg）のうち約500mgは腎臓から尿に排泄され、残りの約200mgが汗とともに、あるいは腸管から便といっしょに排泄されます（腎外性《じんがいせい》処理）。

そして、尿酸が過剰につくられないように、プリン体を代謝する酵素《こうそ》（HGPRT。レッシュ－ナイハン症候群の患者ではこの酵素の異常によって尿酸値が上昇する）などの働きによってコントロールされています。

ところが、何らかの理由で、この尿酸の新陳代謝《しんちんたいしゃ》のメカニズムに異常が生じると、尿酸の産生と排泄のバランスがくずれ、血液中の尿酸の量が増えすぎてしまいます。血液中の尿酸の量（血清尿酸値）が7・0mg／dLを超えると高尿酸血症と診断されます（年齢・性別を問いません）。

日本人に多い尿酸排泄低下型

尿酸が基準値を超えて増えすぎてしまう原因としては、体内で尿酸が過剰につくられるか、尿酸の排泄がうまく行われないか、あるいはこの

2つが同時に起こることが考えられます。

①腎負荷型（尿酸産生過剰型と腎外排泄低下型）

尿酸の排泄機能は正常なのに、体内で尿酸が過剰につくられてしまうタイプです。

日本では患者さんの約10%がこのタイプです。

尿酸が過剰につくられる原因としては、

■ 体内の尿酸の量は一定に保たれている

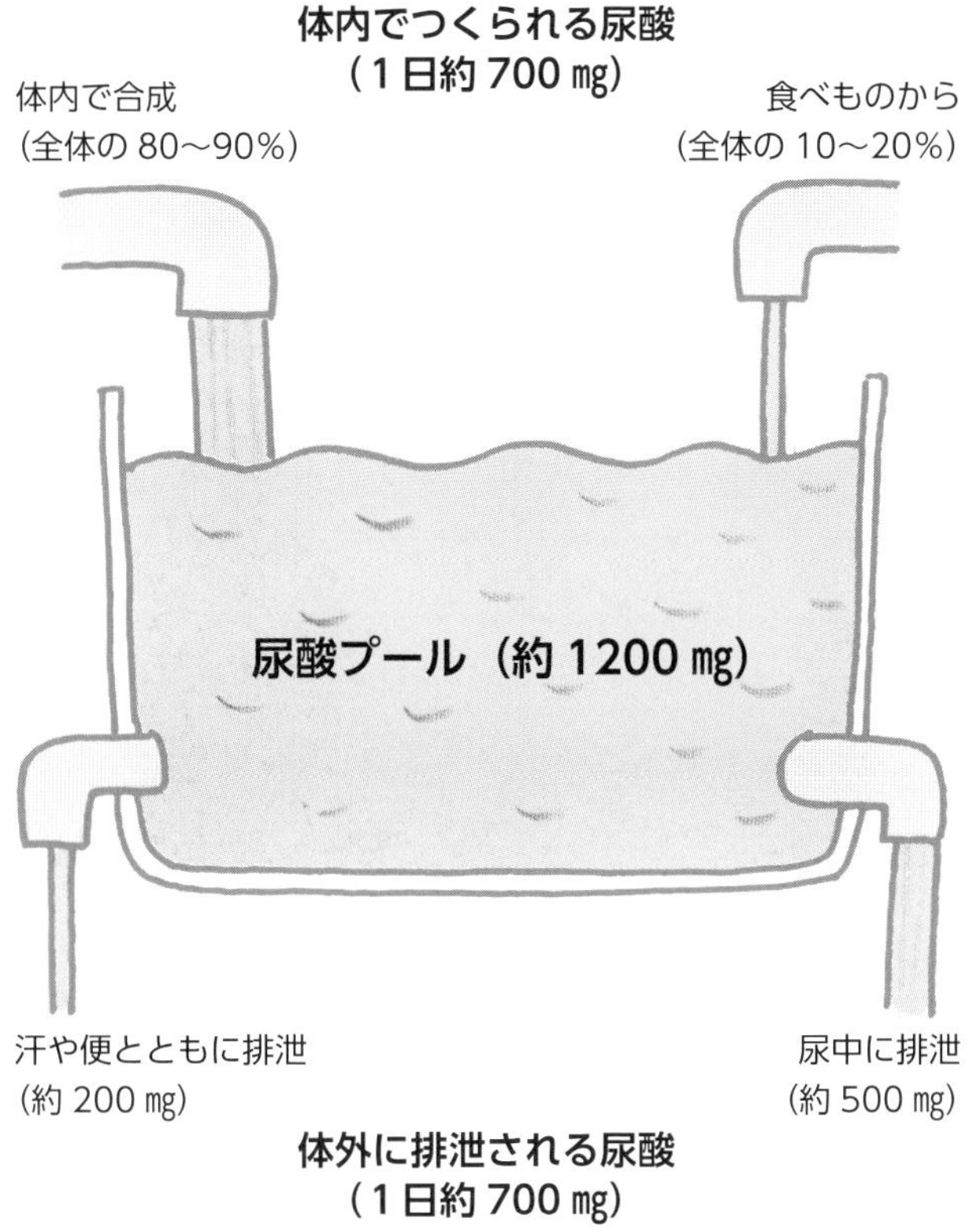

- ●激しい運動
- ●強い精神的ストレス
- ●過度の飲酒
- ●肥満（食べすぎ）
- ●一部の薬剤（降圧利尿薬、抗結核薬、免疫抑制薬など）の副作用
- ●遺伝的体質（先天的なプリン体代謝酵素の異常など）

などがあげられます。

②尿酸排泄低下型

つくられる尿酸の量は正常ですが、排泄機能が低下しているために体内に尿酸が処理されずに残ってしまうタイプです。

日本人の患者さんの約60%がこのタイプです。

日本人にこのタイプが多いのは、体質的に腎臓で尿酸を排泄する能力が低いことが原因ではないかと考えられています。

そのほか、動脈硬化症や高血圧症、

■ 高尿酸血症の３つのタイプ

約

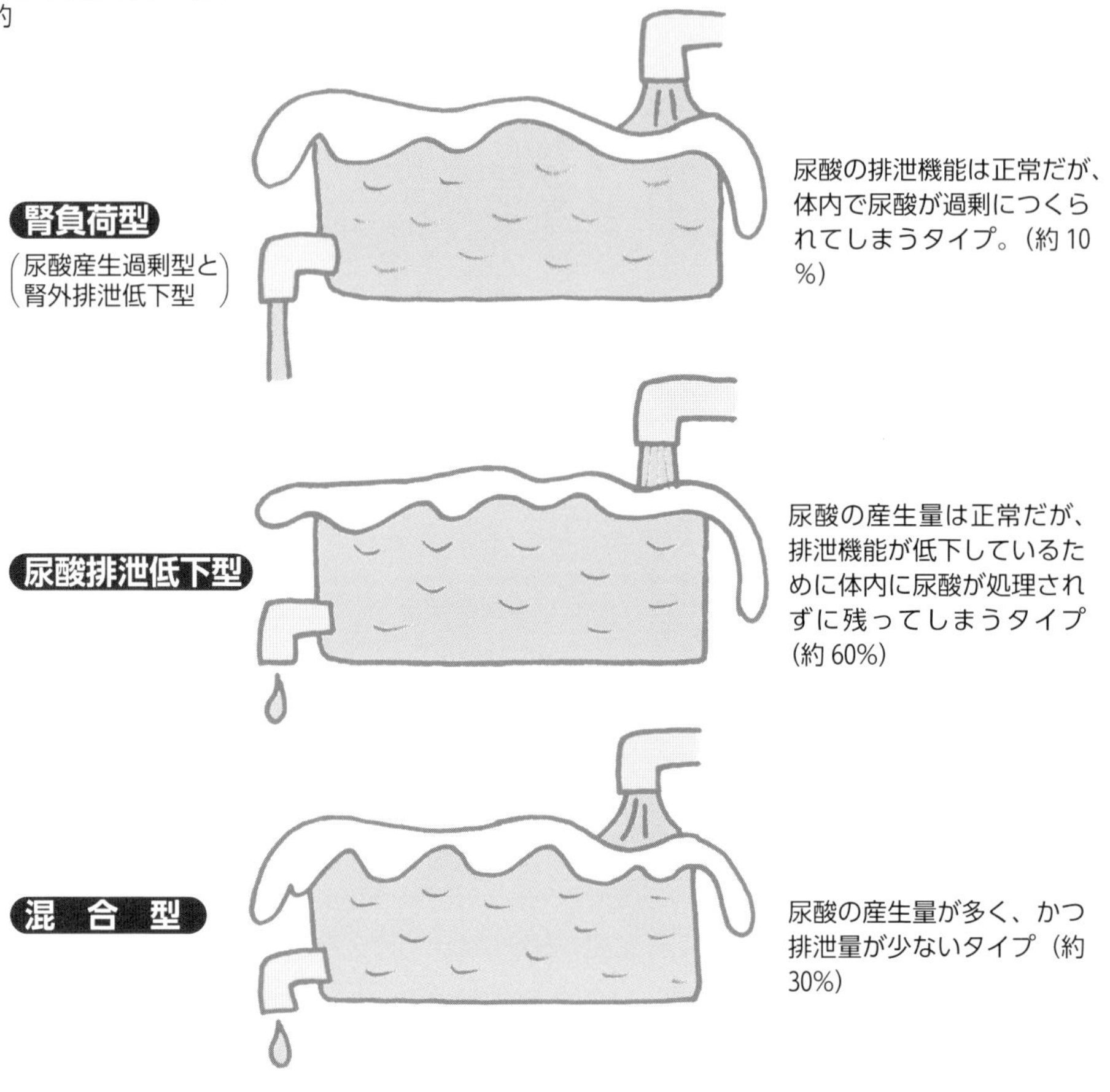

腎負荷型
（尿酸産生過剰型と腎外排泄低下型）
尿酸の排泄機能は正常だが、体内で尿酸が過剰につくられてしまうタイプ。（約 10%）
尿酸排泄低下型
尿酸の産生量は正常だが、排泄機能が低下しているために体内に尿酸が処理されずに残ってしまうタイプ（約 60%）
混　合　型
尿酸の産生量が多く、かつ排泄量が少ないタイプ（約 30%）

糖尿病、腎炎といった病気に起因して腎機能低下が引き起こされる場合も、尿酸がうまく排泄されなくなります。また、過度の飲酒、激しい運動、肥満、薬剤の副作用なども排泄低下の原因となります。

③混合型

尿酸の産生量が多く、かつ排泄量が少ないタイプです。

日本人の患者さんの約30%がこのタイプです。

尿酸排泄低下型と合わせると、**約80～90%の患者さんが尿酸の排泄能力が低下**していることになります。

高尿酸血症の3つのタイプのうちどのタイプかは、蓄尿《ちくにょう》検査などで知ることができます。どのタイプかを知ることは、原因の推定やその後の治療方針を決める上で非常に重要です。

尿酸には「抗酸化作用」もある

一度排泄された尿酸は再び吸収される

血液中の尿酸は、約3割が腸から排泄され、残りの約7割は腎臓へ送られますが、そのすべてが体外へ排泄されるわけではありません。

腎臓へ送られた尿酸は、1割程度が尿とともに排泄されますが、残りの9割は再び体内へと戻されます。

この尿酸の再吸収に大きな役割をはたす遺伝子が、2002年に日本人の研究者によって発見されました。それが、尿酸トランスポーター「URAT1《ウラット》」です。

なぜ、一度排泄した尿酸を、わざわざもう一度、体内に戻す必要があるのでしょうか。

長い間、痛風の患者さんにとって、尿酸は悪玉《あくだま》的な存在とされてきましたが、実は、尿酸が人間にとって大切な役割を持っていることがわかってきました。

尿酸が持つ抗酸化作用

人間にとっての尿酸の大切な役割とは何でしょうか。それは、尿酸が持つ「抗酸化《こうさんか》作用」です。

抗酸化作用とは、簡単にいえば、人間の体が「さびる」のを防ぐ作用のことです。体がさびるのは、人間が取り込んだ酸素が体内で変質してできる活性《かっせい》酸素（フリーラジカル）が原因です。

活性酸素は、体内の毒素や細菌、ウイルスなどを分解するために必要ですが、多すぎると正常な細胞まで攻撃してしまいます。これが、「酸化」であり、体が「さびる」という現象です。

尿酸には、この過剰な活性酸素を無害化してくれる働きがあります。そのため、人間は尿酸トランスポーターを利用して腎臓から尿酸を再吸収しているのです。

尿酸はまた、老化やさまざまな疾患の防御因子としても知られています。尿酸値が低下すると、アルツハイマー型認知症や、パーキンソン病、多発性硬化症など神経変性疾患を起こしやすくなるという報告もあります。

もちろん、尿酸は多ければ多いほどよいというものではありません。適度に血液中に存在することがいちばんのぞましく、多すぎても少なすぎても人間の体に悪影響をおよぼします。

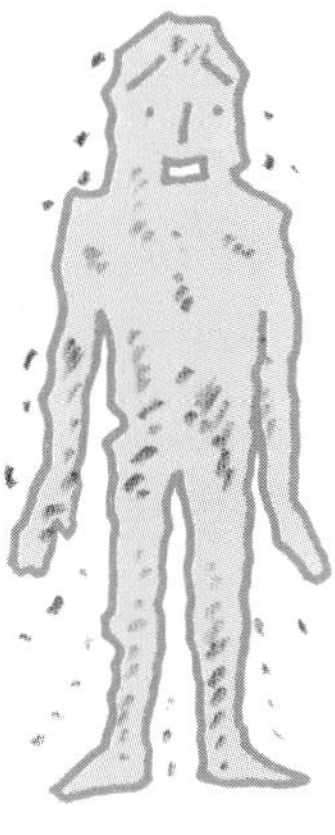

放置するとこわい無症候性高尿酸血症

Point

▼自覚症状がない無症候性高尿酸血症は、「痛風の予備軍」なので要注意
▼自覚症状がなくても、尿酸値が７・０mg／dLを超えていたら対策を
▼尿酸値が９・０mg／dL以上になったら薬物治療を開始する

自覚症状がほとんどないので病気の発見が遅れることも

尿酸は、血液にとけにくい物質なので、血液中に増えすぎると、飽和《ほうわ》状態となって血管からしみ出し、関節や腎臓などにたまって尿酸の結晶（尿酸塩）をつくります。

結晶化がはじまる目安としては、血清尿酸値が大体７・０mg／dLを超えたときとされます。ただし、この時点ならば、運動療法や食事療法などを行って生活習慣を改善することで、薬を使わなくても尿酸値を下げることが可能です。

しかし、治療をしないで放置すると、関節や腎臓にたまった尿酸が結晶をつくり、反応性の炎症による激痛発作を起こしたり、腎臓の機能を低下させるようになります。

尿酸値が９・０mg／dL以上になっても放置しておくと、５年後には約４人に１人、20年後には約９割の人が痛風になるとの調査結果もあります。

血液中に尿酸が増えても、すぐには自覚症状はあらわれません。こうした、痛風発作（急性痛風性関節炎）や痛風結節、腎障害などの臨床症状のない高尿酸血症を「**無《む》症候性《しょうこうせい》高尿酸血症**」といいます。

無症候性高尿酸血症は、痛みなどの自覚症状がほとんどないため、病気の発見が遅れがちです。そのため、治療の開始が遅れ、痛風性関節炎（痛風）や尿路結石を発症したり、ほかの臓器に合併症を引き起こしたりするおそれがあります。

無症候性高尿酸血症の人は、**痛風患者の5〜10倍はいる**といわれます。

高尿酸血症の人で、実際に痛風発作を起こすのは全体の１割程度であ

り、残りの9割の人は発作がないまま症状が進んでいきます。

無症候性高尿酸血症の治療

無症候性高尿酸血症と診断された場合、自覚症状がないからといって、そのまま放置しておいてはいけません。

尿酸値が基準の7・0mg／dLを超えていたら、まず、生活習慣の改善をはかります。

特に、内臓脂肪型の肥満には注意する必要があります。

無症候性高尿酸血症に対する薬物治療の開始は、尿酸値9・0mg／dL以上が一応の目安ですが、薬物の副作用も考慮して慎重に行います。欧米では、無症候性高尿酸血症への薬物治療に対し否定的な見解も見られますが、やはり将来の痛風性関節炎の発症や腎臓の障害を予防するという意味でも、早めに薬物治療を開始したほうがよいとされています。

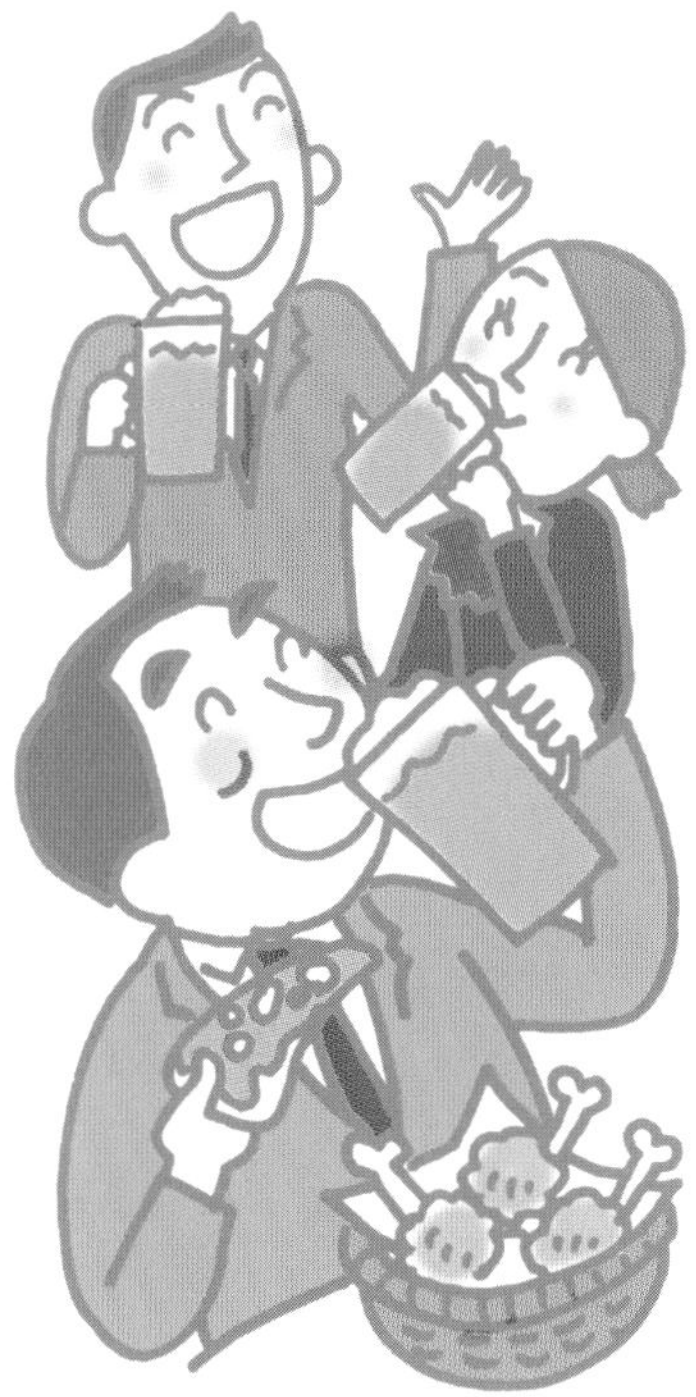

尿酸値が高くても、自覚症状がないからといって放置しておくと、病気はどんどん進んでしまう

MEMO

腎臓はがまん強い臓器

腎臓は、人間の臓器の中でも、肝臓と並んで、とても「がまん強い臓器」の一つです。

腎臓は左右に2つあるので、過剰な尿酸が原因で機能が低下しても、なかなか自覚症状があらわれません。

そのため、何の症状もないまま、ゆっくりとダメージが進行し、気づいたときには腎不全や尿毒症《にょうどくしょう》など、回復できない段階にまで達しているということが少なくありません。

しかし、異変に気づくチャンスはあります。それが健康診断です。健康診断のいくつかの項目をチェックすることで、腎臓がどんな状態になっているかを推測することができます。無症候性高尿酸血症を予防し、腎臓の障害を起こさないためにも、定期的に健康診断を受けることが大切です。

高尿酸血症・痛風はこう進行する

Point

- ▼高尿酸血症から痛風への進行過程は、大きく3段階に分かれる
- ▼痛風間欠期の段階でしっかり治療しておけば、重症化を防げる
- ▼慢性化すると、高血圧症や脂質異常症などの合併症をまねきやすい

病気の進行には3つの段階がある

尿酸値が高い状態をそのままにしておくと、うまく体外に排泄されなかった尿酸が関節に蓄積され、やがて白い針状の結晶（尿酸塩）をつくって痛風発作を起こします。さらに進行して慢性化すると、痛風結節《けっせつ》というコブができたり、腎障害や高血圧症、糖尿病（耐糖能《たいとうのう》異常）、脂質異常症といった生活習慣病を合併するようになります。

この高尿酸血症から痛風への進行の過程は大きく次の3つの段階に分けられます。

①無症候性高尿酸血症期
②痛風間欠期《かんけつ》
③慢性痛風期

無症候性高尿酸血症期（自覚症状がない時期）

無症候性高尿酸血症期は、尿酸値が7・0mg／dLの基準値を超えていても、症状らしきものが何も出ていない状態です。ふつうは、病院や健康診断などで発覚します。

何も症状が出ていなくとも、高尿酸血症であることにちがいはありませんので、治療するか否かにかかわらず、食事や運動などの生活改善は必要です。

痛風間欠期（痛風発作がくり返し起こる時期）

痛風間欠期は、痛風発作がときどき起こる時期です。痛風発作の痛みは通常7〜10日でおさまりますが、そのまま適切な治療を受けずに放置しておくと、発作がくり返し何度も起きます。発作の間隔は、個人差がありますが、短ければ数カ月、長け

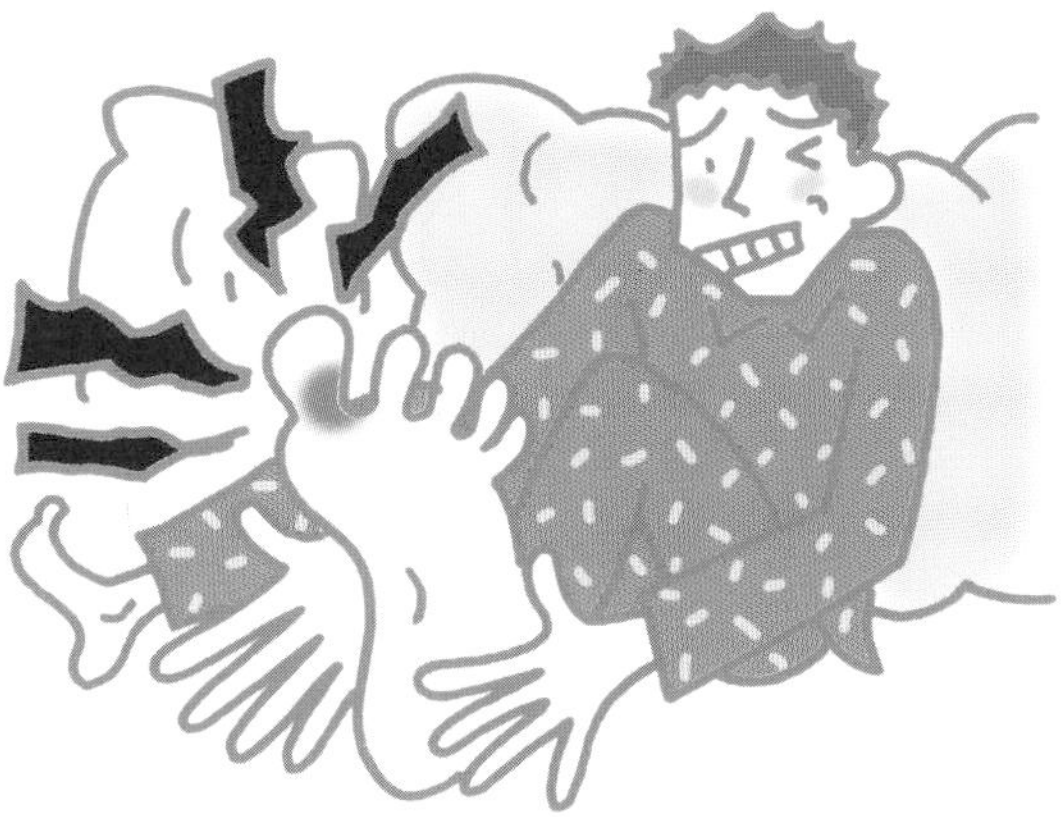

れば数年など、大きく異なります。この時期になると、尿酸値を下げる治療は不可欠です。この段階できちんとした治療を行わないと、発作が起こる間隔が短くなり、激痛に襲われる回数も増えていきます。

また、痛風間欠期は、尿路結石や腎障害などを引き起こしやすい時期でもあります。これは、尿酸が腎臓や尿路などにたまりやすい傾向があるからです。

慢性痛風期（常に痛みがある時期）

慢性痛風期は、痛風が進行して症状が慢性化した状態です。痛風間欠期に適切な治療を受けなかったり、治療を中断したりするとこの段階へ進みます。

痛風結節といわれる尿酸塩を中心とした肉芽《にくが》組織（コブ）ができるようになり（慢性結節性痛風）、また痛風腎《じん》や高血圧症、脂質異常症など、さまざまな合併症が進行している可能性が高い状態です。

この段階は体内の尿酸値が非常に高くなっており、正常な値の人とくらべて、その量が数倍、ひどい場合は数十倍にもなっていることもあります。

MEMO

無症候性高尿酸血症と自覚症状

尿酸値が正常の範囲を超えて高い状態がつづくと、増えすぎた尿酸が尿酸塩という結晶となって関節などにたまり、やがて痛風発作を起こします。しかし、人によっては、尿酸が関節にかなり蓄積された状態でも、発作を起こさないことがあります。こうしたケースでは、気づかないまま腎臓などに尿酸が沈着して「痛風腎」を発症させ、さまざまな障害の原因になります。

腎臓は非常に「がまん強い」臓器なので、機能が半分以下に低下しても、腎臓自体には自覚症状があらわれにくいという特徴があります。逆にいえば、腎臓に自覚症状があらわれたときには、痛風腎によって腎障害がかなり進行している可能性があります。

痛風発作が起こるしくみ

Point

▼痛風発作は異物を排除しようとする免疫細胞の攻撃による炎症反応
▼痛風発作は、夜中、あるいは明け方に起こりやすい
▼痛風発作が起こるきっかけは、激しい運動、過食やアルコールなど

痛風発作の痛みは免疫細胞による攻撃が原因

血液中の尿酸の量が7・0mg／dLを超えると、尿酸はそれ以上血液中にとけ込むことができず、体内にたまっていきます。増えすぎた尿酸は、尿酸塩（尿酸ナトリウム）という結晶になって、関節や腎臓の組織の中に少しずつ蓄積されていきます。

尿酸塩の結晶は針のようにとがった形をしています。ただし、この針状結晶が直接痛みを引き起こすわけではありません。

関節内に沈着した尿酸塩の結晶は、この段階では異物とは認められません。しかし、何らかのきっかけで結晶が関節液中へはがれ落ちると、体はそれを異物と認識して、免疫細胞である白血球が攻撃を開始します。

白血球は、異物（尿酸塩結晶）を排除するために、自分の細胞内に取り込みますが（貪食《どんしょく》作用）、そのときにサイトカインやたんぱく質分解酵素、活性酸素、あるいはプロスタグランジンなどの生理活性物質（炎症メディエーター）を放出します。痛風発作（急性痛風性関節炎）のときに感じる激しい痛みは、実はこのとき白血球が放出した生理活性物質が毛細《もうさい》血管を広げ、その部分の血流が激しくなることによって起こるものなのです。

さらに、これらの生理活性物質はほかの白血球を呼び寄せ、同じような炎症反応が連鎖《れんさ》的に起こり、短時間の間にきわめて激しい痛みとなります。これが痛風発作のメカニズムです。

痛風発作が起きやすい時間帯と時期

■痛風発作が起こるメカニズム

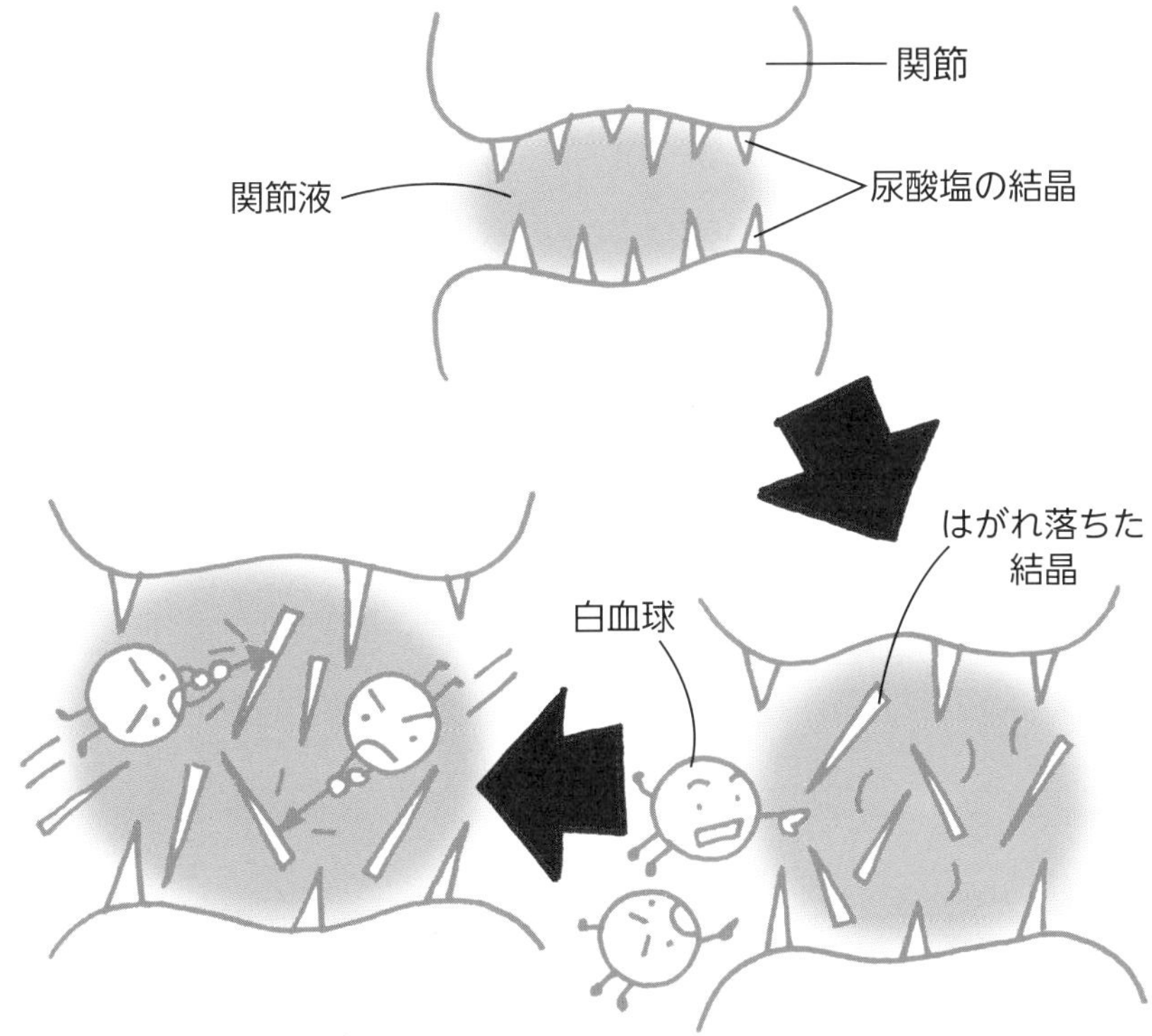

関節内に沈着した尿酸塩の結晶が、何らかのきっかけで関節液中へはがれ落ちると、白血球がそれを異物と認識して攻撃する。そのとき白血球からさまざまな生理活性物質が放出され、それが痛風発作の激しい痛みを引き起こす

痛風発作は、**夜中、あるいは明け方に起こりやすい**といわれます。これは、睡眠中は副交感神経が働いて血流がゆるやかになり、体温が下がるため、尿酸塩の結晶ができやすいことが原因と考えられています。特に起こりやすいのは、暴飲暴食をしたり、激しい運動をしたあとです。

また、**痛風発作がもっとも起こりやすい季節は夏**で、次に秋と冬といわれています。夏に多いのは、夏は暑さで大量の汗をかくことが多く、発汗による脱水で血液中の尿酸の濃度が上がり、そのため尿酸値が高くなるからだと考えられています。

痛風発作には前兆がある

痛風の発作の多くは、ある日突然、足の親指のつけ根に激痛が起こることからはじまります。足の親指のつけ根以外では、足の甲《こう》やくるぶし、アキレス腱《けん》の周辺、ひざなどにあらわれる人もいます。

何の前触れもなく突然発症することが多い痛風発作ですが、実際には、その前兆（予感）ともいえる症状がある場合があります。

前兆は、発作が起きる数時間前にあることも、1日ぐらい前にあることもありますが、発作が起きる部分に、「チクチク」「ピリピリ」「ムズムズ」といった痛み、違和感のようなもの、あるいは、鈍痛《どんつう》、こわばり、ほてりのようなものを感じます。これが痛風発作の前兆です。

ただし、そうした前兆があったとしても、痛風発作が必ず襲ってくるとは限りません。実際には、そのまま放置しておいても発作に発展しないケースも少なくありません。

痛風発作をほうっておくと……

痛風発作が起こると、痛みはどんどん強くなり、関節が熱を持って赤くはれてきます。ひどい痛みのために靴もはけず、中には寝るときに足にふとんがかけられないという人もいます。

発作は、発生から24時間ぐらいでピークとなります。痛みは7〜10日ほどでおさまり、関節のはれも引いてきます。多くの場合、激痛の発作を起こす関節は1カ所のみで、ほかの関節に発作が起こることはありません。

その後、治療を受けずに放置しておくと、6カ月から1年後には同じような発作を再び起こします。そして、発作をくり返しているうちに、発作の間隔が短くなり、足首やひざなど、ほかの関節にまではれが広がっていきます。

はじめての痛風発作を発症してから10年ほどたつと、痛風は慢性期となり、コブのような痛風結節が、手や腕、耳などにあらわれるようになります。

痛風発作を起こすきっかけ・誘因

尿酸塩の結晶が関節内に沈着しているだけでは、痛風発作は起こりません。何かの「きっかけ」があって急激に尿酸値が上がるか（あるいは急激に下がるか）、または患部に物理的な刺激が加わって関節液中に尿酸塩結晶が放出されることで痛風発作が誘発されると考えられています。

痛風発作の主な誘因には、次のようなものがあります。

●激しい運動…激しい運動をして汗をかくと体内から水分が減り、尿酸値の急激な上昇をまねきます。また、ATPというエネルギー物質が急激に消費されると、尿酸の原料となるプリン体がたくさんつくられます。

■痛風発作を起こす主な「きっかけ」

血清尿酸値の急激な変動	上昇	●激しい運動 ●過食・肥満 ●アルコールの過剰摂取 ●サイアザイド系降圧利尿薬、ループ系利尿薬、ピラジナミド（抗結核薬）、エタンブトール（抗結核薬）、リバビリン（抗肝炎ウイルス薬）、テオフィリン薬（ぜんそく治療薬）の服用
	低下	●尿酸降下薬服用初期（直後～3カ月程度）
ストレス		●精神的ストレス ●外科手術などの身体的ストレス
患部への物理的刺激		●患部付近の打撲やねんざ ●長時間の歩行 ●きつい靴で足を締めつけることなどによる外傷
体温の低下		●運動不足 ●過食・肥満 ●過労・長時間労働
水分不足		――

●**過食やアルコール**…カロリーのとりすぎやアルコールの飲みすぎ、また、高プリン体食品やたんぱく質の過剰摂取も痛風発作の誘因となります。

●**強いストレス**…人間関係のトラブルや仕事上で強いストレスがかかると、痛風発作のきっかけになる場合があります。また、外科手術の直後も発作が起きやすくなります。

いらだちやあせりからくる発汗や脱水なども、尿酸値上昇の誘因となるといわれます。

●**患部への物理的刺激**…患部付近の打撲《だぼく》やねんざ、長時間の歩行、きつい靴で足を締めつけることなどによる外傷なども、痛風発作のきっかけになります。

●**薬物治療の初期**…尿酸値を下げる薬物治療の初期段階で、急激に尿酸値を低下させると、痛風発作が起こりやすくなります。

●**体温の低下**…体温が下がると、尿酸塩の結晶化が促進され、そのため結晶がはがれ落ちやすくなるといわれます。

●**水分不足**…体内の水分が減少すると、血液中の尿酸値が上昇し、痛風発作を起こしやすくなります。

痛風発作が起こりやすい部位

Point
- ▼痛風発作がもっとも起こりやすいのは足の親指のつけ根
- ▼痛風発作は、体温の低い、血流の悪い部位で起こりやすい
- ▼痛風発作は、足指、足の甲、かかと、くるぶしなど下半身に多い

最初の発作は足の親指のつけ根が多い

尿酸塩の結晶は体のどこにでも沈着しますが、もっともたまりやすい場所が関節です。

特に、血液の流れが弱くて冷えやすい足の親指のつけ根（第1中足《ちゅうそく》趾節《しせつ》〈ＭＴＰ〉関節）は結晶が蓄積しやすく、最初の発作の多く（約70%）はここで起こります。

足のケガや化膿《かのう》、打撲《だぼく》、ねんざなど、ほかに激痛の原因が思いあたらないときは、痛風の発作が考えられます。

最初の痛風の発作が、2カ所以上の関節にあらわれることはほとんどなく、多くの場合は1カ所のみです。まれに同時に複数の関節が炎症を起こすこともありますが、4カ所以上になることはまずありません。ただ、あまりにもひどい激痛のために、どこが痛いのかわからないということはあります。

なお、痛風が慢性化すると、2カ所以上に発作が起こることがあります。

ほかに痛風発作が起きやすい部位

尿酸塩結晶がたまりやすい部位には、次のような特徴があります。

●体温が低い部位
●よく動かしたり、負担がかかりやすい部位
●酸性度合が高い部位
●たんぱく質の少ない部位

このような条件に合う部位にある関節には痛風の発作が起きやすいといえます。

具体的には、下半身では、足の親

指のつけ根、親指以外の指のつけ根、足の甲、かかと、くるぶし、アキレス腱の周囲、ひざなどです。

上半身では、手指の関節、手首、肩、ひじなどですが、**発作が起こる場所としては圧倒的に下半身が多く**、全体の90%以上がひざから下の部分に集中しています。

■ 痛風発作が起きやすい部位

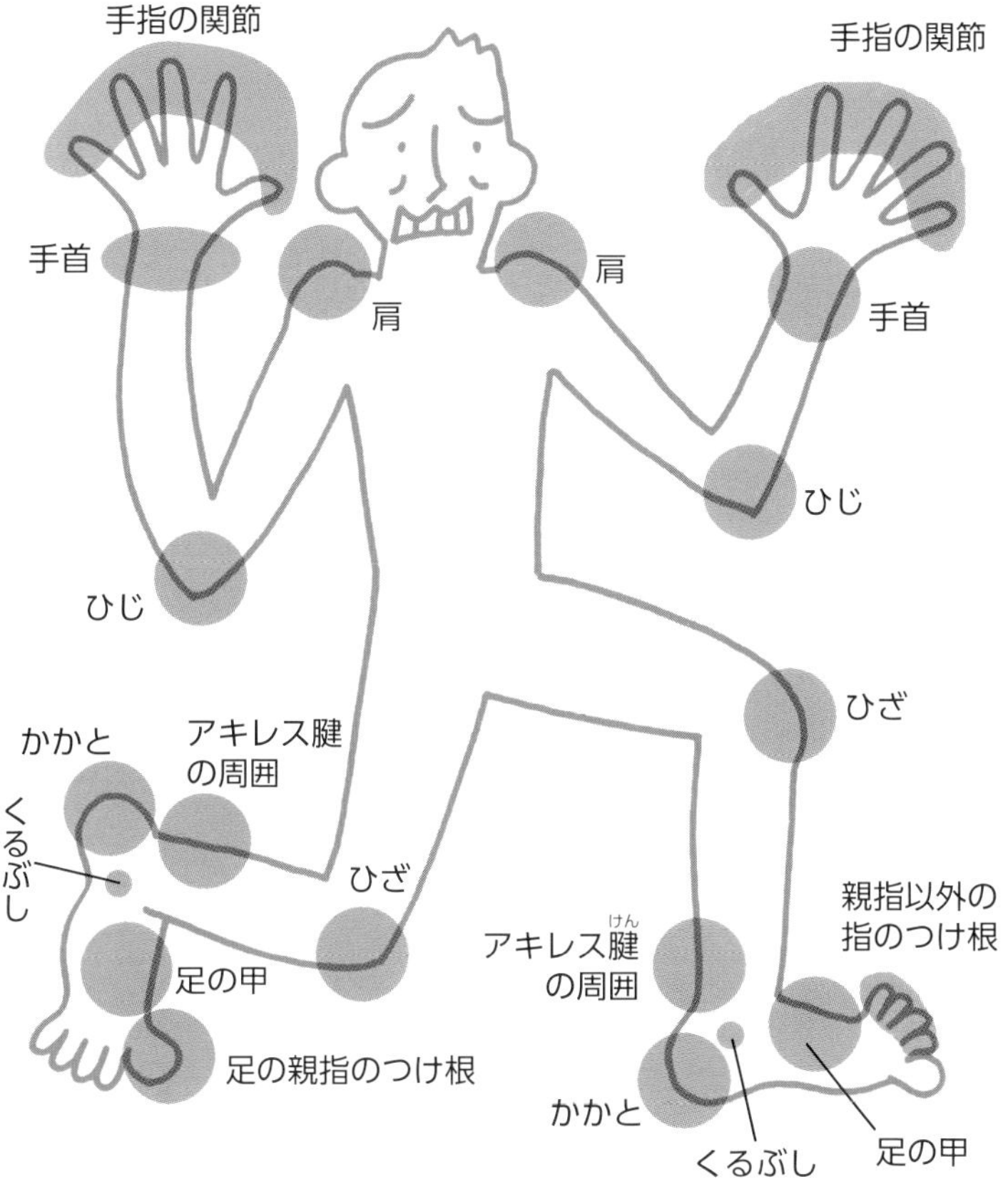

発作が下半身に集中している理由

痛風発作が圧倒的に下半身に多いのは、上半身は比較的血流が安定しているので尿酸も流れてしまい、尿酸塩結晶ができにくいのに対し、下半身に行くほど血流が弱くなるために、尿酸がたまりやすくなることが原因と考えられます。

また、上半身にくらべて下半身は体温が低いこと、さらに、よく動かし負担がかかりやすい場所であるという点も尿酸塩の結晶ができやすい理由と考えられています。

なお、尿路結石ができやすいのも同じ条件となっていますので、尿路結石を発症した人は、痛風になる可能性も高いと疑ったほうがよいでしょう。

急に痛風発作が起きたときの応急処置

Point
▼とりあえず患部を冷やし、安静にする。患部は心臓より高くする
▼症状を悪化させないためにも、なるべく早く医師を受診する
▼痛みがおさまったからといって放置すると、慢性化する

まず安静にして患部を冷やす

痛風の発作は、夜中、あるいは明け方に起きやすいといわれています。はじめて発作が起こった場合、深夜などですぐに病院に行けないときの応急処置としては、以下のような方法があります。

●**安静にする**

発作が起きたら、患部を動かさずにじっとしていることです。歩きまわったり、患部をもんだりすると、炎症を刺激して症状をますます悪化させてしまいます。

トイレに行くなど、どうしても動かなければならない場合は、できるだけ患部に負担をかけないようにして動きます。

●**患部を冷やす**

関節に炎症が起きている状態なので、とにかく冷やすことです。氷や水、湿布《しっぷ》（保冷剤）などで熱を持った患部を冷やします。

ただし、極端に冷やしすぎないようにしましょう。

●**患部を心臓より高くする**

足に発作が起きた場合には、その足の下に座布団やクッションなどを敷き、足を心臓より高くします。患部を心臓の位置より高くすることで、静脈のうっ血を防ぐことができます。まれに手指の関節に発作が起こる場合もありますが、そのときも患部を高い位置に保ちます。そうすることで、痛みをやわらげることができます。

●**なるべく早く医師を受診する**

症状を悪化させないためにも、なるべく早く専門の医師（膠原《こうげん》病・リウマチ内科、内分泌代謝内科、整形外科、腎臓内科など）の診察を受け、

治療することが大切です。近くに適当な科が見つからない場合には、まずはかかりつけ医にみてもらい、そこから専門医に紹介してもらうとよいでしょう。

発作の痛みは、治療を受けないでも1週間から10日ぐらいでおさまることが多いので、つい治ったと思って放置しがちですが、放置しておくとかなりの確率で再び発症し、やがて慢性化してしまいます。

なお、アスピリンは、少量であっても、かえって尿酸値を上げ、痛風を悪化させる場合があるので、服用は避けましょう（発作が再発した場合の治療法については65ページ参照）。

■痛風発作が起きたときの応急処置

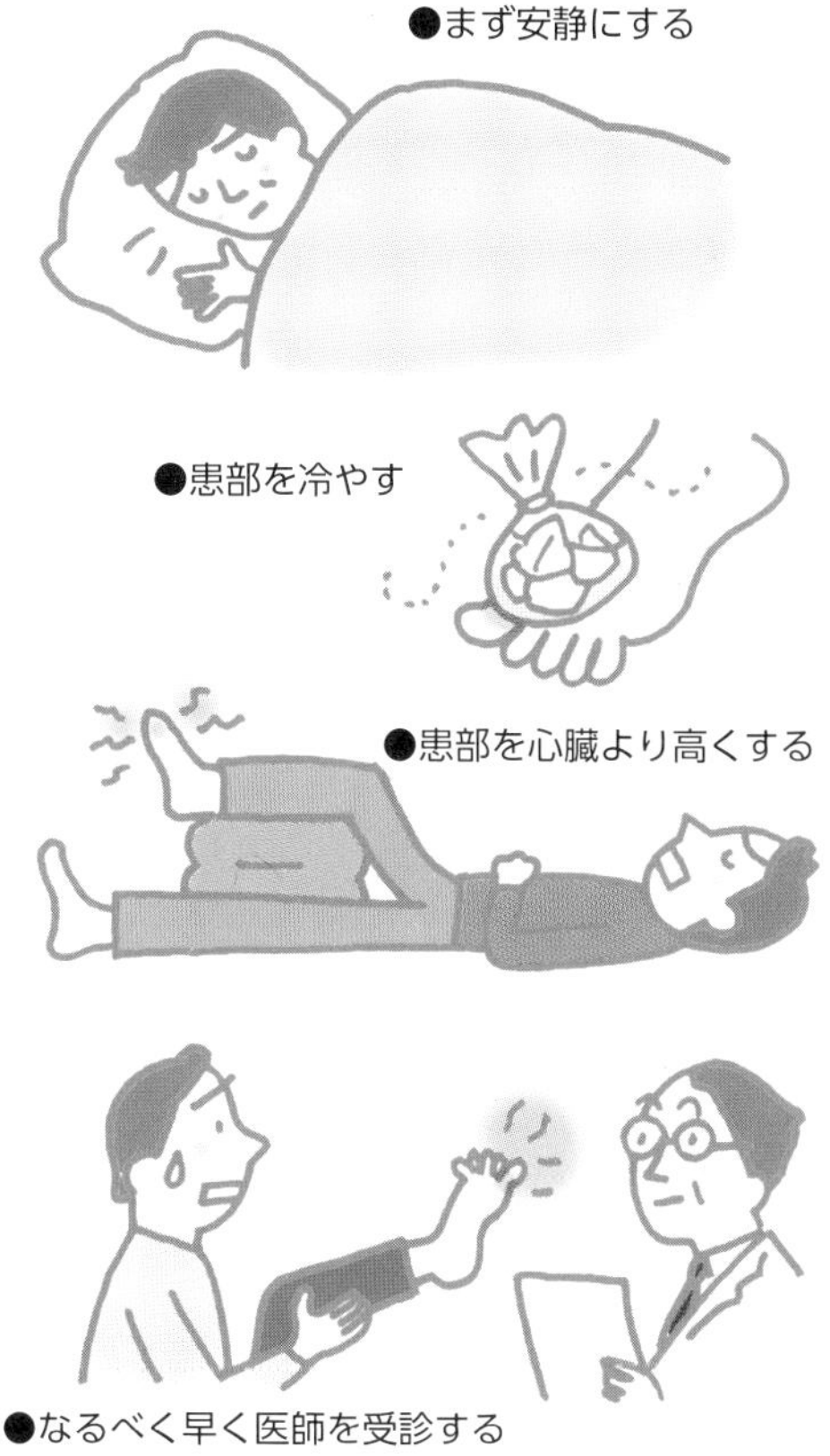
●まず安静にする
●患部を冷やす
●患部を心臓より高くする
●なるべく早く医師を受診する

MEMO

海外旅行中の痛風発作

海外旅行中は、日常の緊張から解放されて気がゆるみ、つい暴飲暴食をしてしまいがちです。また、睡眠不足や疲労、旅の緊張などが原因となって、痛風発作を起こすことが少なくありません。

まずは、海外旅行に行く前に、主治医に注意事項を確認しておきましょう。一般的には、旅行中も食事療法と薬物療法をつづけ、発作が起こりそうなときには、発作を抑える薬を飲むようにします。

もし、痛風発作が起こりやすい症状にあるときは、旅先でも治療が受けられるように、現地の病院をあらかじめ確認しておきましょう（旅行代理店に所在地や連絡先を調べてもらう）。また、海外の病院で病名や症状を説明できるように、簡単な英会話などを覚えて行くと安心です。

放置すると痛風結節ができることも

Point

▼痛風結節ができるのは痛風が慢性期に入った証拠
▼痛みはないが、大きくなると破れて尿酸塩結晶が外に出ることも
▼尿酸値を4・0〜5・0㎎／dL以下にコントロールすれば結節は消失する

体のあらゆる部分にコブ状の結節ができる

痛風発作を起こした人が、治療をしないでそのまま放置しておくと、数年から10年ぐらいで「**痛風結節**」ができる場合があります。

痛風結節ができると、痛風はほぼ慢性期に入っている可能性が高いと判断されます。

痛風結節は、皮下《ひか》組織などに沈着した尿酸塩結晶の刺激で大きくなった肉芽腫《にくがしゅ》（コブのようなもの）で、尿酸塩結晶と肉芽組織から構成されています。

痛風結節は、**温度が低い**、**血流量が少ない**、**力学的刺激を受けやすい部位**、たとえば耳介《じかい》(耳たぶの縁《ふち》)、指、ひじなどにできやすく、その大きさは大体1㎜〜7㎝ぐらいです。

痛風結節は、以上の好発部位のほかにも、脳以外のあらゆる部位（皮膚、皮下組織・腱《けん》付着部、腱・腱鞘《けんしょう》、関節、軟骨《なんこつ》、骨、内臓）にできます。

●症状…急性痛風性関節炎（痛風発作）とちがい、痛みはありません。

結節の中には尿酸塩結晶が詰まっています。これは白色のペースト状、あるいはチョーク状ですが、大きくなると皮膚が薄くなり、その結果、破れて内容物が外に出てくることがあります。

●診断…結節を穿刺《せんし》し、内容物を採取します。偏光《へんこう》顕微鏡で尿酸塩結晶が確認できれば痛風結節と診断されます。

●頻度…高尿酸血症の期間が長いほど、また高度であるほど、痛風結節はできやすいと考えられています。そのため、尿酸降下薬が開発される前は、50〜70％の痛風の患者さんに

肉眼で痛風結節が確認できました。血清尿酸値が11・0mg／dL以上の患者さんでは約70%に痛風結節が見られ、そのうち約半数に多発性《たはつ》痛風結節が見られました。

最近は、尿酸をコントロールするよい薬があるので、痛風結節があらわれる頻度は、米国では15%に減少しており、日本では、はっきりした統計はありませんが、大体1%前後と推定されています。

●治療…痛風結節は、血清尿酸値をできるだけ低く、4・0〜5・0mg／dL以下にコントロールすれば、多くは1年から数年で縮小、消失します。摘出《てきしゅつ》術が検討されるケースもありますが、その場合でも薬物療法は必要です。

■痛風結節ができやすい部位

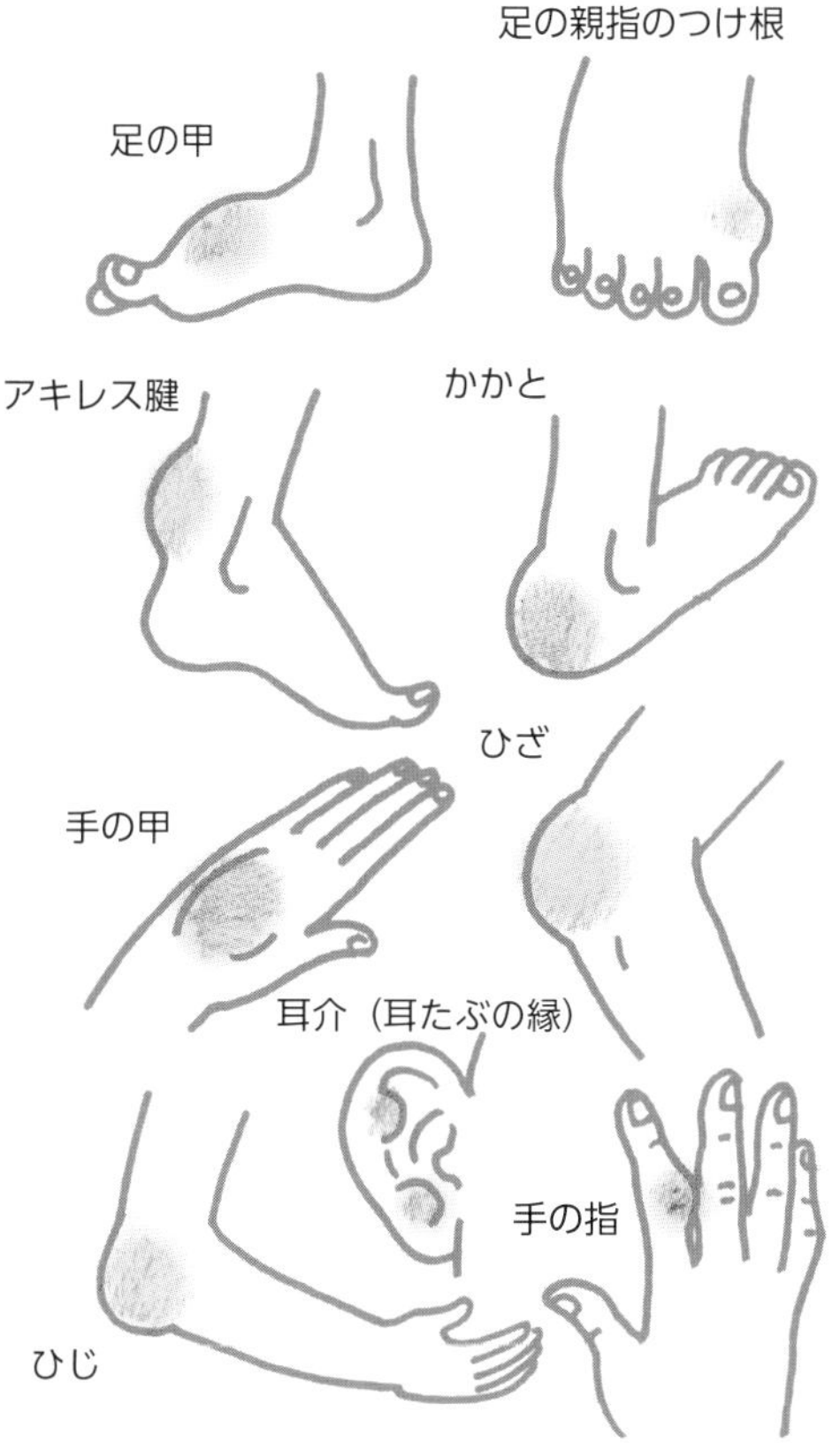

MEMO

痛風結節の手術

痛風結節に対する手術はあまり行われませんが、結節が大きくなりすぎて関節の曲げのばしが不自由になったり、疼痛《とうつう》や潰瘍《かいよう》をくり返すような場合は、感染の危険もあるので、手術の適応となります。痛風結節が広範囲におよび、破れて感染の疑われるような場合も手術が必要です。

ただ、手術で結節を切除しても、尿酸塩結晶は周辺組織にも沈着しているので、一度にすべてを摘出《てきしゅつ》することはできません。残った尿酸塩結晶は、薬物療法によって縮小、消失させます。ベンズブロマロン（尿酸排泄促進薬）とアロプリノール（尿酸生成抑制薬）の併用が有効とされています。手術のあとに痛風発作が起こる場合もあるので、予防的にコルヒチンを1日1回、1錠ずつ服用することもあります。

痛風・高尿酸血症になりやすい人

Point

- ▼食べすぎ、飲みすぎ、運動不足によって肥満した人がなりやすい
- ▼体力を消耗させるような激しい運動は尿酸値を上昇させる
- ▼「活動的」「積極的」「せっかち」「負けずぎらい」な人も要注意

痛風・高尿酸血症になりやすいタイプ

痛風・高尿酸血症になりやすいタイプとしては、次のような人があげられます。

性別：男性
年齢：30～50歳代の働き盛り
体型：肥満型（特に内臓脂肪型肥満）
食事・アルコール：食べすぎ、飲みすぎ
運動：激しい運動を好む人
性格：競争心が強く、攻撃的でせっかちな人（タイプA行動型）
尿酸値：7・0㎎／dL超
家族歴・遺伝：日本の痛風患者のおよそ20～40％に痛風・高尿酸血症患者の親族（特に3親等以内）がいるといわれる
環境：精神的ストレスを受けやすい人

痛風・高尿酸血症の原因となる食生活

体内で産生する尿酸と排泄する尿酸のバランスがくずれると、血中の尿酸値が上昇し、高尿酸血症となります。

このバランスをくずす要因としては、**栄養の過剰摂取**や**アルコールの飲みすぎ**などが考えられます。

過食、高プリン体食品の過剰摂取、高脂肪・高たんぱく食嗜好《しこう》、常習飲酒などの生活習慣は、高尿酸血症の原因となるだけでなく、肥満、高血圧症、糖尿病、脂質異常症などを引き起こす原因となります。

ただし、食事の内容によって尿酸値が上がることはたしかにありますが、厳密なプリン体制限は実際にはむずかしく、長つづきしません。そのため、最近は、「これは食べては

■痛風・高尿酸血症になりやすい食生活

●肉やこってりした脂《あぶら》っこい料理を好んで食べる

●内臓類（レバーやモツなど）を好んで食べる

●野菜はあまり食べない

●お酒は毎晩のように飲む

●ジュースや清涼飲料水をよく飲む

●間食《かんしょく》や食後に甘いものをよく食べる

●コンビニ弁当や外食をよく利用する

●食事の時間が一定しない

●「早食い」「ドカ食い」「ながら食い」をする

●夜遅い時間や寝る前に何か食べる

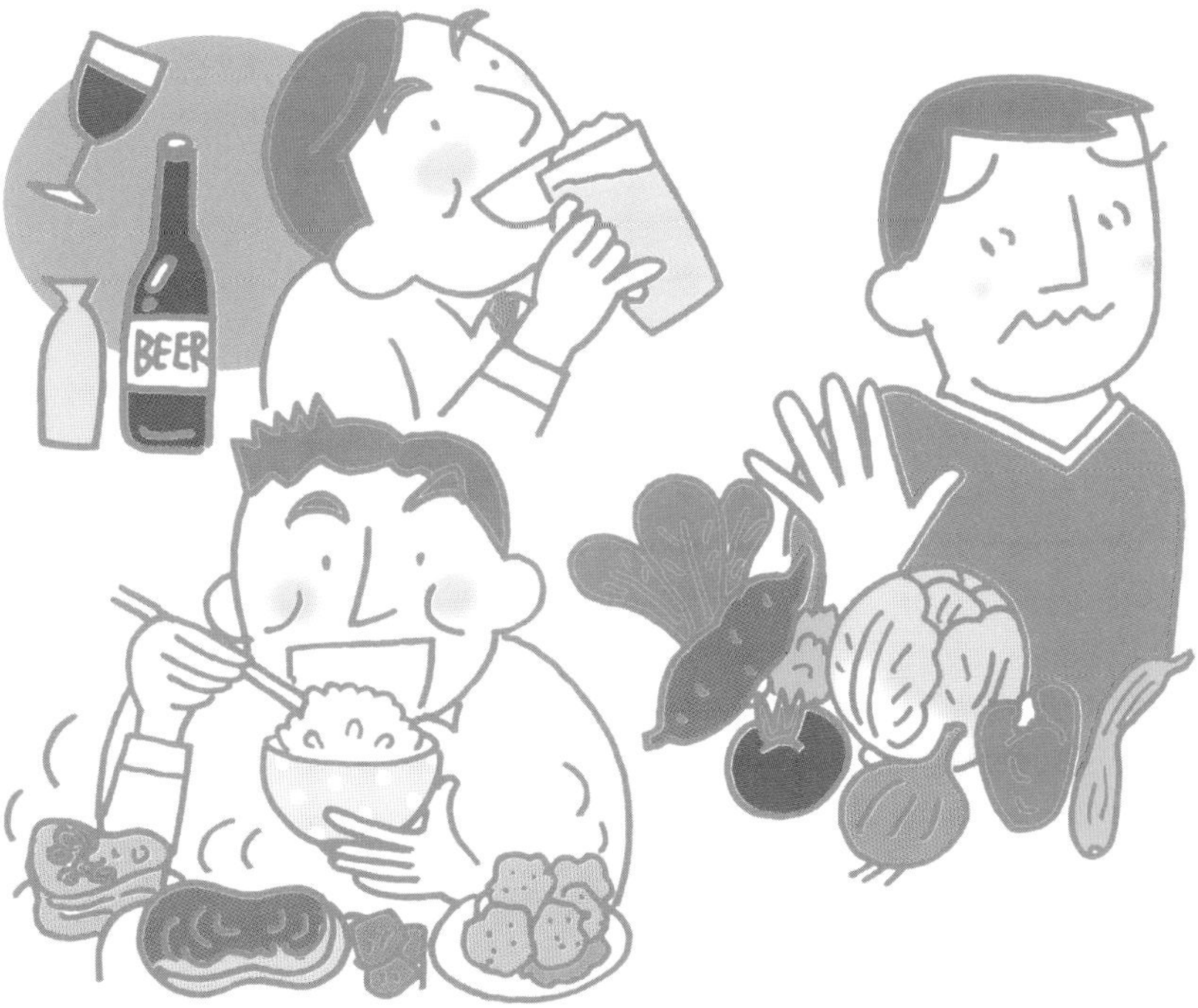

いけない」という食品の制限はあまり指導されなくなりました。それよりも、**食べる総量を制限することが重要**です。痛風の患者さんの60％には肥満があり、肥満度が高いほど尿酸値は高くなります。特に、内臓に脂肪がたまる内臓脂肪型の肥満と高尿酸血症の間には深い関係があるとされます。

　また、アルコールには尿酸の産生を促し、尿酸の排泄を阻害する働きがあります。さらに、アルコールの利尿《りにょう》作用によって脱水傾向となるため、尿酸排泄が低下し、血清尿酸値が上昇する原因となります。痛風になった人の95％は、アルコールを週に5日以上飲んでいるという調査結果もあります。

激しい運動は尿酸値の上昇をまねく

適度な運動は、血液の循環がよくなり新陳代謝が活発になるので、痛風の予防や肥満の予防に効果的です。

　しかし、体力を消耗するような激しい運動は、逆に尿酸値を上昇させてしまうので要注意です。エネルギー源のATP（アデノシン三リン酸）を消費するため、筋肉で過剰にプリン体がつくられ、尿酸値が上昇します。さらに、腎臓への血流量が減るので、尿酸の排泄量も低下します。

　また、汗をかいたまま水分を補給しないと、腎臓の血流量が低下し、腎臓から排泄される尿酸が減るので、尿酸値が高くなります。運動で汗をかいたあとは、欠かさずに水分補給をすることが大切です。

　ただし、清涼飲料水には糖分が含まれているので、逆に尿酸値を高めてしまいます。**飲むなら水道水かお茶（日本茶、ウーロン茶など）**にしましょう。

痛風・高尿酸血症になりやすい性格

強いストレスを感じると、交感神経の働きが強まり、心身の緊張状態がつづきます。そのために代謝が活発になって、尿酸の産生がふえます。また、ストレスがたまって体調が乱れると、尿酸の排泄がうまく行われなくなって体内に蓄積し、尿酸値が上昇すると考えられます。

　ところで、こうした強いストレスを受けやすい人には、いくつかの共通点があります。

●活動的
●積極的
●意欲的
●せっかち
●攻撃的
●負けずぎらい
●競争心が強い

　これらの性格は、アメリカの医師

■痛風・高尿酸血症になりやすい運動習慣

- ●ふだんあまり運動をしない
- ●階段よりエスカレーターやエレベーターを使う
- ●仕事はデスクワークが多い
- ●買い物にはいつも車を利用する
- ●スポーツが大好きで、休日にはいつも何か運動をして汗を流す
- ●思いきり汗をかいて、くたくたになるような運動を好む
- ●人と張り合うようなスポーツを好む

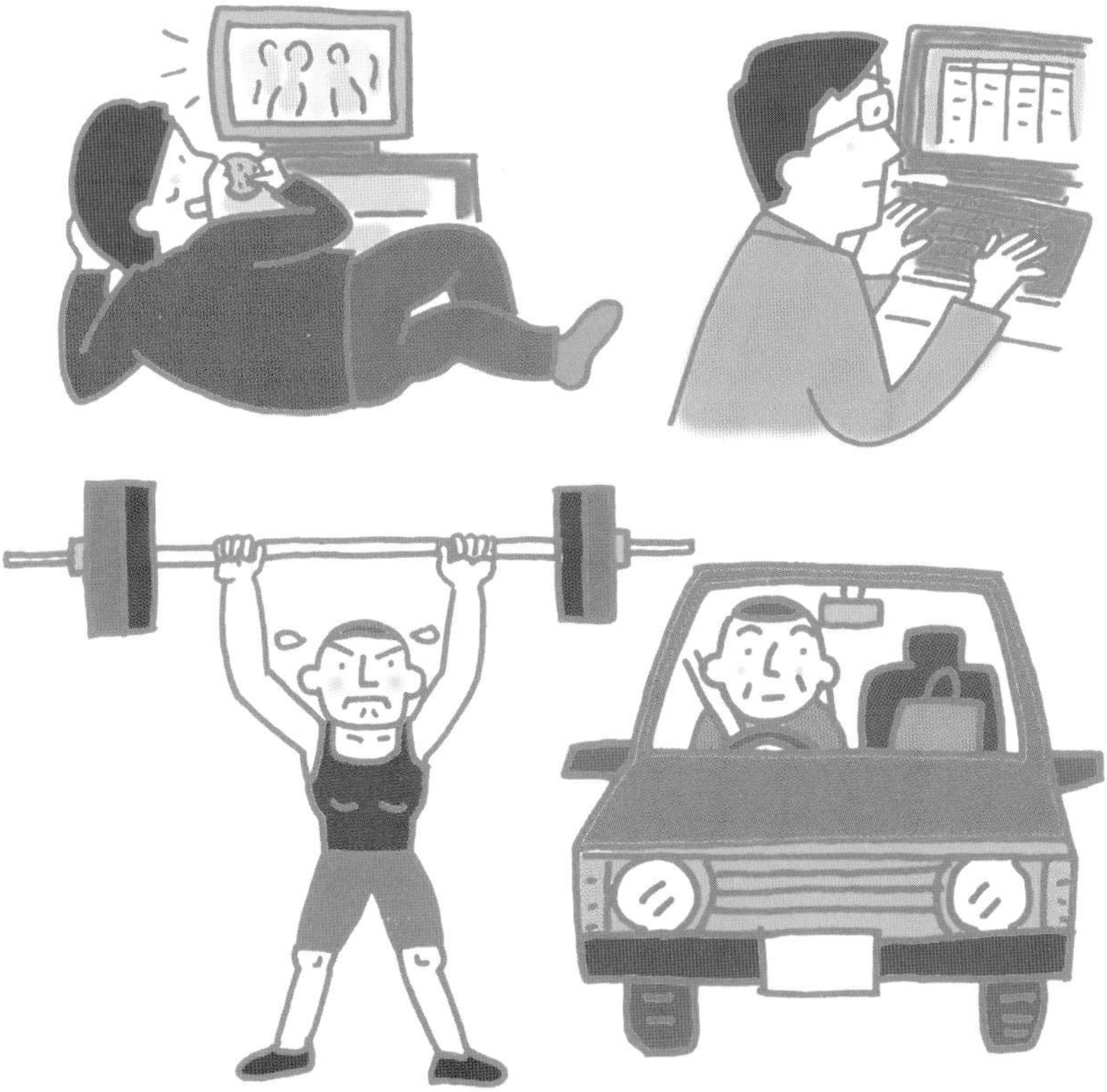

フリードマンのいう、いわゆる「**タイプA行動型（A型性格）**」の人です。フリードマンは、心臓病になりやすい性格をタイプAとしてパターン化したのですが、このタイプAの傾向が強い人は、実は痛風にもなりやすいことがわかっています。

痛風の原因である高尿酸血症になる割合は、タイプAの人は、そうでない人（タイプB）の2倍にもなるという報告があります。つまり、タイプAの人はそれだけ強いストレスにさらされやすいということで、その結果、尿酸値が上がって痛風になりやすいというわけです。

もちろん、こうした性格の人が必ず痛風になるということではありませんが、心あたりのある人は、できるだけストレスを少なくするように心がけ、強いストレスを受けたときには、上手にストレスを解消する方法を身につけることも大切です。

痛風と遺伝との関係

日本の痛風の患者さんのおよそ20～40％に、痛風患者の家族や親族がいるといわれます。このことから、痛風になりやすい体質が遺伝することは確かなようです。

痛風や糖尿病など、代謝の異常が原因となって起こる病気は、遺伝子の異常によって代謝を触媒《しょくばい》する酵素が失われたり不足している体の状態がベースとなって、そこに食生活や運動習慣などの環境因子が加わって発症すると考えられます。

最近の日本の研究では、29歳以下で痛風になった人の約8割に、遺伝子の変異があることが確認されました。この、尿酸を体外に排泄する働きを持つ「**尿酸トランスポーターABCG2**」という遺伝子に変異（機能低下）がある人は、正常な人にくらべて、20歳代では痛風を発症するリスクが最大で22・2倍、すべての世代でも2倍以上になるという結果が報告されています。

尿酸が細胞膜を自由に通過するためには「トランスポーター」と呼ばれる膜たんぱく質が必要です。

これまで、尿酸の排泄にあたっては、腎臓の役割がもっとも大きいとされていましたが、実は腸からの排泄に尿酸値が大きく左右される可能性があることがわかってきました。腸から尿酸を排泄するときに重要な役割を担っているのが、尿酸トランスポーターABCG2なのです。

生活習慣病を合併している人はリスクが高い

糖尿病や腎臓病などの生活習慣病を合併していると、腎臓の機能が低下し、尿酸の排泄量が減って尿酸値が高まることがわかっています。

■ 痛風・高尿酸血症になりやすい性格

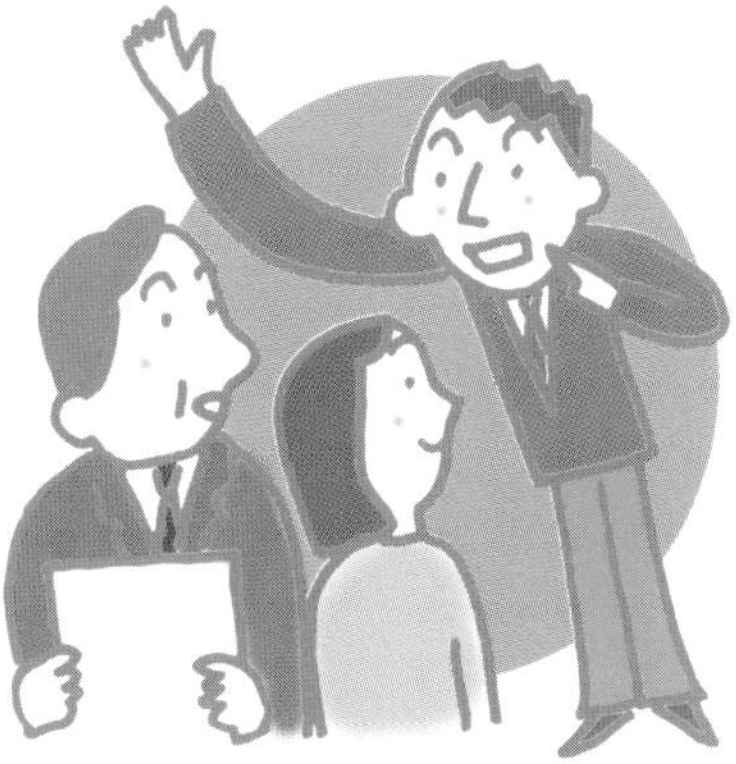

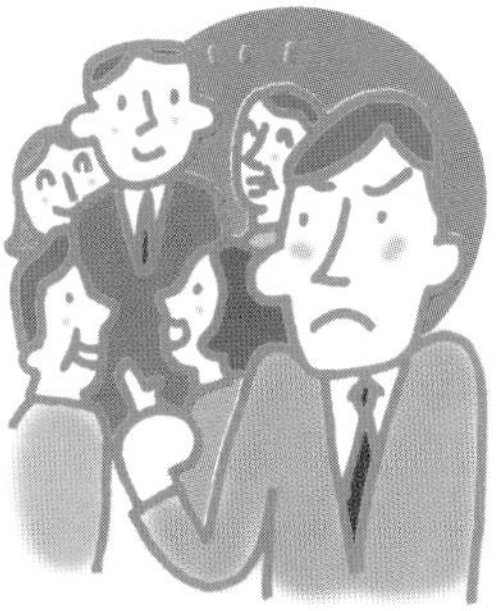

- 何事にも積極的
- 活動的で行動力がある
- 指導力がある
- 自己主張が強い
- 競争心や上昇志向が強い
- 負けずぎらい
- 周囲に対して攻撃的
- せっかち
- 物事に意欲的に取り組む
- 責任感が強い
- 一度はじめたことは最後までやり抜く
- いつも全力投球で物事にあたる
- まじめできちょうめん

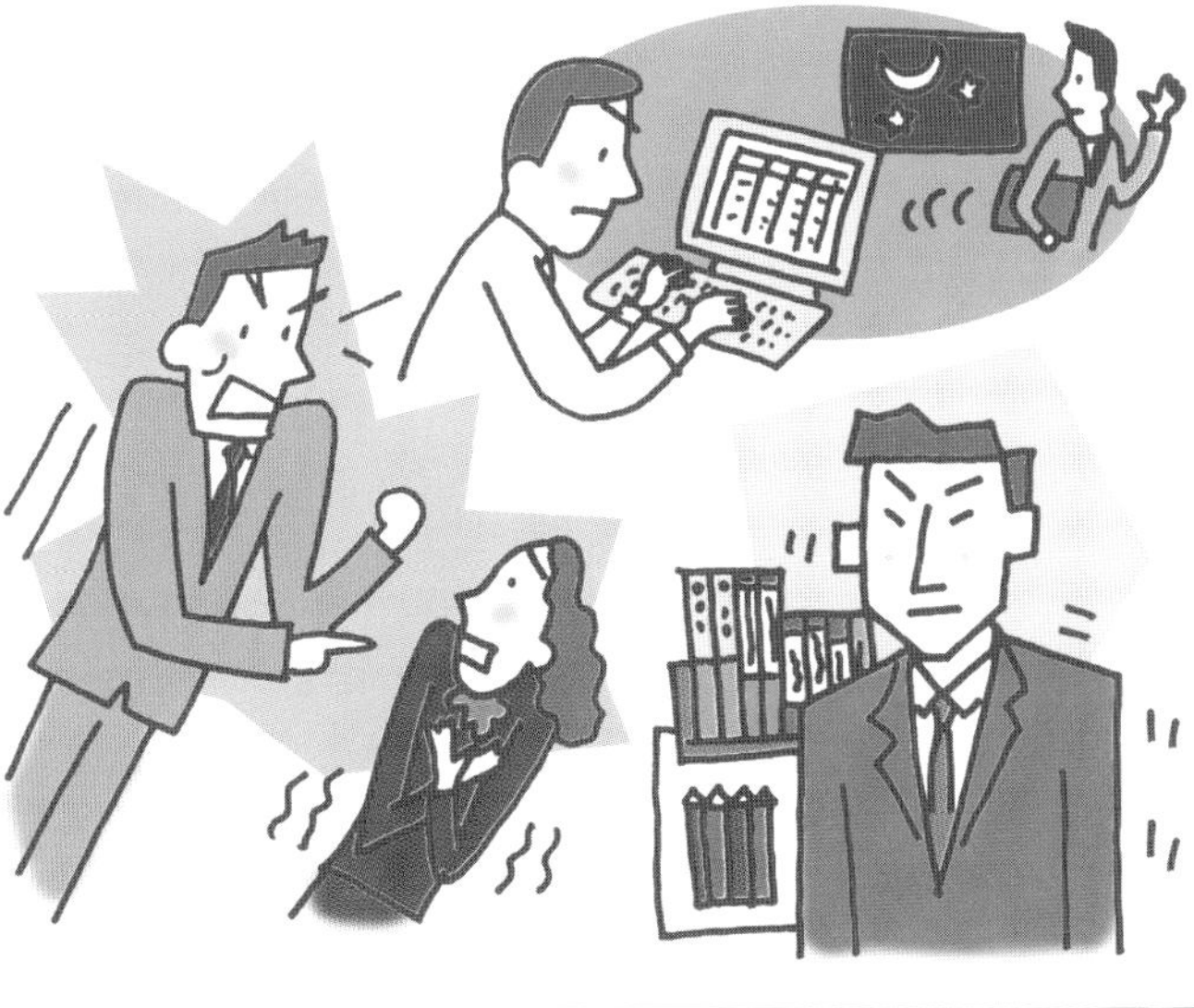

続発性（二次性）高尿酸血症・痛風

Point

- ▼腎臓病など、ほかの病気が原因で高尿酸血症（痛風）になることがある
- ▼抗がん剤など、薬剤の副作用で高尿酸血症（痛風）になることがある
- ▼ほかの病気が原因の場合は、原因となっている病気の治療も同時に行う

続発性（二次性）は原因がはっきりしている

高尿酸血症や痛風は、尿酸値が上昇する原因によって、次の2つに分類されます。

①原因が特定できない「原発性《げんぱつ》（一次性）高尿酸血症・痛風」

②原因がはっきりしている「続発性《ぞくはつ》（二次性）高尿酸血症・痛風」

①原発性（一次性）高尿酸血症・痛風

原発性（一次性）とは、特定の原因（病気など）がないのに尿酸値が高くなっている状態をいいます。全体の約95％はこの原発性（一次性）の高尿酸血症・痛風です。高カロリー食の摂取や大量の飲酒、強い精神的ストレス、過激な運動、遺伝などが原因と考えられます。

②続発性（二次性）高尿酸血症・痛風

腎臓病など、ほかの病気や薬剤の副作用などによって尿酸値が高くなる状態を、続発性（二次性）高尿酸血症・痛風といいます。

続発性（二次性）は、全体の約5％を占めます。

原因を突き止めることが重要

続発性（二次性）の場合も、「尿酸産生過剰型」「尿酸排泄低下型」「混合型」の3つに分類されます。診断にあたっては、詳細な問診、服薬歴、身体所見、検査所見などにより原因となっている病気の存在や薬剤の服用に気づくことが大切です。

続発性の場合の治療の基本は、原因となっている病気の治療と、高尿酸血症・痛風の治療をあわせて行いますが、特に前者がより重要です。

■続発性(二次性)高尿酸血症・痛風の原因となる主な疾患と薬剤

尿酸産生過剰型

1 **遺伝性代謝性疾患**
①レッシュ-ナイハン症候群②ホスホリボシルピロリン酸合成酵素亢進《こうしん》症③先天性筋原《きんげん》性高尿酸血症

2 **細胞増殖の亢進・組織破壊の亢進**
①悪性腫瘍(造血器《ぞうけつき》腫瘍、固形腫瘍)②非腫瘍性疾患(尋常《じんじょう》性乾癬《かんせん》、二次性多《た》血《けつ》症、溶血《ようけつ》性貧血)③腫瘍溶解《ようかい》症候群④横紋筋《おうもんきん》融解症

3 **甲状腺機能低下症**

4 **外因性・高プリン食**

5 **薬剤性**
①抗悪性腫瘍薬(抗がん剤)②ミゾリビン(プリン拮抗《きつこう》薬)③テオフィリン(気管支拡張薬)④フルクトース、キシリトール(ともに輸液《ゆえき》・栄養製剤)

尿酸排泄低下型

1 **腎疾患**
①慢性腎疾患②多発性嚢胞《のうほう》腎③鉛中毒・鉛腎症④ダウン症候群⑤家族性若年性痛風腎症

2 **代謝、内分泌性**
①高乳酸《こうにゆうさん》血症②脱水

3 **薬剤性**
①利尿薬(フロセミド、サイアザイド系利尿薬、D-マンニトール)②少量のサリチル酸　③抗結核薬(ピラジナミド、エタンブトール塩酸塩)④免疫抑制薬(シクロスポリン、タクロリムス水和物)

混合型

1 **1型糖原《とうげん》病**※…[産生過剰になる機序]ATP欠乏など[排泄低下になる機序]高乳酸血症による尿酸再吸収促進

2 **肥満**…[産生過剰になる機序]プリン体過剰摂取、脂肪合成亢進[排泄低下になる機序]インスリン抵抗性、高インスリン血症

3 **妊娠高血圧症候群**…[産生過剰になる機序]胎盤などの組織破壊[排泄低下になる機序]近位《きんい》尿細管での再吸収亢進

4 **飲酒**…[産生過剰になる機序]エタノール代謝にともなうATP分解亢進、プリン体摂取[排泄低下になる機序]高乳酸血症による尿酸再吸収促進

5 **運動負荷**…[産生過剰になる機序]ATP消費にともなうAMP増加[排泄低下になる機序]腎血流量低下、グルコースの嫌気性《けんきせい》代謝による高乳酸血症

6 **広範な外傷・熱傷**…[産生過剰になる機序]組織破壊[排泄低下になる機序]腎血流量低下、高乳酸血症による尿酸再吸収促進

7 **ニコチン酸、ニコチン酸アミド**…[産生過剰になる機序]ホスホリボシルピロリン酸合成亢進[排泄低下になる機序]URAT1による尿酸再吸収促進

※糖原病:糖代謝の経路に関与する酵素の異常によって発症する疾患群

(日本痛風・核酸代謝学会編『高尿酸血症・痛風の治療ガイドライン　第2版』〈2010年〉より一部改変)

痛風で本当にこわいのは合併症

Point

- ▼痛風腎は、痛風の予後を左右する重篤な合併症
- ▼動脈硬化は、心筋梗塞、脳梗塞などをまねき、死に至ることも
- ▼痛風患者はメタボリックシンドローム（代謝症候群）の合併率が高い

痛みがなくても病気は進行していく

痛風というと、激痛をともなう痛風発作ばかりに目がいきがちですが、実は痛風で本当に問題となるのは、尿酸値が高い状態がつづくことで引き起こされる**合併症**です。

高尿酸血症となっても、すぐには自覚症状はあらわれません（無症候性高尿酸血症）。しかし、自覚症状がなくても、病気はひそかに進行していきます。しかも、高尿酸血症の患者さんで実際に痛風発作を起こすのは全体の1割程度で、残りの9割の人は発作がないまま症状が進んでいきます。痛みがないからといって放置していると、過剰な尿酸が関節だけでなく、ほかの臓器にまで深刻な影響をおよぼしていきます。

痛風の患者さんが合併症で死亡する割合は、20年ほど前までは痛風腎《じん》による腎不全（尿毒《にょうどく》症）が約40％を占めていましたが、痛風が認知されてきたということもあり、最近は**虚血性心疾患、脳血管障害がもっとも多く、次いで腎不全**となっています。

重篤な合併症を併発させないためにも、尿酸値をコントロールして、痛風の治療をするとともに、肥満を解消し、脂質異常症や高血圧症などの治療もあわせて行うことが重要です。

痛風・高尿酸血症の主な合併症

痛風・高尿酸血症の主な合併症をあげてみます（詳しくは第5章参照）。

腎障害・尿路結石

尿酸は主に腎臓から排泄されるた

■ 痛風・高尿酸血症と合併症

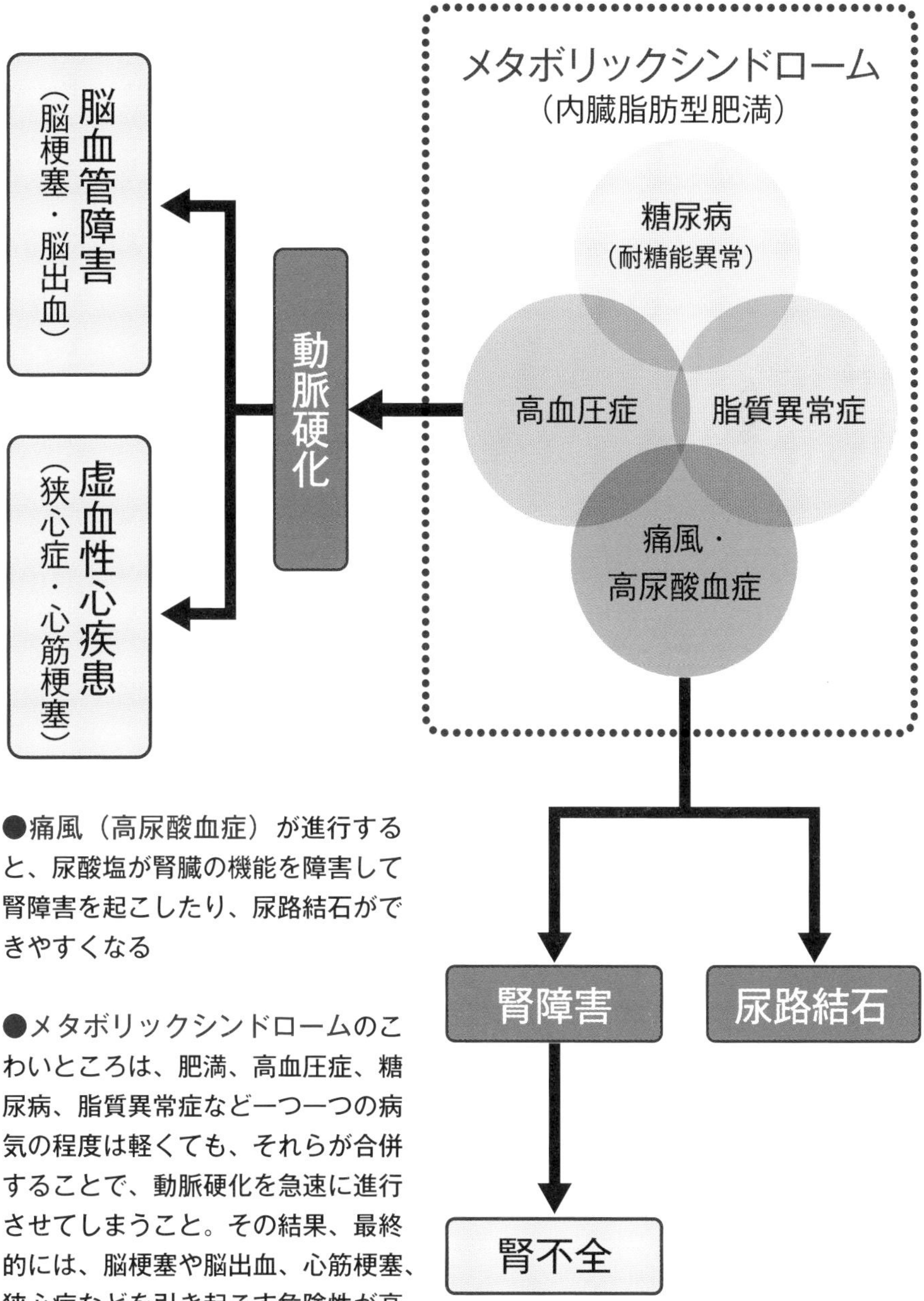

●痛風（高尿酸血症）が進行すると、尿酸塩が腎臓の機能を障害して腎障害を起こしたり、尿路結石ができやすくなる

●メタボリックシンドロームのこわいところは、肥満、高血圧症、糖尿病、脂質異常症など一つ一つの病気の程度は軽くても、それらが合併することで、動脈硬化を急速に進行させてしまうこと。その結果、最終的には、脳梗塞や脳出血、心筋梗塞、狭心症などを引き起こす危険性が高くなる

め、尿酸塩の結晶が腎臓に沈着すると、間質《かんしつ》という部分に炎症が起こり、やがて腎機能が低下してしまいます。このような状態を「**痛風腎**《じん》」と呼びます。重症化すると腎不全となり、人工透析《とうせき》が必要になる場合があります。痛風腎は、痛風の予後《よご》を左右する重篤な合併症です。

また、尿路で尿酸が結晶化すると尿酸結石をつくったり、カルシウム結石の原因になります。尿管に結石が詰まると（尿管結石）、脂汗《あぶらあせ》をかくほどの激しい痛みをともない、尿が濁ったり、血尿《けつにょう》が出ることもあります。

脂質異常症・動脈硬化

脂質異常症（高脂血症《こうしけつ》）は、糖尿病などとともに生活習慣病の一つで、血液中のコレステロールや中性脂肪などの脂質が過剰に増え、動脈硬化を起こす病気です。

痛風（高尿酸血症）の患者さんは、肉類など高たんぱく・高脂肪の食品をよく食べる傾向にあり、食生活が偏《かたよ》ってしまいがちなので、そうした食生活や肥満、運動不足などが原因となって発症するといわれています。痛風（高尿酸血症）と脂質異常症を同時に併発することも少なくありません。

脂質異常症は痛みなどの自覚症状がまったくなく、自覚症状があったときには、動脈硬化が進み、心筋梗塞などの虚血性心疾患《きょけつせいしんしっかん》、脳梗塞などの脳血管障害といった命にかかわる深刻な病気を引き起こしてしまうこともあるので、要注意です。

高血圧症

高血圧と尿酸の関係は明らかではありませんが、高血圧症と痛風（高尿酸血症）を合併すると、心臓の血管障害（虚血性心疾患）を発症しやすくなります。

虚血性心疾患・脳血管障害

虚血性心疾患は、心臓に酸素や血液を運ぶ冠《かん》動脈に動脈硬化などが起こって、心臓を動かしている筋肉（心筋《しんきん》）に送られる血液が不足して発症する病気で、狭心症や心筋梗塞の総称です。

脳血管障害は、脳血管の動脈硬化が進むことで、脳梗塞や脳出血などが引き起こされる病気です。血管が詰まって脳梗塞になると、頭痛やめまい、手足のしびれやマヒなどがあるほか、意識がなくなったり、ときには死に至ることもあります。

糖尿病（耐糖能異常）

糖尿病も痛風（高尿酸血症）も、食べすぎや飲みすぎによって悪化する生活習慣病ですが、この2つの病気を合併する割合は、実際はそれほど多くはありません。ただし、痛風の患者さんで耐糖能異常《たいとうのう》を有する頻度は高く、20～50％と報告されています。

糖尿病の人はインスリンの働きが悪いことが多く、そのために体がよりたくさんインスリンを分泌しようとします。ところが、体内にインスリンが過剰になると、尿酸の排泄をさまたげるため、尿酸値が上がってしまうということが最近わかってきました。

糖尿病を発症すると、腎障害のほか、神経障害や網膜症《もうまく》などさまざまな合併症を引き起こします。

メタボリックシンドローム

メタボリックシンドロームは、肥満、特に内臓に大量の脂肪がたまる内臓脂肪型肥満をベースとして、糖《とう》代謝《たいしゃ》や脂質代謝、血圧などに異常が起こる症候群です。代謝がうまく行われなくなることによって、血糖、中性脂肪、尿酸などが十分に処理されなくなり血液中に増えて動脈硬化が進み、糖尿病や脂質異常症、高血圧症、痛風（高尿酸血症）、虚血性心疾患、脳血管障害などの生活習慣病を起こすようになります。

調査によると、**尿酸値が高い人ほどメタボリックシンドロームになる確率が高くなる**と報告されています。また、逆に、メタボリックシンドロームの人は、そうでない人にくらべて高尿酸血症になる確率が高くなるとされています。

そのため、最近では、尿酸値がメタボリックシンドロームのマーカー（指標・目印）として注目されています。痛風の患者さんは、メタボリックシンドロームの合併率が高く、日本の患者さんの37％にメタボリックシンドロームが認められるという報告もあります。

また、最近では、メタボリックシンドロームによって、高血圧症や糖尿病、動脈硬化、慢性腎臓病などさまざまな生活習慣病が、まるでドミノ倒しのように次々と引き起こされる現象を、「**メタボリックドミノ**」と呼んでいます（94ページ参照）。

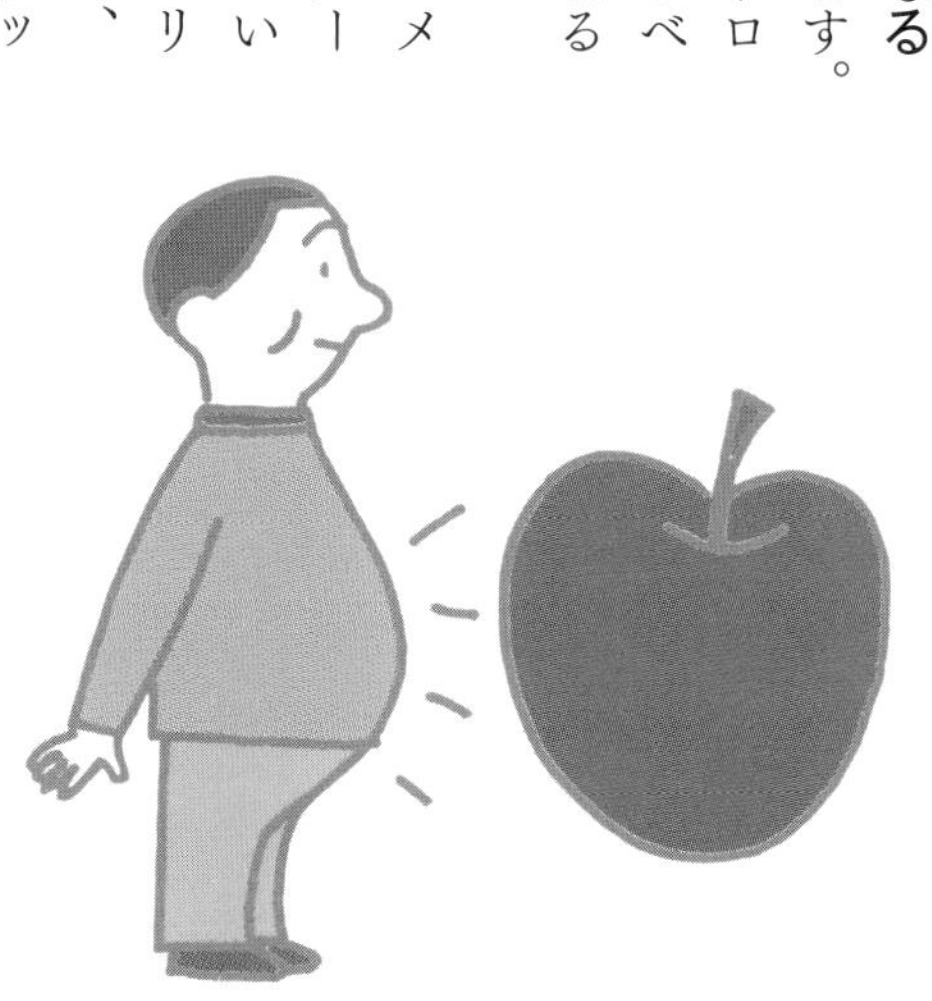

痛風の歴史

古代エジプトのパピルスに書かれている

痛風という病気の歴史は非常に古く、紀元前1500年のエジプトで、コルチカム（ユリ科のイヌサフラン。球根や種子に痛風の治療薬コルヒチンの成分が含まれる）による治療法とともにパピルスに記載されています。

紀元前5世紀、「医学の父」といわれるギリシアの名医・ヒポクラテスは、痛風をギリシア語で「Podagra」と書き記しています。これはギリシア語の「pous＝足」と「agra＝つかまえる、襲《おそ》う」の合成語です。

ヒポクラテスは、痛風は体内の毒が関節にたまって激痛を起こすのが原因と考え、その原因が美食にあると指摘しました。

痛風で苦しんだ歴史上の人物

痛風になった歴史上の人物を調べると、マケドニアのアレキサンダー大王、プロイセンのフリードリッヒ大王、フランスのルイ14世、イギリスのヘンリー7世など、ぜいたくな食生活ができた君主が多いことから、人々は痛風を「帝王病」、あるいは「病気の王」と呼びました。

ほかにも、元のフビライ、芸術家のミケランジェロ、宗教改革のマルチン・ルター、科学者ではベンジャミン・フランクリン、アイザック・ニュートン、チャールズ・ダーウィン、ウィリアム・ハーベイなど、痛風で苦しんだ人物は枚挙《まいきよ》にいとまがありません。

戦争がはじまると痛風患者が減る

現在では、社会構造が変わったので、さすがに「帝王病」という言葉は使われなくなりましたが、美食を好むなど、ぜいたくな食生活をして痛風になる人もいることから、痛風を「ぜいたく病」と呼ぶ習慣が残っています。しかし、庶民の食べものといわれるモツ類などは高プリン体食品ですので、庶民にも痛風患者は少なくなく、痛風がぜいたく病とは決していえません。痛風は、いまやだれでもかかる可能性のある身近な病気といえます。

痛風の歴史を振り返ってみますと、戦争がはじまって食糧事情が悪くなると痛風患者数は減っています。このことからも、痛風が食べすぎ、飲みすぎが原因の病気であることがわかります。

第2章

痛風・高尿酸血症の検査と診断

医師による問診

Point

- ▼尿酸値が高いといわれたら、できるだけ早く医療機関を受診する
- ▼問診は、その後の治療方針を決めるためにも非常に重要
- ▼問診で聞かれることを、あらかじめメモにして持参するとよい

痛風が疑われるときは何科へ行く?

定期健診や人間ドックで、尿酸値が基準値より高いといわれたり、突然痛風発作に見舞われたような場合は、症状を悪化させないためにも、できるだけ早く医療機関で検査や治療を受けることが大切です。

痛風（高尿酸血症）は、内科の場合は**膠原《こうげん》病・リウマチ内科**、**内分泌代謝内科**、**腎臓内科**など、外科の場合は**整形外科**が一般的です。なるべく痛風の専門医のいる診療所や病院でみてもらうのがのぞましいのですが、まずはかかりつけの内科医にかかり、そこから専門医のいる診療所や病院を紹介してもらうとよいでしょう。

検査は問診からはじまる

検査は、まず、患者さんの症状が痛風（高尿酸血症）であるかどうかを調べることからはじまります。そのために、最初に行われるのが医師による問診《もんしん》です。正確な診断を行うためにも、またその後の治療方針を決めるためにも、問診は非常に重要です。

問診では、現在の症状、もし痛風発作を起こしていたら、その時期や場所、症状などが聞かれます。また、痛風は、高カロリー食やアルコールの大量摂取、運動不足、精神的ストレスなどによって引き起こされやすいので、患者さんの生活習慣についても質問されます。

さらに、腎臓病や高血圧症、脂質異常症などのほかの病気、家族の病歴なども重要なチェックポイントです。

痛風以外の病気でどのような薬を服用しているかは、治療方針の決定に影響します。薬の種類によっては、逆に尿酸値を上げてしまうものもあるからです。

問診で聞かれそうなことは、あらかじめメモなどを用意して、スムーズに答えられるようにしておくとよいでしょう。

■問診で聞かれること（一例）

- 現在の症状
- 痛風発作の有無とその時期
- 痛みがあった部位
- 痛みの程度と、痛みがつづいた期間
- いちばん最近の発作とその前の発作との間隔
- 血尿や腰痛の有無
- 家族の病歴
- 食習慣、喫煙、飲酒、運動習慣など
- 仕事上のストレスの有無など
- 体重とその変動
- 痛風以外の病気（腎臓病、高血圧症など）の有無と服用した薬の種類

MEMO

痛風の専門医の探し方

痛風の治療は、定期的に通院する必要があります。その意味でも、できるだけ通いやすい病院を選ぶことが大切です。

本やインターネットで病院の実績を調べてみる方法もありますが、自分の住んでいる地域やその周辺に、痛風の専門医がいるかどうかを調べたいときは、「公益財団法人　痛風・尿酸財団」という団体のホームページから探してみる方法もあります。

「公益財団法人　痛風・尿酸財団」は、痛風や高尿酸血症、またその関連疾病についての研究助成を主な目的とした団体です。

「痛風・尿酸財団」のホームページには、全国の「痛風協力医療機関」のリストがのっています。

痛風・高尿酸血症の基本的な検査

Point

- ▼検査は「血液検査」と「尿検査」が中心。まず尿酸値を測定する
- ▼数回はかり、尿酸値が7・0㎎／dL超であれば高尿酸血症と診断
- ▼腎機能や痛風（高尿酸血症）のタイプを調べる検査も重要

尿酸値を調べる検査（血清尿酸値測定）

痛風・高尿酸血症の検査は、健康診断などで尿酸値が高めといわれたような場合と、痛風発作を起こして医療機関を受診した場合とでは、検査の内容が異なってきます。

ここでは、一般的に、高尿酸血症や痛風の疑いがある場合に行われる検査について述べます。痛風発作が起きた場合の検査についてはのちに述べます。

まず、痛風・高尿酸血症で行われる検査には、主に「**血液検査**」と「**尿検査**」があります。

その中でも、血液の中の尿酸の量、すなわち血清《けっせい》尿酸値の測定が基本となります。

血清尿酸値は、血液を採取して自動成分分析器にかけて血清を分離したあと、血清中の尿酸の量を測定します。

尿酸値が7・0㎎／dL超であれば高尿酸血症と判定

血清尿酸値は1dL（デシリットル）の血清中に尿酸が何㎎（ミリグラム）あるかを数値で示したもので、7・0㎎／dLを超えると高尿酸血症と判定されます。

ただし、尿酸値は常に一定の数値を示すとは限りません。年齢や性別、その日の体調や生活環境によっても変動することがあります。多量の飲酒をしたときや、ストレスが積み重なったとき、激しい運動をしたときなどは尿酸値が上がります。

また、アスピリンなどの抗炎症薬や利尿《りにょう》薬を服用しても尿酸値は変動します。

尿酸値は1日の変動の幅はわずか

ですが、数日単位ではかなり変動することがあります。そのため、尿酸値の測定は1回だけでなく、日をかえて同じ時間に数回はかることがすすめられています。

数回にわたって測定した尿酸値の平均が7・0mg／dLを超えていれば、高尿酸血症と診断されます。

●クレアチニン・クリアランス（Ccr）

クレアチニンというのは、筋肉運動のエネルギー源となるクレアチンリン酸が代謝《たいしゃ》されたあとの老廃物《ろうはいぶつ》です。

この血液中のクレアチニン値を測定して、腎臓の濾過《ろか》機能（クリアランス）が正常に働いているかどうかを調べる検査が、クレアチニン・クリアランス（Ccr）です。

通常、血液中のクレアチニンは、腎臓で濾過され、一定の量が尿とともに体外に排泄されます。しかし、腎臓の機能が正常に働かないと、クレアチニンが十分に濾過されないので、血液中のクレアチニン濃度が上昇します。血清クレアチニンの濃度が基準値を超えて高い場合は、腎臓に機能障害が起きていることがわかります。

血清クレアチニンの基準値は、男性が0・5～1・1mg／dL、女性は男性より筋肉量が少ないので、0・4～0・8mg／dLです（基準値は医療機関によっても違いがあります）。

●尿酸クリアランス検査

痛風（高尿酸血症）は、原因によって、「尿酸産生過剰型」「尿酸排泄低下型」「混合型」の3つのタイプ（病型）に分類されます（16ページ参照）。

治療を開始する前に、今後の治療方針を決める上で、患者さんの病気がどのタイプ（病型）なのかを調べることは非常に重要です。

タイプを調べる検査には、クレアチニン・クリアランス（Ccr）のほか、尿酸クリアランス、腎機能検査、血液や尿の酸性度（pH《ペーハー》）を調べる検査などがあります。クリアランスとは血液からものをこし取る能力のことです

尿酸クリアランス検査では、血液中の尿酸が一定時間内にどのくらい尿中に排泄されるかを調べて、腎臓の濾過機能をチェックし、痛風のタイプを判断します。これは、血液中の尿酸濃度と尿中の尿酸濃度から求めます。

尿酸クリアランス検査の方法としては、24時間蓄尿《ちくにょう》、あるいは60分蓄尿を行います。24時間蓄尿では、1日に排泄されたすべての尿（全尿量）をためてその量をはかり、尿中の尿酸の総量を算出します。

尿の量は、摂取した水分の量や発汗の量、運動量などによっても変わってくるので、排泄される尿酸の量も多くなったり少なくなったりします。

そのため、1回に排泄された尿の量だけを調べるのではなく、1日に排泄されたすべての尿をためて尿酸を測定するのです。

排泄された尿酸の総量は、次の計算式で求めることができます。

尿酸の排泄量（㎎）＝
尿酸濃度（㎎／dL）×尿量（dL）

24時間蓄尿検査での尿中尿酸排泄量の基準値は、男性で800㎎／日未満、女性で750㎎／日未満とされています。つまり、1日の尿中尿酸排泄量が800㎎以上であれば、尿酸産生過剰型と診断されます（男性の場合）。

ただし、24時間蓄尿は、外来診察では実際的ではないため、ふつうは次の60分蓄尿で行います。

60分蓄尿の方法は、検査予定日の3日前から、高プリン体食品・飲酒を控え、当日は絶食で受診します。最初に300mLの水を飲み、30分後に一度排尿します。以後、60分間の分割《ぶんかつ》尿を正確に採取するとともに、中間時（蓄尿開始後30分）に採血を行います。採取した尿の量と尿中尿酸値から血清尿酸値を割り出し、そこからさらに尿酸クリアランスを求めます。

血液検査と尿検査の間に30分間のタイムラグを設けるのは、血液中の尿酸が30分の間にどれだけ尿中に排泄されるかを調べるためです。

尿酸値が7・0㎎／dLを超えていて、尿酸クリアランスが7・3mL／分未満であれば尿酸排泄低下型、7・3mL／分以上であれば尿酸産生過剰型と判定します。

●尿酸産生量

体内でどのくらいの尿酸がつくられているかを直接に調べることはむずかしいため、尿中尿酸排泄量から推測します。

尿中尿酸排泄量が1時間に0・5㎎／kg（体重）を超えていれば、尿酸産生過剰型と判定されます。

●尿酸排泄率

尿酸クリアランスの多寡《たか》によって、尿酸排泄低下の有無を調べます。

●尿pH検査

尿酸は、もともと水にとけにくい物質ですが、尿が強い酸性の場合は特にとけにくくなります。健康な人の尿は、pH《ペーハー》が5から7ぐらいに保たれていますが、痛風や高尿酸血症の人はpHが5・5以下の酸性に傾いていることが多く、尿酸がとけにくい、また結晶ができやすい状態となっています。

尿酸は、尿の酸性が弱まり、中性からアルカリ性になるにしたがってとけやすくなるという特徴があります。

ただし、尿をあまりアルカリ性にしてしまうと、今度は、シュウ酸カルシウムやリン酸カルシウムが析《せき》出《しゅつ》しやすくなって、結石ができやすくなります。

pHが6・2～6・8ぐらいの弱酸性は、尿酸だけでなく、シュウ酸カルシウムやリン酸カルシウムもとけやすいという状態です。

尿のpHは、動物性脂肪の摂取や運動直後にも酸性に傾くので注意が必要です。

■ 尿酸クリアランス検査

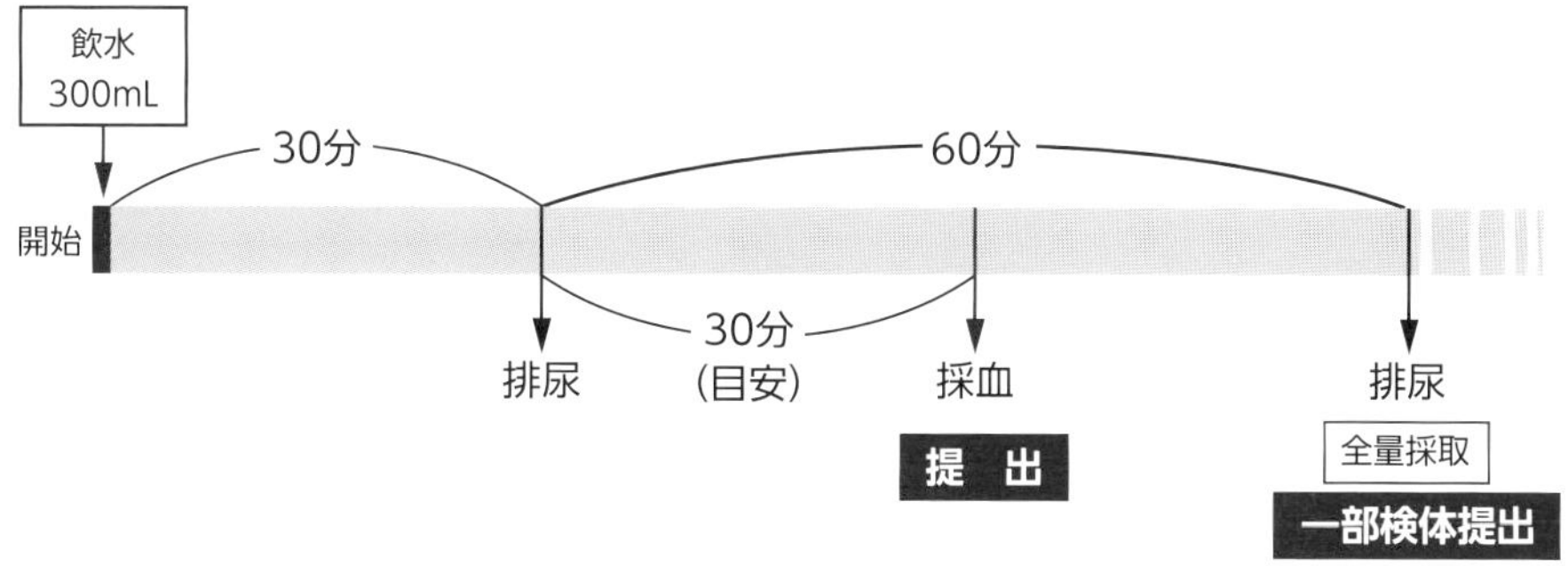

（日本痛風・核酸代謝学会編『高尿酸血症・痛風の治療ガイドライン　第２版』〈2010年改訂〉より一部改変）

■ 尿中尿酸排泄量と尿酸クリアランスによる病型分類

タイプ（病型）	尿中尿酸排泄量（mg／kg／時）		尿酸クリアランス（mL ／分）
尿酸産生過剰型	0.51超	および	7.3以上
尿酸排泄低下型	0.48未満	あるいは	7.3未満
混合型	0.51超	および	7.3未満

痛風発作が起きたときの検査

Point

▼まず血液検査で体内に「炎症」があるかどうかを調べる
▼次に発作がまちがいなく痛風によるものかどうかを調べる
▼発作直後は尿酸値が下がることもあるので、日を改めて再検査する

血液検査で「炎症」の有無を調べる

急性痛風性関節炎（痛風発作）が疑われる症状がある場合には、まず血液検査で炎症があるかどうかを調べます。

体内に炎症があれば、白血球数の増加、赤血球沈降《ちんこう》速度の亢進《こうしん》、CRP（C反応性たんぱく）の陽性など、炎症性の変化が見られます。

●CRP（C反応性たんぱく）

CRPとは、肝臓でつくられるたんぱく質の一種で、体内で炎症が起こると血液中にこの物質が増えます。血液中にどのくらいこのCRPが含まれているかを測定することで、炎症の有無や程度などを知ることができます。

炎症がある場合は、炎症や組織破壊の程度が大きいほど高値になり、炎症や破壊がおさまってくるとすみやかに減少します。正常値は0・3以下です。

ただし、この検査では、炎症の原因となっている病気を特定することまではできません。

●血沈（赤沈）

血沈《けっちん》（赤沈《せきちん》）は、静脈から採取した血液に、血液を固まらせないようにする薬（抗凝《こうぎょう》固《こ》薬）をまぜ、赤血球が1時間に何ミリ沈むか、そのスピード（赤血球沈降速度）をはかる検査です。こちらも炎症の有無を調べることができ、速度が速いほど体内で炎症が起きている可能性が高くなります。

正常値は、男性で1〜10㎜、女性は2〜15㎜です。これより20㎜以上高いと、体内で炎症が起こっている

可能性が高くなります。

ただし、血沈（赤沈）は、異常がなくても異常値を示すことがあり、逆に、明らかに炎症があるのに正常値を示すこともあるので、この検査だけで診断を下すことはできません。また、CRP（C反応性たんぱく）同様、炎症の原因となっている疾患を特定することまではできません。

発作直後は尿酸値が下がることもある

痛風には、多くの場合高尿酸血症が基礎疾患としてありますので、尿酸値を調べる検査が行われます。

ただし、痛風発作の最中、あるいは直後は尿酸値が低下することが少なくありません。したがって、ふだんの尿酸値を確認するために、後日、必ず再検査を行います。

●関節液検査

発作がひざなどに起こって、ほかの病気と鑑別しにくい場合に行うのが、関節液検査です。

これは、症状のある関節内に細い針を刺して、液体（関節液）を吸引し、その中に尿酸の結晶（尿酸塩結晶）があるかどうかを調べる検査です。採取した液を偏光《へんこう》顕微鏡で見て、針状の尿酸塩結晶が見つかれば、痛風と判定します。

●痛風結節生検

親指のつけ根の関節（第1中足《ちゅうそく》趾《し》節《せつ》関節）や、ひじの関節などに特徴的なコブ（痛風結節《けっせつ》）が認められる場合は、その組織を採取して調べる痛風結節生検《せいけん》を行います。採取した組織細胞を偏光顕微鏡で調べ、尿酸塩結晶が見つかれば、痛風と判断します。

●関節X線検査

炎症を起こした関節部分をX線で撮影し、骨に変化がないかどうかを調べます。

尿酸はレントゲン線の透過《とうか》がよいので、骨の一部が尿酸塩に置きかわると、その部分の骨が欠けて見え、まるでネズミにかじられたあとのように見えます。

●超音波（エコー）検査

超音波（エコー）検査は、体内に向けて超音波を発振《はっしん》し、臓器や体内の組織に反射して戻ってきたエコーを画像化して検査する方法です。

痛風の検査では、関節に尿酸塩結晶がどのくらい蓄積されているかを知ることができます。また、尿路結石の有無もわかります。

痛風の診断基準

Point
- ▼診断には主にアメリカ・リウマチ学会の「診断基準」が使われる
- ▼正確な診断のために関節液を採取して尿酸塩結晶の有無を調べることも
- ▼痛風と同じように関節に「はれ」がある関節リウマチとの鑑別が重要

米国・リウマチ学会の診断基準

痛風（痛風性関節炎）の診断にあたっては、次ページの米国リウマチ学会の診断基準（１９７７年）が用いられることがあります。

これは、**A** 関節液中に尿酸塩結晶が存在すること、あるいは、**B** 痛風結節の証明、または、**C** の11項目のうち6項目以上を満たせば痛風関節炎であるとするものです。

A の関節液の採取は、発作が起きた患部に注射針を刺して関節液を採取し、それを検査するものです（関節液検査）。

尿酸塩結晶という原因がはっきりしている痛風においては、確定診断のために、可能な限り、炎症を起こしている関節の関節液を偏光顕微鏡で観察し、針状の尿酸塩結晶を証明することがのぞましいとされます。

ただし、この方法はかなりの苦痛をともないますので、実際は尿酸値などが正常で、痛風と確定するのがむずかしい場合などに限って行われることが多いようです。

B の痛風結節については、結節の組織を調べる生検《せいけん》が行われます（痛風結節生検）。

採取した組織を偏光顕微鏡で調べ、尿酸塩結晶が確認されれば痛風結節と診断されますが、最近は、痛風結節の発症自体がまれなので、この検査は一般的にはあまり行われていません。

C については、診察や問診、血液検査などで確認することになります。医師は、まず診察や問診で痛風かどうかの見当をつけ、その判断に基づいて各種の検査が行われます。

C の項目の中で特に気をつけたい

のは④の「関節に発赤《ほっせき》がある（関節が赤くはれている）」で、痛風性関節炎と関節リウマチを区別するための重要なポイントです。関節リウマチの場合、患部が痛風のように赤くなることはありません。

■米国・リウマチ学会が定めた痛風性関節炎の診断基準

A　関節液中に尿酸塩結晶が存在すること
B　痛風結節の証明
C　以下の項目のうち６項目以上を満たすこと

①２回以上、急性関節炎（痛風発作）を起こしている
②炎症が 24 時間以内にピークに達している
③関節炎が１カ所だけの関節に起こっている（単関節炎）
④関節に発赤《ほつせき》がある（関節が赤くはれている）
⑤第１中足趾節《ちゆうそくしせつ》（ＭＴＰ）関節の疼痛《とうつう》、または腫脹《しゆちよう》がある（足の親指のつけ根が激しく痛み、はれ上がっている）
⑥片側の第１中足趾節（ＭＴＰ）関節に病変がある
⑦片側の足関節（足首）に病変がある
⑧痛風結節（確診または疑診）がある
⑨血清尿酸値の上昇がある
⑩Ｘ線上の非対称性腫脹がある（患部をＸ線で撮影すると、関節の周囲がはれていることがわかる）
⑪発作の完全な寛解《かんかい》がある（発作が完全におさまる）

※痛風と診断されるのは、ＡとＢのうち、どちらか１つが確認されるか、あるいはＣの項目のうち６項目以上を満たした場合。

MEMO

関節リウマチの「はれ」

関節リウマチの「はれ」は、多くの場合、はじめは指の関節に出ます。指先から数えて2つ目の第2関節と、つけ根の第3関節がはれてふくらみ、糸巻きの心棒のような独特な形になります。

関節リウマチでは、関節炎は左右対称に起こることが多く、そのため「はれ」も左右対称に起こることが多いのですが、片側だけのこともあります。

痛風発作の場合は、主に1カ所の関節に激しい痛みがあらわれます。

また、痛風発作の場合は、患部が熱を持って赤くはれます。

さらに、関節リウマチの痛みはじわじわと進行して、やがて全身に広がって慢性化しますが、痛風の痛みは1週間から10日ぐらいでおさまるのがほとんどです。

治療方針を決めるための検査

Point
- ▼痛風（高尿酸血症）の検査の目的は3つある
- ▼適切な治療を行うためには、症状が似ている病気との鑑別が重要
- ▼腎障害や尿路結石などの合併症の有無を調べる検査も行う

検査の3つの目的

痛風（高尿酸血症）の検査は、

①患者さんの症状が痛風であることを確認する
②痛風になった原因をつきとめる
③治療の方針を決める

という主に3つの目的のために行います。

①の痛風であることが確定したら、次に、③の今後の治療方針を決めるために、②の痛風になった原因をつきとめる検査を行います。

痛風には、「腎負荷型」「尿酸排泄低下型」「混合型」の3つのタイプがありますが、まず、患者さんがどのタイプなのかを調べる検査を行います。

また、痛風（高尿酸血症）は、高カロリー食、大量飲酒、過激な運動、強い精神的ストレス、遺伝などが原因の「原発性（一次性）」と、ほかの病気や薬剤などが原因で引き起こされる「続発性（二次性）」のものに分類されますが、もし続発性（二次性）のものが疑われるときは、原因となっている病気（基礎疾患）や薬剤を特定するための検査を行います。

痛風とまちがわれやすい病気との鑑別

痛風と症状がよく似た病気としては、関節リウマチ、変形性関節症、偽《ぎ》痛風、外反母趾《がいはんぼし》などがあります。それらと区別するため、それぞれの検査も行います（詳しくは第4章参照）。

合併症の有無を調べる検査

高尿酸血症が進んで痛風になると、腎障害（痛風腎）や尿路結石、脂質異常症、高血圧症といった合併症の問題が出てきます。

そこで、こうした合併症を発症していないかどうかを調べる検査を行います（詳しくは第5章参照）。

合併症を調べる基本的な検査には、潜血《せんけつ》反応（尿潜血反応）と尿たんぱくを調べる尿検査、血清クレアチニンを調べる血液検査などがあります（下の表参照）。

合併症の有無や症状の進行に応じた精度の高い治療を行うためにも、できるだけ痛風治療を専門とする病院や診療所を選んで受診することをおすすめします。

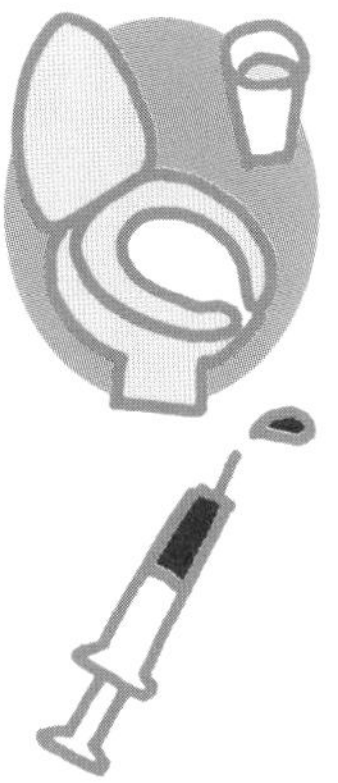

■ 合併症を調べるための検査

腎臓の検査	尿検査（尿潜血、尿たんぱく、尿沈渣《ちんさ》）や血液検査（血清クレアチニン、BUN〈尿《にょう》素《そ》窒《ちっ》素《そ》〉、eGFR〈糸《し》球《きゅう》体《たい》濾《ろ》過《か》量《りょう》〉）などで腎臓の機能を調べる
脂質代謝の検査	血中の総コレステロールやHDL（善玉《ぜんだま》）コレステロール、LDL（悪玉《あくだま》）コレステロール、中性脂肪などを調べる
肝臓の検査	血中のγ《ガンマ》—GTP、AST（GOT）、ALT（GPT）の値、総たんぱくやアルブミンの量、腹部エコー検査で脂肪肝の有無などを調べる
血糖値の検査	血中のブドウ糖（血糖）やヘモグロビンA1c《エーワンシー》の数値などを調べる
心臓の検査	心電図や心臓エコーの検査により、心機能や病気の有無を調べる
眼底《がんてい》検査	血管の状態を直接に観察し、動脈硬化の程度を調べる

自分でできる尿のpH（ペーハー）チェック

継続的に尿のpHを測定することが大切

健康な人の尿は、pHが5〜7に保たれていますが、痛風や高尿酸血症の人はpHが5・5以下の酸性に傾いていることが多いので、尿の状態を弱酸性に保つためにも、尿のpHを継続的に測定することが大切です。

尿のpHは、日常生活のさまざまな要因（食事や運動）などで影響を受けやすく、日によってちがいます。したがって、尿の状態を正確に把握するためには、1回の測定結果では十分とはいえません。尿の状態をしっかりコントロールしていくためにも、尿のpHを継続的に測定し、記録しておくことが必要です。

尿のpHを継続的にチェックするには、そのつど病院ではかってもらうのは大変なので、医師と相談の上、市販の尿pH試験紙を使って自分で測定してもよいでしょう。

尿pHテストのキットは、薬局やインターネットで購入できます（購入方法は医師や薬剤師に確認してください）。

尿のpHを自分で測定するに際しては、いくつかの注意点があります。

①尿のpHは食事などによって影響を受けやすく、また、夜間は特に酸性化しやすいので、測定は早朝の第一尿（朝、起きてすぐの尿）で行う。
②採尿容器は清潔なものを使う。よごれや洗剤などが残っていると正しくはかれない。
③試験紙を尿に少しひたしたら、すぐに引き上げる。3秒以上ひたすと試験紙の成分が流出し、正しい結果が得られない。
④試験紙の呈色《ていしょく》を標準色調表と比較してpHを判定するが、判定はできるだけ明るいところで行う。

なお、尿pH試験紙による自己検査結果だけで、病気の状態を自己判断するのは非常に危険です。尿pHの測定値を記入した記録表は、診察時に医師へ提示し、医師の総合的判断の材料としてもらいましょう。

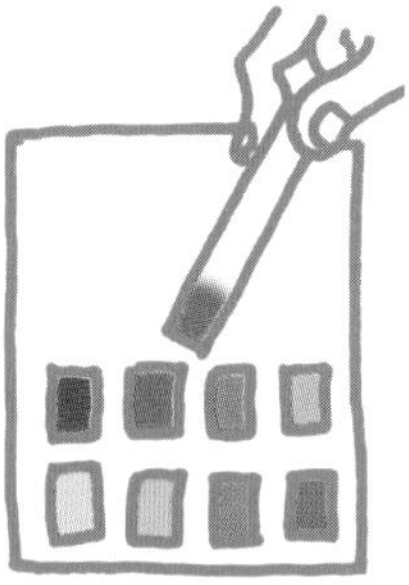

できるだけ明るいところで、標準色調表とくらべて判定する

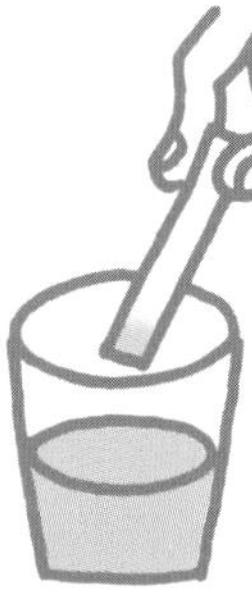

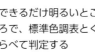

試験紙を尿に少しひたしたら、すぐに引き上げる

第3章

痛風・高尿酸血症の治療

痛風発作の治療1

痛風発作の痛みと炎症を抑える治療

Point

- ▼まず炎症を抑えて痛みをやわらげるための治療を行うことが最優先
- ▼炎症を抑える薬には2種類あり、それぞれメリット・デメリットがある
- ▼痛風発作の最中には尿酸値を変動させないことが大切

NSAIDパルス療法で痛みを抑える

痛風の発作（急性痛風関節炎）は疼痛《とうつう》が激しく、短期間ですが、患者さんのQOL（生活の質）をいちじるしく低下させます。

したがって、痛風発作が起きたときは、まず**炎症を抑えて痛みをやわらげることが最優先**となります。その目的で処方される薬には次のようなものがあります。

非ステロイド抗炎症薬

主に痛風発作のピーク時（極期《きょくき》）に使われる薬が、非ステロイド抗炎症薬（NSAID《エヌセイド》）です。非ステロイド抗炎症薬には、炎症を起こす物質であるプロスタグランジンの産生を抑える作用があります。

痛風発作のピーク時に、非ステロイド抗炎症薬を、ごく短期間大量に服用すると、炎症が沈静化します。これを「**NSAIDパルス療法**」といいます。

たとえば、ナプロキセン（商品名：ナイキサン）という薬の場合、300mgを3時間ごとに3回、1日に限って服用します。その後も、痛みがおさまらない場合には、3回服用後、24時間の間隔を置いて、もう一度300mgを3時間ごとに3回服用します。ほとんどの場合はこれで痛みがなくなります。

激痛がおさまったあとも、関節の痛みが持続し、日常生活に支障をきたすような場合には、常用量服用します。

そして、痛風関節炎が軽快すれば、非ステロイド抗炎症薬の服用は中止します。

●主な非ステロイド抗炎症薬…イン

ドメタシン（商品名：インダシン、インテバンなど）、ナプロキセン（商品名：ナイキサン）、オキサプロジン（商品名：アルボ）、プラノプロフェン（商品名：ニフラン）など。

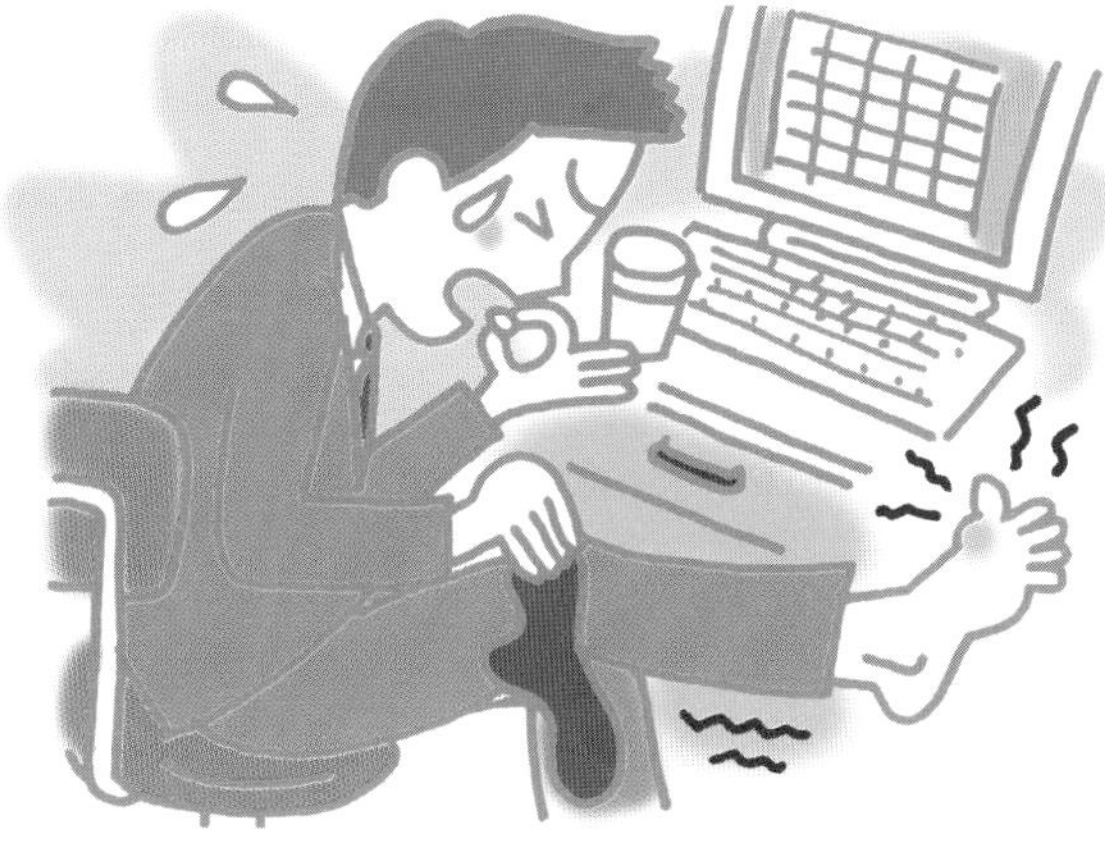

●注意すべき点…非ステロイド抗炎症薬は、以前に胃・十二指腸潰瘍を起こしたことがある患者さんには使えません。非ステロイド抗炎症薬には胃腸障害（胃潰瘍）の副作用があるためです。また、腎臓の機能が低下している人にも使用を控える必要があります。

●主な副作用…非ステロイド抗炎症薬の副作用には、胃腸障害のほかに、発疹《ほっしん》、かゆみ、むくみ、頭痛、肝機能・腎機能の低下などがあります。

ＮＳＡＩＤパルス療法では、短時間に常用量の数倍の量の薬を服用しますので、副作用のリスクはいっそう高くなります。そのため、特に胃腸障害を起こさないように、抗潰瘍薬などを併用します。

なお、同じ非ステロイド抗炎症薬であるアスピリンは、鎮静作用とともに、血清尿酸値を変動させる作用もあるので、痛風発作時に使うと関

MEMO

尿酸値の急激な変動が痛風発作を起こす

尿酸の結晶が関節に沈着《ちんちゃく》しているだけでは、痛風発作は起こりません。発作が起こるのは、急激な尿酸値の変動などがきっかけとなり、関節に沈着していた結晶がはがれ落ちたときです。これを、家の屋根に降り積もる雪にたとえると、尿酸値が7・0㎎／dLを超えると雪が降り出し、尿酸値が高くなるにつれて雪がどんどん積もっていきます。雪が一定以上に積もると、何らかの原因（ストレスや激しい運動など）で屋根からすべり落ちます。これが痛風発作です。尿酸値が高いままだと、雪は降りつづけ、雪崩をくり返します。これと同じことが、急激に屋根の雪をとかしたときにも起こります。つまり尿酸値（雪）を薬で急に下げると、発作が起きやすくなるのです。

節炎をより重症化させるおそれがあるため、使用は避けます。

副腎皮質ステロイド

高齢や腎機能低下のために非ステロイド抗炎症薬が使えない場合や、使ったが効果が十分得られなかった場合、あるいは痛風発作が複数の関節に生じている場合（多関節罹患《たかんせつりかん》）などは、抗炎症作用がより強い、プレドニゾロンなどの経口《けいこう》の副腎皮質《ふくじんひしつ》ステロイドを用います。

たとえば、プレドニゾロンの場合、15～30㎎を服用して関節炎を沈静化させ、1週ごとに3分の1量を減量して、3週間で中止する、といった方法がとられます。

ステロイド薬には、ほかにも、筋肉注射（筋注《きんちゅう》）、関節内注入などがあり、患者さんの状態に合わせて使われます。

●注意すべき点…副腎皮質ステロイドは、非ステロイド抗炎症薬より炎症を抑える作用が強力なので、それだけ副作用も強く、使用にあたっては医師の指示をきちんと守ることが大切です。

●主な副作用…感染症の悪化、糖尿病の誘発、膵炎《すいえん》、骨粗鬆症《こつそしょう》、緑内障《りょくないしょう》、血栓症など。まれにアナフィラキシー様症状、ショック、過敏症などがあり、要注意です。

痛風発作と尿酸降下薬

尿酸降下薬を服用中に痛風発作が起こった場合は、尿酸降下薬の服用は中止しないで、また用量の変更も行いません。痛風発作時に増量すると、関節炎が悪化しますので、注意が必要です。

尿酸降下薬を服用していない人が痛風発作を起こした場合は、発作の痛みと炎症を抑える治療をまず行い、発作がおさまって2～4週間ぐらいたってから、尿酸降下薬を少量からはじめ、尿酸値を見ながら徐々に増量していきます。

次の痛風発作を防ぎ、さらにこわい合併症も防ぐためにも、きちんと持続的に尿酸値をコントロールしていくことが重要です。

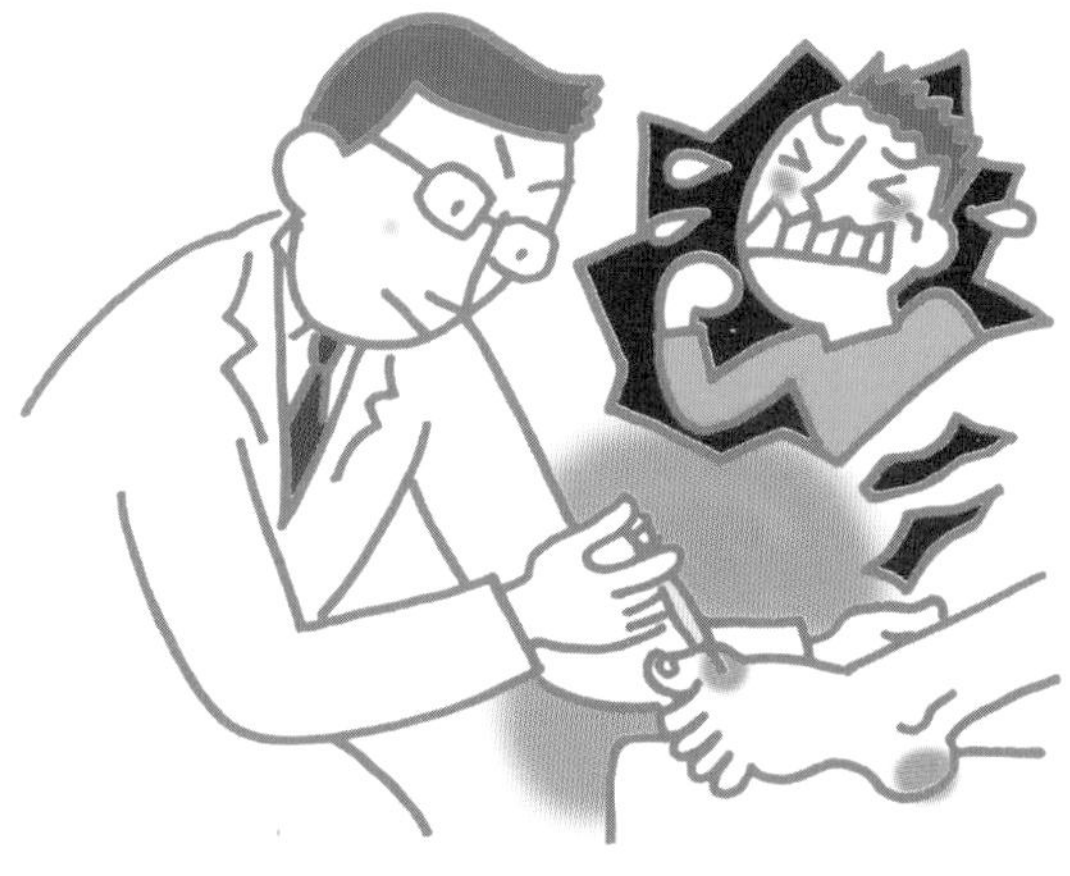

痛風発作の治療2

痛風発作が頻発するときの治療

Point

- ▼発作をくり返すときは「NSAIDパルス療法」が有効
- ▼発作がおさまったら薬の量を戻し、はれが消えるまで服用をつづける
- ▼パルス療法で改善しない場合は、より強い副腎皮質ステロイドを使う

NSAIDパルス療法で十分に治療することが大切

痛風発作は、多くの場合、一度発作がおさまっても、6カ月～2年ほどで次の発作に襲われます。最初の発作のときに適切な治療を受けないまま放置すると、やがて発作をひんぱんにくり返すようになります。また、複数の関節で発作が起こったり、ひざやかかとなど、大きな関節での発作が多くなるなど、痛風が重症化していくケースが見られます。

さらに、1回の発作が数カ月もつづいたり、数日から数週間の短期間で発作をくり返したりします。

●非ステロイド抗炎症薬（NSAID）の使い方…発作を長引かせたり、短期間で再発させないためには、非ステロイド抗炎症薬を、ごく短期間、大量に服用する「NSAID《エヌセイド》パルス療法」が有効です。パルス療法で痛風発作がおさまってきたら、非ステロイド抗炎症薬を通常量まで減らし、患部の発赤《ほっせき》やはれが消え、ふつうに歩けるようになるまで服用をつづけます。パルス療法をあまり早く中止すると、症状が重症化してしまうので、注意が必要です。

●副腎皮質ステロイドの使い方…パルス療法でも改善しない場合は、より強い副腎皮質ステロイドを使います。方法は、経口、点滴、静脈注射、筋肉注射（筋注《きんちゅう》）、関節内注入などがあります。ひざの関節の発作には、関節内注入が有効です。足の親指など、関節内注入がむずかしい場合には、点滴や静脈注射が行われます。**トリアムシノロンアセトニド（商品名：ケナコルト－A）**の筋注は、短期間に重い発作をくり返すケースには有効とされています。

痛風発作の治療3

痛風発作を予防する治療

Point

▼発作が起きそうだと思ったら「コルヒチン」を1錠飲む
▼コルヒチンには強い副作用があるので、大量に服用することは禁物
▼発作を起こさずに尿酸値を下げるための「コルヒチン・カバー」

発作の前兆を感じたらコルヒチンを1錠飲む

一度痛風発作を経験すると、二度目以降の発作のときには、前兆のようなものを感じる人が少なくありません。発作が起きる部分がムズムズしたり、ピリピリしたり、ふだんは感じない違和感や鈍痛《どんつう》、あるいはこわばりを感じることがあります。

痛風発作の前兆を感じたときに、発作を予防する目的で使われる薬がコルヒチンです。

コルヒチンは、ユリ科のイヌサフランという植物の球茎が原料で、アルカロイド（窒素を含む天然由来の有機化合物）の一種です。古代ギリシア時代の医者ディオスコリデスが書いた『薬物誌』に、イヌサフランが痛風の治療薬として用いられていた記録が残っているほど、古くから知られていた薬です。

コルヒチンは昔からある痛風発作専用の薬で、ふつうの痛み止めの薬ではありません。白血球の働きを抑えて、尿酸塩結晶を異物として攻撃するのを抑制する薬です。したがって、コルヒチンは、発作の予兆期に1錠（0・5mg）から2錠服用するとよく効きます。

ただし、注意しなければならないのは、コルヒチンの副作用です。強力に痛風発作を抑える作用を持つコルヒチンには、**肝障害や白血球減少といった副作用**があります。また、大量に服用すると、激しい下痢や吐き気、脱毛、筋肉のけいれんなどを起こすことがあります。さらに、骨髄《こつずい》の機能を低下させたり、一過性の無精子症《むせいし》を引き起こす場合もあるので、特に若い人の場合は要注意です。

一度痛風発作を起こしたことのあ

る人は、常にコルヒチンを手許《てもと》に置き（携帯し）、発作の前兆を感じたときに1錠だけ服用します。

コルヒチンのもう一つの使い方

尿酸降下薬を飲みはじめた初期には、尿酸値が急に下がるために痛風発作が起こりやすくなります。また、痛風発症後も適切な治療を受けないまま放置しておくと、発作をひんぱんにくり返すようになります。

このような場合には、コルヒチンを1日1錠、しばらくの間（1〜3カ月）毎日、尿酸降下薬といっしょに服用します。これを「**コルヒチン・カバー**」といいます。

副作用の強いコルヒチンですが、このぐらいの量であれば副作用はほとんど問題なく、発作を起こさずに尿酸値を下げていくことが可能です。

■ コルヒチンの副作用

- 過敏症…全身のかゆみ、発疹、発熱
- 胃腸障害…腹痛、下痢、嘔吐《おうと》、むかつき
- 長期間飲んだ場合…脱毛、白血球減少、血小板減少、ミオパチー（筋《きん》疾患）、末梢《まつしよう》神経障害、血尿《けつによう》、乏尿《ぼうによう》など

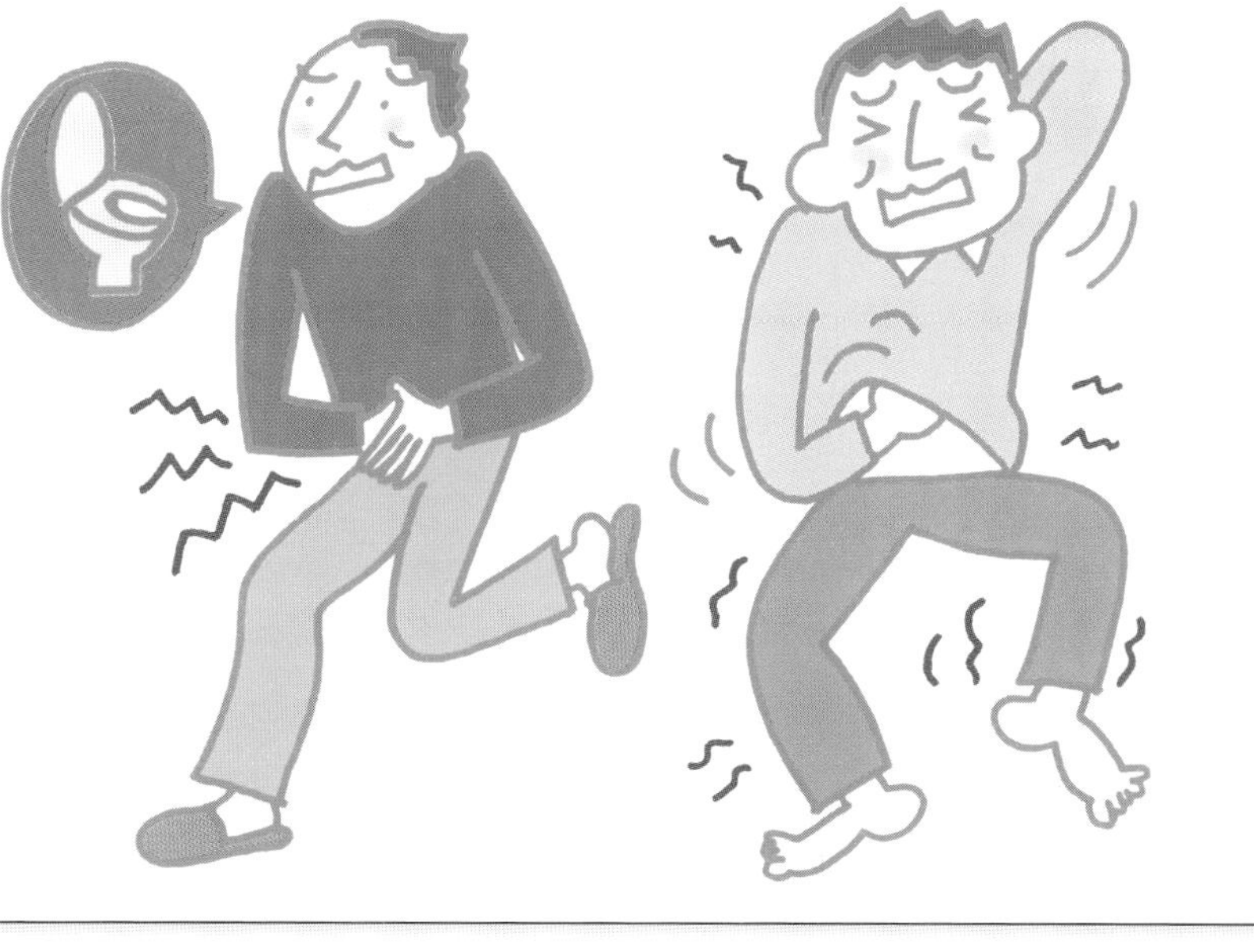

高尿酸血症の治療方針

Point

▼尿酸値のコントロール目標は6・0㎎／dL
▼尿酸値が7・0㎎／dL超8・0㎎／dL未満であれば生活習慣の見直しと改善
▼尿酸値が8・0㎎／dL以上であれば薬物治療を検討する

高尿酸血症の治療は生活習慣の見直しと改善から

高尿酸血症（尿酸値7・0㎎／dL超）の治療は、尿酸値の高さ、痛風発作や痛風結節の有無、合併症の有無によって、治療方針が異なります。

●尿酸値が7・0㎎／dL超8・0㎎／dL未満の場合

原則として、生活指導のみで経過を観察します（生活指導の実際については第6章参照）。

ただし、痛風発作の経験がある人の場合は、生活指導だけでは体内の尿酸蓄積を解消することはむずかしいので、薬物治療によって尿酸値を6・0㎎／dL以下に維持するようにします。発作の再発は6・0㎎／dL以下にすると起こりにくくなるからです。

●尿酸値が8・0㎎／dL以上の場合

合併症がなく、尿酸値が9・0㎎／dL未満の場合は、やはりまず生活指導で生活習慣の改善をはかります。

ただし、合併症がなくても、尿酸値が9・0㎎／dL以上の場合は、生活指導に加えて薬物治療を検討します。

尿酸値が8・0㎎／dL以上でも、腎障害や高血圧症などの合併症がある場合は、薬物治療を行います。

6・7・8のルール

痛風や高尿酸血症の診断や治療の目安として、「6・7・8のルール」というものがあります。これは、食事療法や薬物治療によって尿酸値をコントロールするにあたって、コントロールの目標となる尿酸値を6・0㎎／dL、正常値の上限を7・0㎎／dL（それを超えると高尿酸血症）、治療を開始する尿酸値の基準を8・0mg／dLとするというものです。

基本的に、高尿酸血症の治療では、症状をそれ以上進行させないためにも生活習慣の見直しと改善が何よりも大切です。

■ 6・7・8のルール

- ●尿酸値のコントロール目標…**6.0**mg／dL
- ●正常値の上限…**7.0**mg／dL
- ●治療を開始する基準…**8.0**mg／dL

■ 高尿酸血症の治療方針

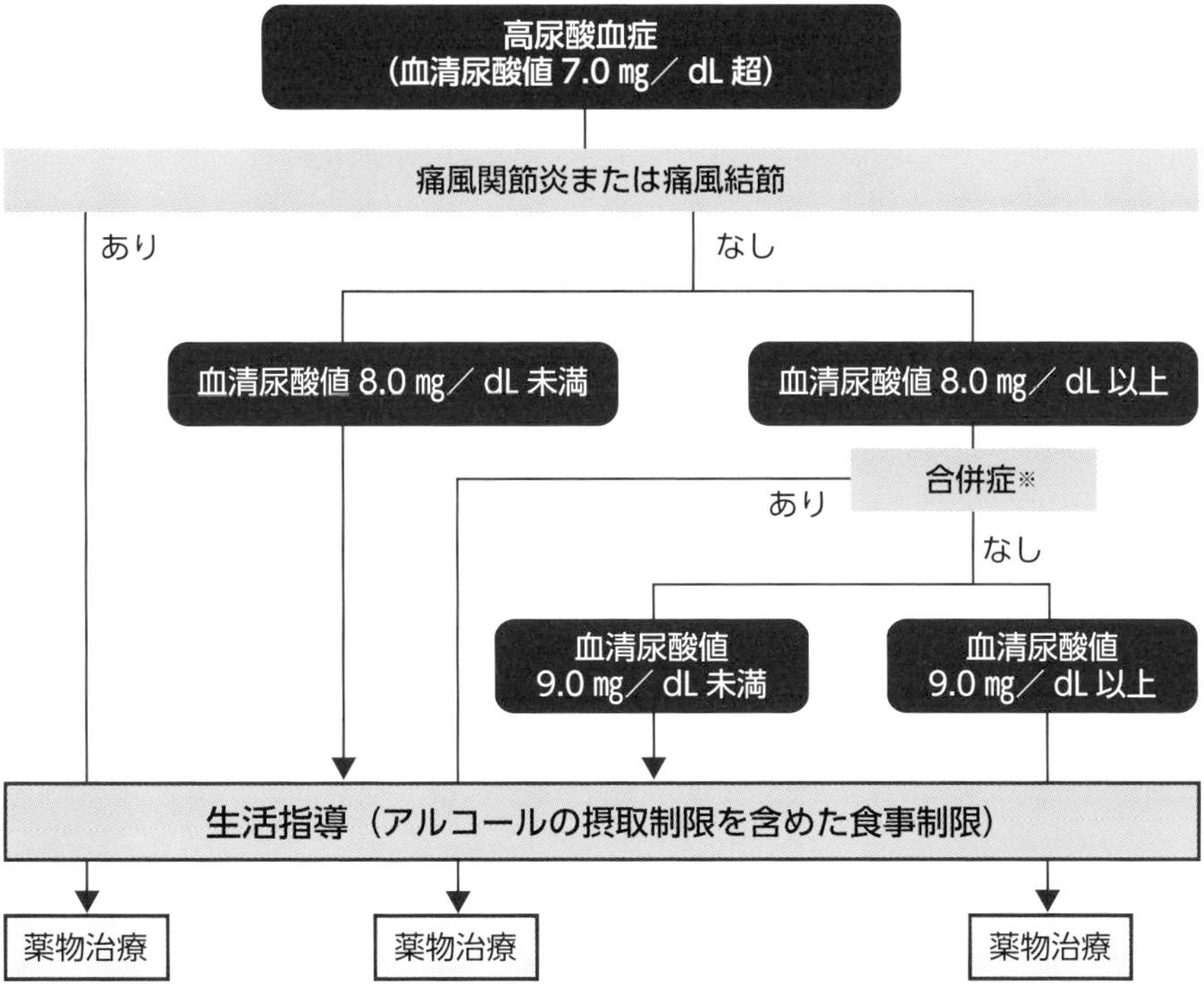

※腎障害、尿路結石、高血圧症、虚血性心疾患、メタボリックシンドロームなど

（日本痛風・核酸代謝学会ガイドライン改訂委員会編『高尿酸血症・痛風の治療ガイドライン　第3版』〈2019年改訂〉より一部改変）

尿酸値を下げる薬（尿酸降下薬）

Point

- ▼尿酸値を下げる薬には「生成抑制薬」と「排泄促進薬」の2種類がある
- ▼痛風（高尿酸血症）のタイプによって2種類の薬を使い分ける
- ▼尿酸降下薬は医師の処方通りに飲まないと症状が悪化する

尿酸降下薬には2種類ある

尿酸値を下げる薬（尿酸降下薬）には、大きく分けて2種類あります。一つは、体内での尿酸の生成《せいせい》を抑える「**尿酸生成抑制薬**」で、もう一つは、体内でつくられる尿酸の排泄を促す「**尿酸排泄促進薬**」です。

高尿酸血症には、大別して「尿酸産生過剰型」と「尿酸排泄低下型」（日本人に多いタイプ）の2つがありますが、どちらのタイプかによってこの2種類の薬を使い分けます。

尿酸生成抑制薬

尿酸生成抑制薬は、尿酸が肝臓でつくられるときに働く酵素《こうそ》の作用をさまたげて尿酸の生成を抑える薬で、原則として尿酸産生過剰型の患者さんに使われます。

尿酸生成抑制薬には、**アロプリノール（商品名：ザイロリック）**と**フェブキソスタット（商品名：フェブリク）**、**トピロキソスタット（商品名：トピロリック、ウリアデック）**の3種類があります。

アロプリノールは、痛風の標準薬として古くから使われている薬です。血清尿酸値だけでなく、尿中の尿酸値を低下させる作用もあるので、尿路結石の治療にも有効です。

ただし、アロプリノールは腎臓から排泄されるので、腎機能に応じた用量調節が必要です。腎臓に障害のある人や高齢者などは、用量を少なめにするなど慎重に用います。また、肝臓の悪い人は、定期的に肝機能検査を受ける必要があります。

フェブキソスタットは、2011年から使えるようになった薬です。胆汁《たんじゅう》や腎臓など複数の経路から排泄される多経路排泄型なので、アロプリノールのように腎機能に応じた用量調節の必要がなく、腎臓が弱っている人にも使いやすい薬です。ただし、重度の腎機能障害のある人には、慎重に用いる必要があります。

トピロキソスタットは2013年に発売された薬で、これも腎機能に応じた用量調節の必要がありません。

尿酸排泄促進薬

尿酸排泄促進薬は、腎臓の尿細管に作用して尿酸の排泄を促す薬で、原則として尿酸排泄低下型の患者さんに使われます。

尿酸排泄促進薬には、**プロベネシド（商品名：ベネシッド）**、**ブコローム（商品名：パラミヂン）**、**ベンズブロマロン（商品名：ユリノーム）**、**ドチヌラド（商品名：ユリス）**の4種類があります。ドチヌラドは日本で開発された薬で、2020年5月に発売されました。

プロベネシドは、わが国では1951年から使われている薬ですが、ほかの薬（ペニシリン系抗生物質など）との相互作用で悪影響が出る場合がありますので、ほかの病気で治療を受けるときは、プロベネシドを服用していることをきちんと医師に伝えましょう。

ブコロームは、非ステロイド抗炎症薬（NSAID《エヌセイド》）の一つとしてわが国で開発された薬で、抗炎症作用だけでなく尿酸排泄促進作用もあります。副作用としては胃腸障害がありますが、その頻度は少ないとされています。

ベンズブロマロンは、尿酸排泄作用がもっとも強い薬で、現在いちばん多く使用されている薬です。ただし、作用が強力なので、肝臓や腎臓の機能が低下している人には使えません。

ドチヌラドは日本で開発された新しい選択的尿酸再吸収阻害薬で、尿酸の排泄を促進します。

なお、尿酸排泄促進薬を使うと、尿中に排泄される尿酸の量が増えるので、腎臓や膀胱《ぼうこう》、尿道などに尿酸結石ができやすくなり、注意が必要です。そのため、結石を予防する目的で、尿アルカリ化薬を併用します。

また、ベンズブロマロンとブコロームは、ワルファリンカリウムの血中濃度を増加させるので、血栓《けっせん》予防のために使われるワルファリンカリウムを併用する場合は、要注意です。

「混合型」の場合は、尿酸排泄促進薬で尿中の尿酸が増えて尿路結石になることを避けるために、多くの場合、尿酸生成抑制薬を用います。

尿酸値は少しずつ下げていく

尿酸降下薬は、はじめは少量から

スタートし、経過を見ながら用量を徐々に増やしていきます。3〜6カ月は、薬の量を調整しながら、尿酸値を6・0㎎／dL以下に維持できる量（維持量）を見つけていきます。維持量が見つかれば、その量で服用をつづけます。

治療開始後まもなく痛風発作が起こることがある

基本的に、痛風発作は尿酸値が上昇すると起こりますが、尿酸値が急に下がったときにも起こる場合があります（これを**尿酸値の下降《かこう》型発作**といいます）。

つまり、痛風発作は、尿酸値が大きく上下に変動したときに起こりやすいのです。

高尿酸血症の人が、尿酸降下薬を飲みはじめた初期の段階で痛風発作を起こすことがあるのは、そのためです。治療開始6カ月以内に、約40%の人が痛風発作を経験しているという報告もあります。

ただし、この痛風発作は、通常の発作より症状も軽く、半年ほどでおさまるのがふつうです。

また、発作が起きても、尿酸降下薬をやめる必要はありません。尿酸値を安定させるためにも、尿酸降下薬を飲みつづけたほうがくり返し発作が起こるのを防ぐことができます。

尿酸降下薬服用開始後に痛風発作が起きた場合は、尿酸降下薬の服用はそのまま継続しながら、非ステロイド抗炎症薬（ＮＳＡＩＤ）を併用するのが原則です。

なぜ尿酸値が急に下がると痛風発作が起きやすいかについては、はっきりしたことはわかりません。関節腔《くう》に沈着している尿酸塩結晶が、尿酸値の急激な低下によってはがれ落ち、そのために炎症が起こるのではないかと考えられています。

したがって、医師は、この尿酸値の下降型発作が起きないように、はじめは薬の量を最小限にして治療を開始し、患者さんの状態を見ながら、徐々に薬の量を調整していきます。

薬は必ず医師の指示通りに飲む

尿酸降下薬は、通常は12〜24時間で効果がなくなるので、決められた時間に飲まないと、尿酸値がまたもとに戻ってしまいます。

薬は必ず医師の処方通りに飲むことが大切です。飲み忘れたり、薬の量や飲む時間を守らないと、症状が改善されないだけでなく、薬のリバウンド（はね返り現象）によって尿酸値が不安定になり、かえって腎機能などを悪化させてしまうことがあります。

飲み忘れたからといって、2回分をいっしょに飲んではいけません。

■ 尿酸降下薬の種類

タイプ（病型）	使われる薬	薬剤名（商品名）	主な特徴	主な副作用
尿酸産生過剰型	尿酸生成抑制薬	**アロプリノール（ザイロリック）**	●古くから使われている標準薬 ●尿中の尿酸値を低下させる作用もあり、尿路結石の治療にも有効	●発疹《ほっしん》、貧血、胃腸障害、全身倦怠《けんたい》感、脱毛《だつもう》、腎機能障害、肝障害など ●まれに重い皮膚症状、ショック、アナフィラキシー様《よう》症状
		フェブキソスタット（フェブリク）	●強い尿酸生成抑制効果がある ●腎臓が弱っている人にも使いやすい ●無症候性高尿酸血症の人にも適応 ●1日1回の服用でよい ●尿路結石の治療にも有効	●関節痛、四肢《しし》不快感、四肢痛、下痢、倦怠感、発疹など ●まれに重い肝障害や過敏症
		トピロキソスタット（トピロリック、ウリアデック）	●強い尿酸生成抑制効果がある ●腎臓が弱っている人にも使いやすい ●尿路結石の治療にも有効	●発疹、肝障害
尿酸排泄低下型	尿酸排泄促進薬	**プロベネシド（ベネシッド）**	●副作用が比較的少ないので、長期連用が可能	●皮膚炎、食欲不振、胃部不快感、頭痛など ●まれに溶血性《ようけつせい》貧血、アナフィラキシー様症状、ネフローゼ症候群など
		ブコローム（パラミヂン）	●抗炎症作用があり、はれや痛みをやわらげる	●胃腸障害、下痢、血液障害、発疹、悪心《おしん》・胸部灼熱《しゃくねつ》感、口渇《こうかつ》、頭痛、眠気など ●まれに重い皮膚症状
		ベンズブロマロン（ユリノーム）	●尿酸排泄作用が強い ●作用の持続時間が長い	●発疹、胃腸障害、下痢など ●まれに重い肝障害
		ドチヌラド（ユリス）	●腎臓での尿酸再吸収を選択的に阻害し、尿酸の排泄を促進する	●関節痛、軟便、腎結石など

合併症を防ぐ治療

Point

- ▼ほとんどの痛風患者は合併症を持っている
- ▼腎臓病を併発すると、人工透析が必要になる場合もある
- ▼合併症を起こしたら、痛風の治療と並行して合併症の治療も行う

痛風で本当にこわいのは合併症

高尿酸血症が進行すると、痛風発作につながるだけではなく、もっとこわいさまざまな病気を合併する危険性が高まります。

痛風に合併しやすい病気は、腎臓病や、肥満、脂質異常症、高血圧症などの生活習慣病です。

特にこわいのは腎臓病で、尿酸塩結晶が腎臓にたまり、腎機能の低下を引き起こします。腎機能がいちじるしく低下すると腎不全《じんふぜん》となり、透《とう》析《せき》が必要になる場合もあります。

これらの病気の共通した原因は、食べすぎ、飲みすぎ、高脂肪食、運動不足などです。食生活の悪化や運動不足が長くつづくと、血中のコレステロールや中性脂肪がふえて動脈硬化が進行し、高血圧症や虚血性心《きょけつせいしん》疾患《しっかん》（狭心症や心筋梗塞）、脳血管障害（脳出血や脳梗塞）などを発症するようになります。特に、虚血性心疾患や脳血管障害、腎不全は、命にかかわる深刻な病気です。

痛風の患者さんでこれらの合併症を一つも持っていない人は、わずか4%にすぎないというデータもあります。

もしも合併症を起こしてしまったら、尿酸値をコントロールして痛風の治療をつづけるとともに、それぞれの病気の治療を同時に行うことが大切です（合併症の治療法については第5章参照）。

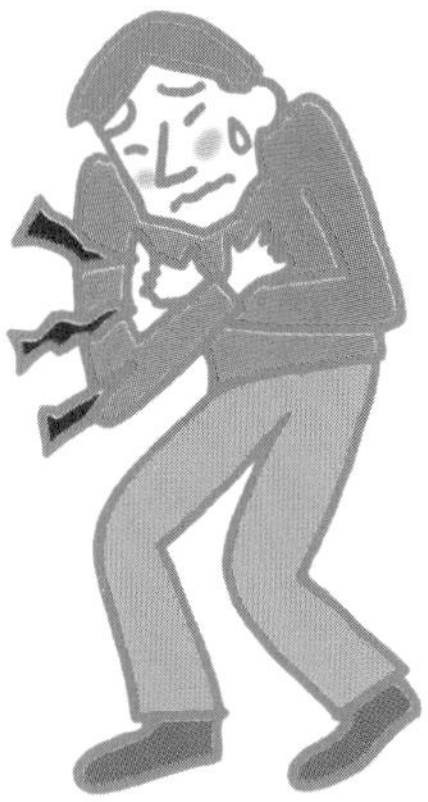

第4章

痛風とまちがわれやすい病気

関節が痛む病気はほかにもある

Point

▼適切な治療を行うためにも、ほかの病気との見きわめが大切
▼関節に痛みやはれがある病気は痛風のほかにもたくさんある
▼痛風の症状には例外もあるので、勝手な自己判断は禁物

適切な治療を行うためにも、痛風とほかの病気との見きわめ（鑑別）が非常に大切になります。

なお、痛風の症状には、次のような例外もあるということを知っておくことも重要です。

●痛風発作は足の親指に起こるとは限りません。
●痛風発作は1カ所だけで起きるとは限りません。
●痛風発作は必ず激痛をともなうとは限りません。
●血清尿酸値が必ず高いとは限りません。

いずれにしても、気になる症状があったら、勝手に自己判断せずに、すぐに病院へ行ってきちんと診察してもらうことが大切です。

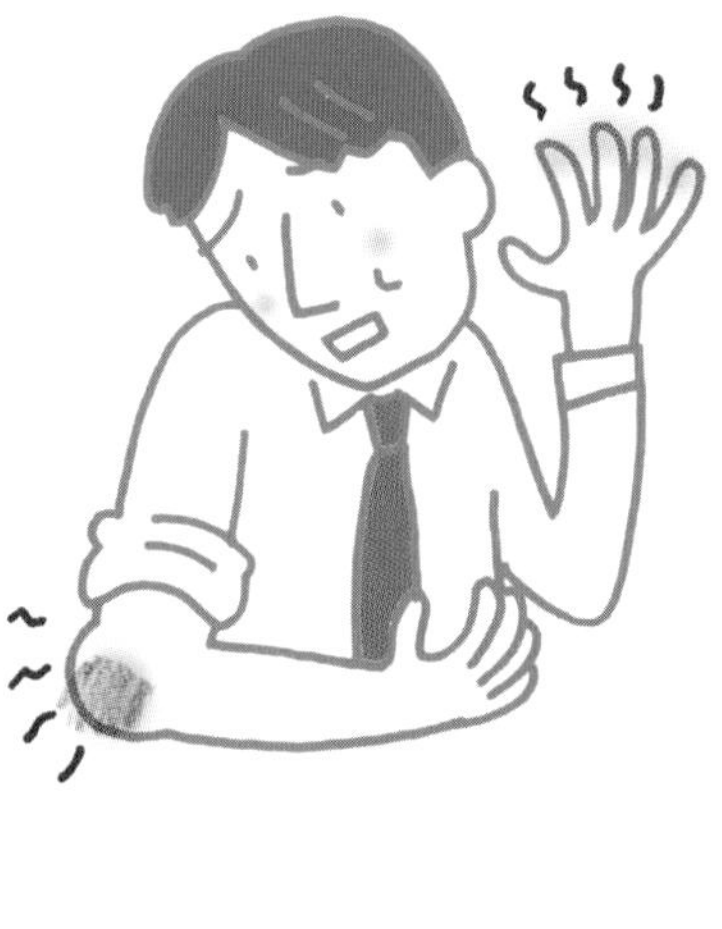

適切な治療を行うためにも似た病気との鑑別が大切

医師が、ある症状を「〇〇病」と診断するためには、確実にその病気であるという証拠と同時に、「それ以外の病気ではない」という証拠も見つける必要があります。これを**鑑《かん》別《べつ》診断**といいます。症状によっては、治療そのものよりも、鑑別診断のほうがむずかしい場合があるほどです。

関節に痛みやはれといった症状があらわれる病気は、痛風のほかにもたくさんあります（左ページ参照）。

■ 痛風と症状が似ているほかの病気

病　名	特　徴
偽《ぎ》痛風 （仮性痛風）	●ひざ関節や足首、股関節など比較的大きな関節に急に痛みが出て、歩けなくなる病気。 ●高齢者に多く、ピロリン酸カルシウムが関節の軟骨にたまることが原因。 ●症状は痛風より軽いが、根本的な治療法がないので、何度でも発作をくり返す。 ●男女ともに見られる。
関節リウマチ	●自己免疫疾患の一つ。 ●指の関節など、小さな関節がはれることからはじまり、しだいに、ひざ、ひじなど大きな関節がはれる（多関節炎。痛風は単関節炎）。 ●関節炎は左右対称にあらわれることが多い（痛風発作は片側のみ）。 ●主な症状は、痛みやはれ、可動域制限（動かせる範囲がせばまる）で、放置すると関節の変形が起こる。 ●じわじわと痛みが長引く（痛風の場合は発作的な激烈な痛み）。 ●貧血や倦怠感、疲労感、微熱、体重減少など、痛風には見られない全身症状がある。 ●女性に多い。
変形性関節症	●加齢などが原因で関節が変形し、炎症を起こす病気。 ●関節の軟骨部分がすり減って、骨と骨が直接すり合うことで痛みが生じる。 ●ひざ関節がもっとも多く、股関節、手指、脊椎にもよく起こる。 ●関節を動かすと痛むが、安静にしていれば痛みは一時的に楽になる。痛風と違い、痛みは慢性的で、自然におさまることはない。 ●痛みは痛風発作ほどではなく、赤くはれ上がることもない。 ●女性、高齢者に多く見られる。
外反母趾《がいはんぼし》	●主に足の親指のつけ根が変形し、親指が内側に曲がる病気。 ●患部が熱を持ったり赤くはれることもあり、痛風に似ているが、痛まないことも多い。 ●女性に多く、合わない靴をはく、といったことが原因で起こる。
塩基性リン酸カルシウム結晶沈着症	●関節にリン酸カルシウム結晶がたまり、炎症が起こる病気。 ●女性に多い病気だが、頻度は低い。
回帰性《かいきせい》リウマチ	●原因不明の再発性単関節炎で、発作性に関節炎をくり返す病気。 ●関節痛、関節腫脹（はれ）を認め、多くの場合、関節部位の発赤をともなう。関節の変形はない。 ●通常、関節炎は、数日から１週間で自然におさまる（発作の持続期間が比較的短い）。 ●好発部位は、手指関節、手関節、ひじ関節、肩関節、足関節、ひざ関節などで、まれに股関節にも起こる。 ●単関節炎をくり返す場合が多いが、２〜３カ所に同時に関節炎を認める場合もある。 ●男女ともに見られる。
爪《つめ》周囲炎	●爪のまわりから細菌が入って炎症が起こり、化膿する病気。深爪や爪の周囲の傷などが原因となる。 ●主な症状は、爪周囲の発赤、はれ、激しい痛み（疼痛）で、圧迫すると爪の下からうみが出る。
蜂窩織炎《ほうかしきえん》	●手足の小さな傷から、ブドウ球菌や連鎖球菌が入って化膿し、激しい炎症を起こす病気。 ●痛みやはれなどの症状が痛風と似ているが、「尿酸値が高くない」「全身的に炎症の症状が強い」「抗生物質が効く」「感染ルートの傷口がある」といった点で鑑別できる。
化膿性《かのうせい》関節炎	●ブドウ球菌や結核菌、大腸菌などの細菌が、何らかの原因で関節内に流れ込み、関節が化膿する病気。 ●足の親指のつけ根や足首、ひざなどが炎症を起こすと、急激な痛みのために痛風発作との見きわめがむずかしい場合がある。 ●治療は抗生物質。

偽痛風(仮性痛風)

Point

- ▼高齢者に多く、男女ともに起こる病気
- ▼病名と症状は似ていても、痛風とはまったく別の病気
- ▼強い症状がなければ、特に治療の必要はない

■どんな病気か

痛風のように、痛みとはれをともなった関節炎をくり返す病気です。特にひざなどの大きな関節に多く発症し、ときには多関節におよぶこともあります。

発症のメカニズムが痛風とよく似ており(そのため**仮性《かせい》痛風**とも呼ばれます)、症状も似ていますが、**60歳以上の高齢者に多い**のが特徴です。**女性によく見られます。**

■原因は何か

関節の軟骨に沈着した**ピロリン酸カルシウム**の結晶が関節腔《くう》に遊離し、それに反応して炎症が起こることが原因です。なぜ関節にピロリン酸カルシウムがたまるのかは、はっきりわかっていません。

■どんな症状か

関節のはれ、痛み、発赤《ほっせき》、熱感が出現します。半数以上がひざに出ますが、手や足関節にも出現します。痛風のように、足の親指のつけ根に起こることはまれです。偽《ぎ》痛風の痛みは、痛風発作ほど激しくはありません。ただし、根本的な治療法がないので、何度でも発作をくり返します。発熱、体重減少などの全身症状をともなうこともあります。

■偽痛風のタイプ(病型)

偽痛風には、以下のようないくつかのタイプがあります。

①偽痛風発作型(A型)…急性、亜《あ》急性の関節炎をくり返します。よく起こるのはひざ関節で70%以上を占めますが、手、ひじ、足関節にも出ます。

②偽《ぎ》性《せい》関節リウマチ型(B型)…比

較的慢性に経過し、炎症が多関節におよぶことが多いタイプです。「朝のこわばり」が見られ、赤血球沈降《ちんこう》速度（赤沈《せきちん》値）が亢進《こうしん》し、C反応性たんぱく（CRP）が陽性のこともあるため、関節リウマチと誤診することがあります。

③偽性変形性関節炎型（C型）…徐々に進行する慢性関節炎で、急性発作をともなうタイプです。圧倒的にひざ関節に多く見られます。

④偽性変形性関節炎型（D型）…C型に急性増悪《ぞうあく》をともなわないタイプです。

⑤無症状（E型）…偽痛風の半数を占めます。X線上では石灰化が認められますが、症状がないタイプです。

⑥偽性神経障害性関節症型（F型）…高度の関節破壊が見られるタイプです。

■検査と診断

発作時の血液検査では、白血球数の増加、赤沈値の亢進、CRPの陽性など、炎症性の変化が見られます。X線写真で関節軟骨や半月板《はんげつばん》に付着しているカルシウム（石灰化像）が認められますが、骨の破壊像は見られません。関節液検査をして、ピロリン酸カルシウムの結晶が確認できれば、診断に非常に有効です。尿酸塩結晶の形状は細長い針状ですが、ピロリン酸カルシウムの結晶は菱形《ひし》をしています。

■治療法

痛風のように、尿酸をコントロールするような管理治療は行われず、特に痛みなどの症状がなければ治療の必要はありません。急性期の発作に対しては、非ステロイド性の消炎鎮痛薬を使用した対症療法で痛みをやわらげます。

また、症状に応じて、副腎皮質ステロイドやヒアルロン酸を関節内に注入します。発熱などの全身症状がある場合は、副腎皮質ステロイドの内服を行うこともあります。

症状が慢性化した場合にも、同様に非ステロイド性抗炎症薬の内服や関節内への注射が行われます。変形性関節症を合併していることが多いため、生活習慣の改善やリハビリテーションなども行います。

症状が強い場合は、関節鏡で関節内を洗浄したり、人工膝《ひざ》関節置換《ちかん》術などを行うこともあります。

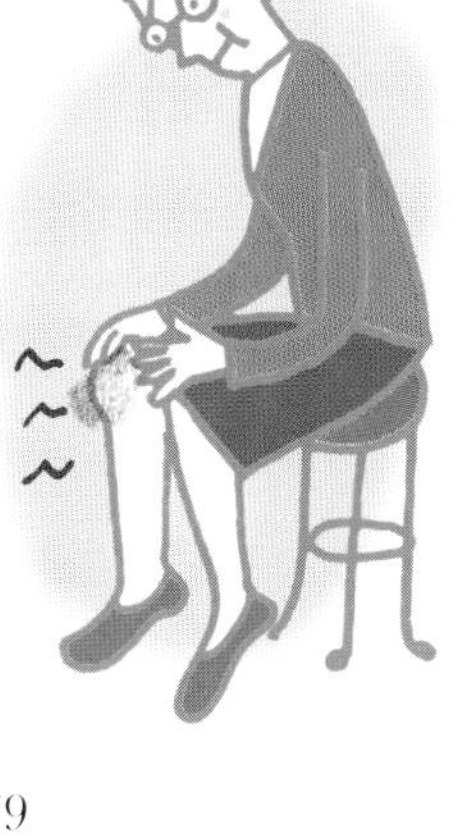

関節リウマチ

Point
▼比較的女性に多い自己免疫疾患。20～40歳代で多く発症する
▼いくつかの関節が同時に、または次々と痛み、左右対称に痛むことも
▼まれに痛風と関節リウマチを併発することがあるので、要注意

■どんな病気か

関節リウマチは、**膠原病《こうげんびょう》といわれる自己免疫《めんえき》疾患の一つ**です。関節の内面をおおっている滑膜《かつまく》に炎症が起こる病気で、進行すると、軟骨や骨が変形したり、破壊されます。

比較的女性に多い病気で、20～40歳代でもっとも多く発症します。

■原因は何か

根本的な原因は不明ですが、遺伝、女性ホルモン、ウイルス感染、薬物・化学物質、ストレスなど、いくつものリスク因子が複雑にからみ合って発症すると考えられています。

自己免疫疾患とは、本来、体外から侵入してきた細菌やウイルス、異物などを撃退する免疫システムが、自分自身を異物と誤認して攻撃してしまうために発症する病気です。

この免疫の異常が滑膜炎を引き起こし、関節を破壊していくのですが、その中心的な役割を演じているのが、サイトカインという物質であることが最近の研究でわかってきました。

サイトカインとは、もともと免疫にかかわる物質で、体を守る働きをしていますが、関節リウマチでは、ある種の炎症性のサイトカインが異常に増えて、関節の痛みやはれを引き起こし、ひどくなると骨や軟骨を破壊してしまいます。

■どんな症状か

主な症状は、関節の痛みやはれ、可動域《かどういき》制限（動かせる範囲がせばまる）などです。

また、痛風のように結節《けっせつ》（リウマトイド結節）ができることがあります。

貧血や倦怠《けんたい》感、疲労感、微熱、体

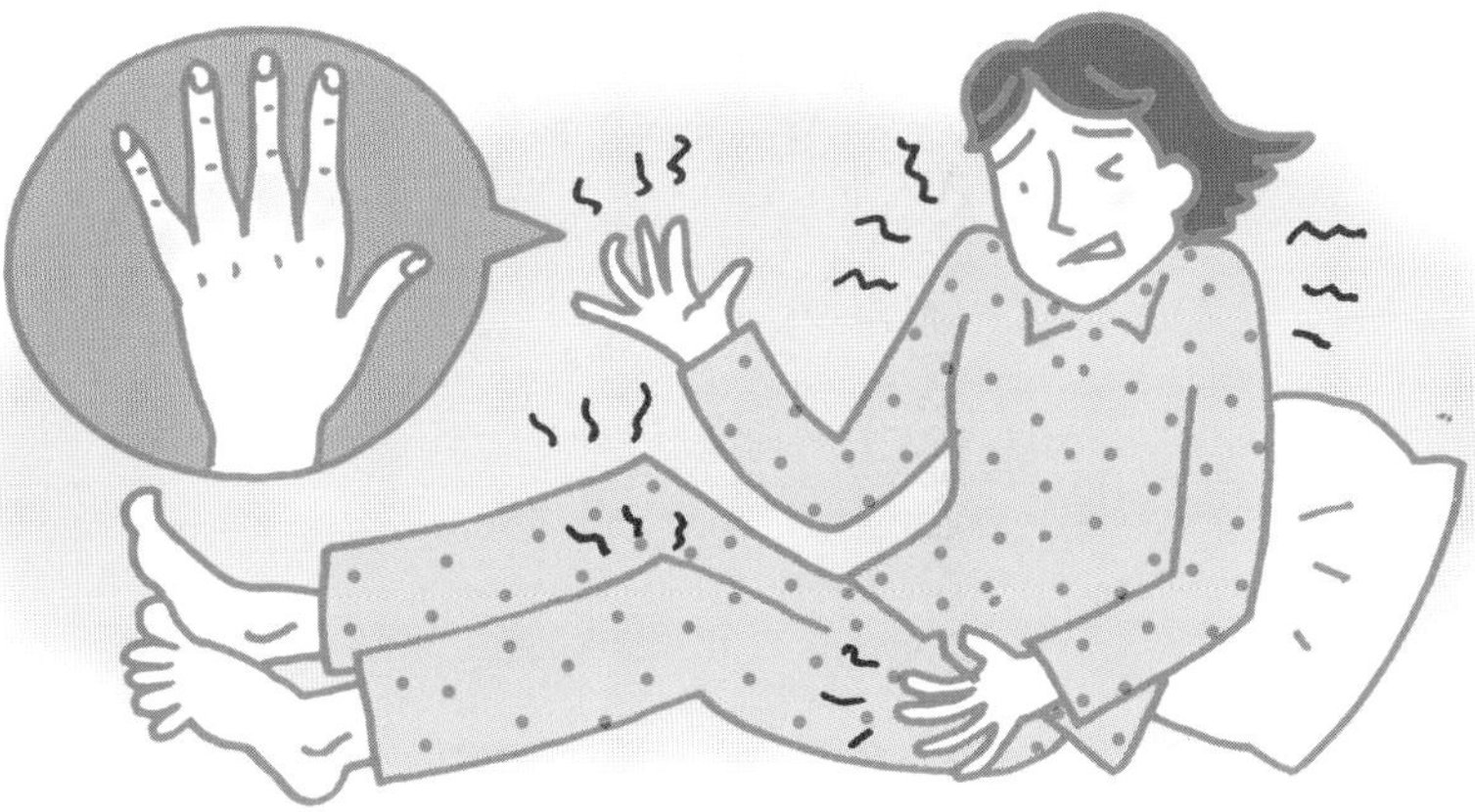

重減少、食欲不振など、痛風には見られない全身症状もあります。

■痛風と関節リウマチの違い

●痛風は圧倒的に男性に多い病気ですが、関節リウマチの男女比は1：4で、比較的女性に多い病気です。

●痛風発作は、主に1カ所の関節に激しい痛みがあらわれますが、関節リウマチでは2カ所以上の関節が同時に、または次々に痛み出します。また、痛みが左右対称の関節に起こることもよくあります。痛風は左右対称に痛むことはありません。

●痛風発作は、足の親指のつけ根など、足のひざから下に起こることが多いのに対し、関節リウマチでは、手首や手指、ひじ、肩など上肢《じょうし》に比較的多くあらわれます。

●痛風発作は、ある日突然激痛に襲われますが、関節リウマチの痛みはじわじわと進行して、やがて全身に

MEMO

膠原病

膠原病は、一つの病気をさす名前ではなく、共通の特徴を持つ病気が集まった「グループの総称」です。グループには、関節リウマチのほか、全身性エリテマトーデス（SLE）、強皮《きょうひ》症、多発性筋炎《きんえん》・皮膚筋炎、シェーグレン症候群などがあります。

膠原病グループに共通の特徴は、①細胞と細胞の間の結合組織や血管がおかされる「結合組織疾患」である、②免疫システムが自分自身を異物として攻撃してしまう「自己免疫疾患」である、③特徴的な痛みの症状がある「リウマチ性疾患」である、などです。以前は、「膠原病になると、関節の障害が進んで歩けなくなる」「内臓の病変が重くなり、命にもかかわる」といったイメージがありましたが、最近は検査技術も進み、よい治療薬も開発されています。

広がって慢性化します。

●血液検査を行うと、痛風では尿酸値が異常に上昇しますが、関節リウマチでは、患者の70～80％がリウマトイド因子（リウマチ因子）の検査で陽性になります（リウマトイド因子は、免疫にかかわる抗体たんぱくが変性したものに対する自己抗体）。

ただし、痛風でも次のような例外的な症状があるので、注意が必要です。

●痛風でも、まれに同時に複数の関節で発作が起こることがあります。

●痛風でも、手首などの上半身の関節が痛むことがあります。

●尿酸値がそれほど高くないときでも、痛風の発作が起こることがあります。

■検査と診断

関節リウマチでは、発病して1～2年で関節の変形がはじまるといわれます。

いったん破壊された関節をもとに戻すことはほとんど不可能なので、関節破壊が進む前の関節炎の段階で、なるべく早く診断して治療することが大切です。

検査では、X線、MRI、CTなどの画像検査や血液検査などを行います。最近は、**抗CCP抗体検査**が可能となり、これが陽性に出れば、高い確率で関節リウマチと診断できます（抗CCP抗体は、炎症を起こした滑膜にあるシトルリン化ペプチドというたんぱく質に対する自己抗体で、関節リウマチの人の70～80％がこの抗体を持っているとされます）。

■治療法

関節リウマチの治療には、

①病気の進行を抑え、症状をやわらげる「薬物療法」

②痛みをやわらげ、失われた機能を回復させる「手術療法」

③関節を保護し、機能を維持する「リハビリテーション療法」

④患者さん自身が病気を理解し、日常生活を管理しながら治療に取り組む「基礎療法」

という4つの柱があります。

この4本柱の中心となるのは、抗リウマチ薬などを用いた薬物療法です。

中でも、**生物学的製剤**（バイオ製剤）は、破壊された関節の修復が期待できる画期的な薬です。

症状が進み、関節が破壊されてしまった場合には、関節の機能を回復させるための「滑膜切除術」や「人工関節置換《ちかん》術」といった手術を検討します。

また、リハビリテーションは、骨や筋肉の働きを低下させないためにも、また、生活の質（QOL）を維持するためにも、初期の段階から行うことが大切です。

■痛風と関節リウマチが併発したとき

非常にまれですが、痛風と関節リウマチが併発する場合があります。

関節に発作が起こったときに、痛風ではなく関節リウマチと診断するのは次のような場合です。

●血液検査で、リウマトイド因子や抗CCP抗体が陽性と出た場合。

●X線検査で、関節の骨と骨の間が狭くなって見えたり、「骨《こつ》びらん」（骨の表面が虫食い状に穴があいたようになった状態）や「強直《きょうちょく》」（骨と骨がくっついた状態）、「ムチランス変形」（骨がとけて骨と骨が離れた状態）などが確認できるとき。

■関節リウマチと痛風の違い

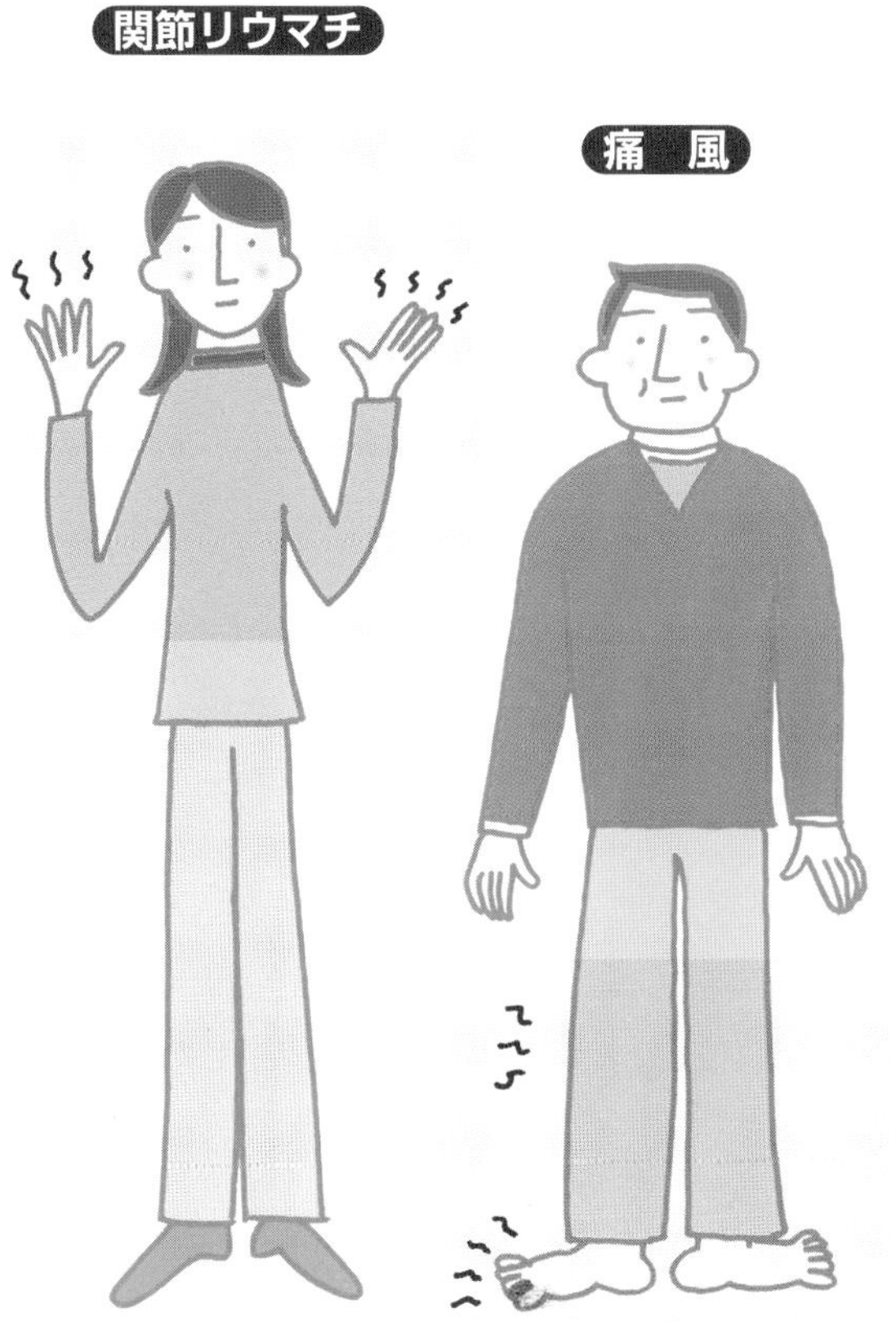

関節リウマチ

①比較的女性に多い病気
②2カ所以上の関節が同時に、または次々に痛み出す。また、痛みが左右対称の関節に起こることもよくある
③手首や手指、ひじ、肩、ひざなど、上《じょう》肢《し》が痛むことが多い
④痛みがじわじわと進行して、やがて全身に広がって慢性化する

痛風

①圧倒的に男性に多い病気
②主に1カ所の関節に激しい痛みがあらわれる。左右対称に痛むことはない
③足の親指のつけ根など、足のひざから下が痛むことが多い
④ある日突然激痛に襲われる

変形性関節症

Point

- ▼関節が変形し、炎症を起こす病気。女性に多く、老化が原因
- ▼痛みは痛風発作ほど激しくなく、はれもない
- ▼治療は、薬で痛みを抑え、関節のまわりの筋肉をきたえる

■どんな病気か

関節が変形して炎症を起こす変形性関節症は、ひざ、腰椎《ようつい》、股《こ》関節などに起こります。関節が痛む場合は、痛風とまちがわれやすい病気の一つです。変形性関節症の中でも、ひざの関節が変形する変形性膝関節症がもっとも多く、「年をとって膝が痛い」という場合、ほとんどがこの病気です。

変形性膝関節症は**女性に多く見られ**（男女比1：4）、ほとんどが、内反《ないはん》型、すなわちO脚状の変形をともない、病気が進むにつれて内側の関節面の軟骨がすり減っていきます。

■原因は何か

主な原因は老化ですが、まだわからない点もあります。年をとると、関節の骨をおおう軟骨の水分が減少し、すり減ってきます。軟骨には、クッションと潤滑油の役割がありますが、これがすり減ると、骨と骨が直接接触したり、なめらかに動かなくなって、痛みが生じます。

また、ハードな運動を行うスポーツ選手や、重いものを動かしたりかついだりする職業の人にもよく見られます。さらに、肥満の人も、ひざに負担がかかるので、関節が変形しやすくなります。

■どんな症状か

ひざや足のつけ根（股関節）、ひじ、肩などの関節に痛み、はれ、違和感（引っかかり感）などがあります。

ひざの場合の典型的な症状は、長距離歩行時の痛みからはじまって、正座ができない、立ち上がりやしゃがみ込み、階段昇降がつらい、歩行もだんだんつらくなってくる、とい

ったものです。一方で、安静時の痛みは少ないのがふつうです。ときに水がたまることもありますが、何カ月もつづくことはありません。

　進行してくると、O脚状の変形が強くなり、ひざは慢性的にはれて大きく見え、曲げのばしの角度が徐々に悪くなってきます。

■痛風と変形性関節症のちがい

●変形性関節症の痛みは、痛風発作ほど激しいものではなく、赤くはれ上がることもありません。ただし、痛風と違って、痛みが自然におさまることはありません。

●変形性関節症は、立ち上がって歩いたり、関節を動かすと痛みますが、安静にしていれば痛みません。痛風発作は、安静にしていても激しい痛みはおさまりません。

●痛風発作は一定期間で痛みが消失しますが、変形性関節症の場合は、関節を動かせばいつでも痛み、痛みはじわじわと強くなっていきます。

●変形性関節症は、X線検査を行うと、骨の変形が見られます。痛風は、多くの場合X線検査では異常が認められません。

■治療法

　すり減った関節の軟骨は、残念ながら元に戻ることはありません。したがって、変形性関節症の治療は、できるだけ痛みを取り、関節のまわりの筋肉を強化して関節を保護したり、関節の骨を修復することを目標にして行われます。関節の破壊度が高い場合には、手術を行うこともあります。変形性関節症の治療には次のようなものがあります。

①炎症をしずめ、痛みを抑える薬物療法…多く用いられるのは、抗炎症鎮痛薬です。抗炎症鎮痛薬には、内服薬、外用薬（塗り薬・貼り薬）、坐《ざ》薬の3つのタイプがあります。直接、関節内に軟骨を保護する薬（ヒアルロン酸など）を注射する方法もあります。

②関節の周囲の筋肉を強化する運動療法…関節に負担のかからないように関節の周囲の筋肉をきたえ、関節を保護し、関節の動きをよくします。

③変形した関節の骨を矯《きょう》正《せい》する手術療法…軟骨が摩《ま》耗《もう》して、骨と骨がこすれ合っていびつに減ったり、骨が変形したような場合には、その部分を削って矯正します（高《こう》位《い》脛《けい》骨《こつ》骨切り術）。関節の変形が進んで破壊されたときには、人工関節にすることもあります（人工関節置換術）。人工関節置換術は、長期成績も良好で、手術後のリハビリテーションも早く進むので、年々手術件数が増えていきます

　ほかには、温《おん》熱《ねつ》療法などもあります。

外反母趾

Point

▼足の親指の関節が内側に変形する病気で、圧倒的に女性に多い
▼先のとがったハイヒールなどを長期間はきつづけることで起こる
▼保存療法と手術療法がある。保存療法は、靴選び、体操、装具など

■どんな病気か

外反母趾《がいはんぼし》は、足の親指（母趾）に特徴的な変形が起こる病気です。

健康な足の場合、親指のつけ根にある中足骨《ちゅうそくこつ》と、その上の基節骨《きせつこつ》はほぼまっすぐにつながっていますが、外反母趾になると、2つの骨の間の中足趾節《ちゅうそくしせつ》関節の部分で「く」の字に曲がった状態になります（右側の親指の場合。左側の親指の場合は逆「く」の字に曲がる）。このように、足の親指が、体の外側、つまり小指側に反《そ》るので、外反母趾といいます。

外反母趾は、**圧倒的に女性に多い**病気です。

■原因は何か

先のとがったきゅうくつなハイヒールなどを長期間はきつづけることによって、親指の関節が圧迫されて起こります。

特に中年期以降では、体重の増加と筋力の低下が起こりやすく、こうした変形を助長します。

■どんな症状か

痛風と同じように、足の親指のつけ根が痛みます。

関節の変形や痛みがそれほど激しくなく、日常生活に支障がない場合は問題ありませんが、変形がひどくなると、靴ずれなどで炎症が起き、患部が赤くはれて激しく痛むことがあります。この症状が痛風と似ているので、痛風とまちがうことがありますが、整形外科などでみてもらえば、尿酸値の検査やX線検査などで容易に判別できます。

■痛風と外反母趾の違い

また、外反母趾は、以下のような

点で痛風とは異なります。

●痛風の発作は、何の前触れもなく突然起きますが、外反母趾の変形は長い間少しずつ進行するため、急に痛むということはありません。

●外反母趾は、靴をはいて歩くと患部がこすれて激しく痛みますが、痛風発作は安静にしていても痛みはおさまりません。

■検査と診断

医師は、視診《ししん》で外反母趾と診断できますが、変形の程度は、荷重をかけたときの足のX線写真で計測をして判定します。

■治療法

治療法としては、保存療法と手術療法があります。また、痛みが激しい場合には、湿布をしたり、非ステロイド抗炎症薬による薬物治療を行います。

外反母趾の保存療法には、靴選び、体操、装具などがあります。靴は、指先の自由がきいて、ヒールの高さが5㎝以内の靴を選ぶようにします。装具には、親指と隣の指の間に入れる矯正具《きょうせいぐ》（趾開排装具《しかいはいそうぐ》）、足底板《そくていばん》によるアーチサポートなどがあります。

また、外反母趾になると、筋力が低下するので、足の筋力強化を行い、進行を防止します。

痛みが強い場合や、関節の変形が強いときは、手術で矯正する必要があります。

■外反母趾（右足の場合）

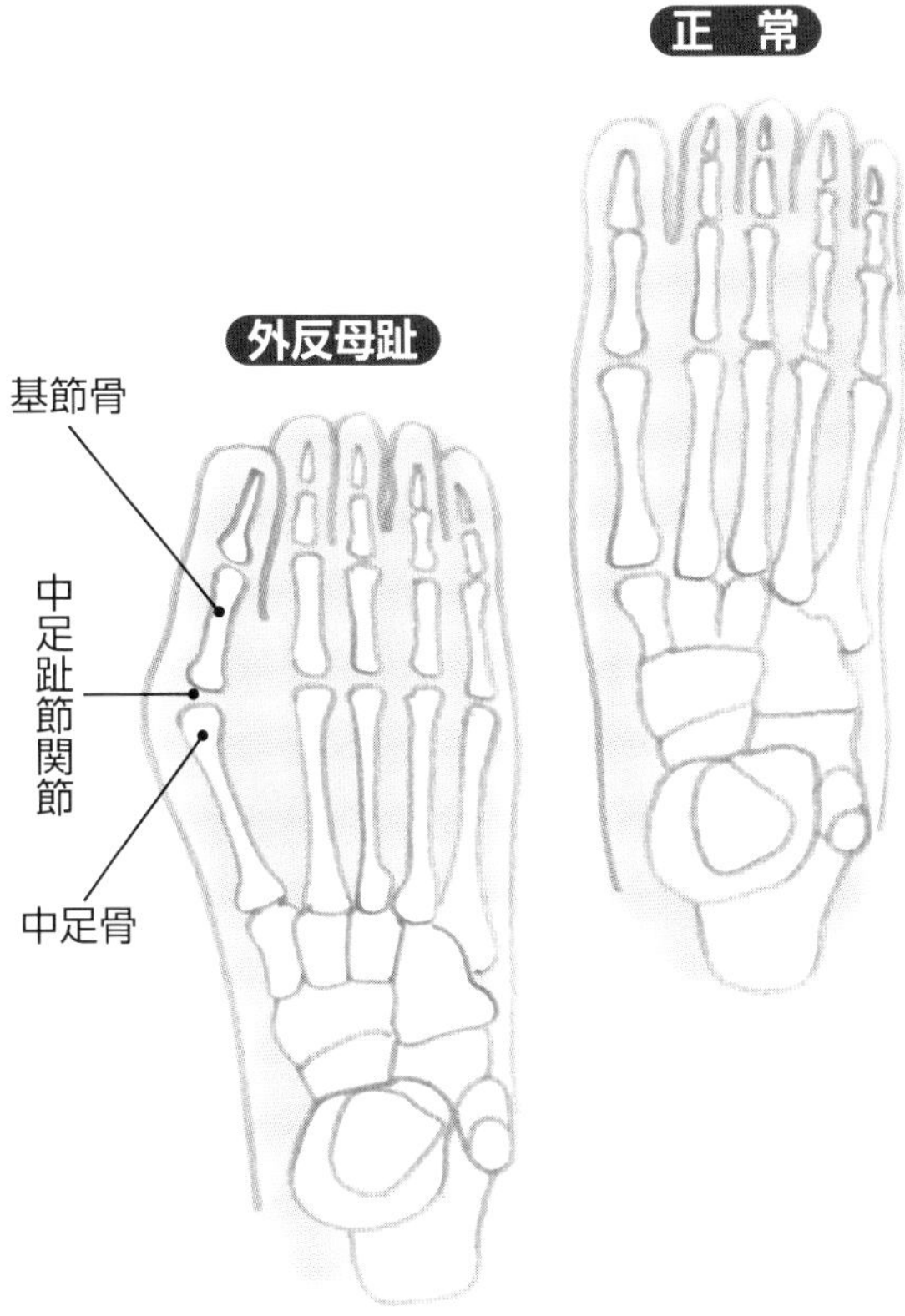

塩基性リン酸カルシウム結晶沈着症

Point

- ▼カルシウムの結晶が関節にたまり、炎症を起こす病気
- ▼主に高齢の女性に多いが、若い女性にも見られる
- ▼治療は、炎症を抑える非ステロイド抗炎症薬を使う

関節にカルシウムの結晶がたまる病気

塩基《えんき》性リン酸カルシウム結晶沈着症は、その名の通り、関節にカルシウムの結晶がたまって炎症を起こす病気です。重症化すると、関節が破壊されることもあります。

塩基性リン酸カルシウム結晶沈着症には、アパタイト関節炎、石灰化関節周囲炎、石灰沈着性腱板炎《けんばんえん》などがあります。アパタイトとは燐灰石《りんかいせき》のことで、リン酸塩鉱物の総称です。人間の体の約4％を構成する無機物のうち、大部分を占めるのがアパタイトです。

主に高齢の女性に多い病気ですが、若い女性にも見られます。発症場所としては肩関節が多く、しばしばひざ関節にも見られます。ほとんどの場合は1カ所の関節だけに起こりますが、まれに3カ所以上の関節に同時に起こることがあります。

症状は、無症状のことが多いのですが、患部が赤くはれ、熱を持って激しく痛む場合もあります。痛みは2日から4週間ほどつづくことがあるので、足に発症した場合などは、痛風発作とまちがうことがあります。ただし、痛風と違って、男性には少ない病気です。

治療は、炎症を抑えるために、非ステロイド抗炎症薬による薬物治療を行います。

患部にたまった結晶は自然に解消する場合もありますが、薬で消滅させたり、手術で取り除くこともあります。

胃潰瘍《かいよう》の治療によく使われるH2ブロッカーという薬には、石灰（カルシウム結晶）をとかす作用があるものがあります。

その他のまちがわれやすい病気

Point
- ▼「回帰性リウマチ」は、発作性に関節炎をくり返す比較的まれな病気
- ▼「爪周囲炎」「蜂窩織炎」「化膿性関節炎」は細菌が入って化膿する病気
- ▼蜂窩織炎が関節の近くに起きると、化膿性関節炎との鑑別がむずかしくなる

●回帰性リウマチ

リウマチという名前がつきますが、「関節リウマチ」とは異なる病気です。回帰性《かいきせい》リウマチは、**発作性に関節炎をくり返す病気**で、主な症状は、関節の痛みやはれで、多くの場合、患部に発赤《ほっせき》をともないます。通常、炎症は数日から1週間で自然におさまります。また、発作時以外には、まったく症状はありません。関節の変形も認められません。

日本では、20~50歳代の男女に同じ程度に見られる病気です。原因はよくわかっていません。

好発部位は、手指関節、手関節、ひじ関節、肩関節、足関節、ひざ関節などで、まれに股《こ》関節にも起こります。

単関節炎をくり返す場合が多いのですが、2~3カ所に同時に関節炎が起こる場合もあります。

誘因として、激しい運動や飲酒などのあとに起こることもありますが、誘因がなく起こることもあります。

夕方から夜半にかけて、痛みが強くなることがよくあります。

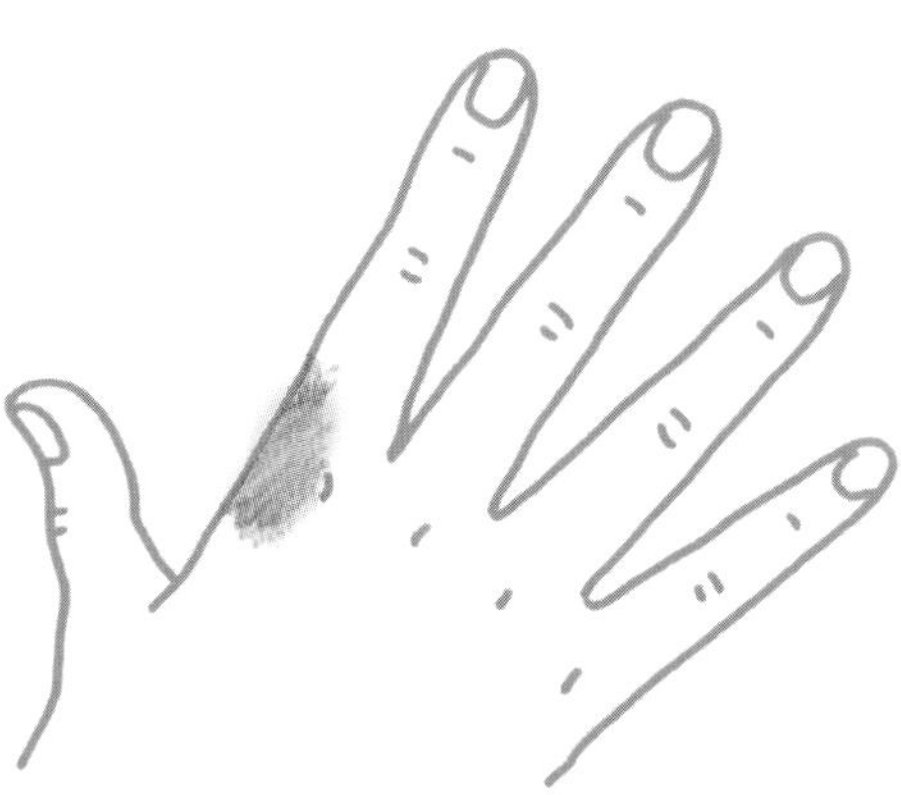

回帰性リウマチは発作時にだけ関節が赤くはれて痛む

また、前兆として、関節が痛む前に違和感を感じることが多いようです。

治療は、非ステロイド抗炎症薬、抗リウマチ薬などが使われます。

回帰性リウマチは、ほかの病気との鑑別がきちんとなされれば、治療は比較的単純で、予後《よご》も一部を除いて悪くありません。

●関節リウマチとの見分け方

関節リウマチでは、多発性の関節炎が認められることが多いので、発作性の関節炎をくり返す回帰性リウマチとの鑑別は比較的容易です。

また、発作時にだけ関節が赤くはれて痛み、発作がないときには症状がまったくなければ、この病気が疑われます。さらに、血液検査でリウマチでは認められる「リウマトイド因子」は、回帰性リウマチの場合は見られません。

ただし、回帰性リウマチの症状が関節リウマチの初発症状である場合があり、特に女性の場合は、関節リウマチへの移行の可能性も念頭において経過観察する必要があります

●爪周囲炎

爪の周囲から細菌が入って炎症が起こり、化膿《かのう》する病気です。深爪《ふかづめ》や爪の周囲の傷などが原因となります。

主な症状は、爪周囲の発赤、はれ、激しい痛み（疼痛《とうつう》）で、圧迫すると爪の下からうみが出ます。ときにかなり大きな血うみ（膿疱《のうほう》）ができることもあります。

治療としては、抗菌薬の全身投与と局所療法（膿疱の切開、排膿《はいのう》を含む）が行われます。

●蜂窩織炎

蜂窩織炎《ほうかしきえん》（蜂巣炎《ほうそうえん》ともいいます）は、爪周囲炎と同じように、小さな傷から細菌が入って化膿する感染症です。皮膚の深い層から皮下《ひか》脂肪組織にかけて、急速に、水平に感染が広がります。

主として黄色《おうしょく》ブドウ球菌によりますが、化膿連鎖《れんさ》球菌などほかの細菌によって起こることもあります。

症状としては、広い範囲が赤く、かたくなってはれ、熱感をともなった痛みがあります。下肢《かし》（特にひざから足首まで）にもっともよく発症します。熱が出て、寒気・頭痛・関節痛をともなうこともあります。時間がたつと、化膿した皮膚が破れて、うみや傷んだ皮膚組織が流れ出て、深い潰瘍ができることもあります。

痛みやはれなどの症状が痛風と似ていますが、「尿酸値が高くない」「全身的に炎症の症状が強い」「抗生物質が効く」「感染ルートの傷口がある」といった点で痛風と鑑別でき

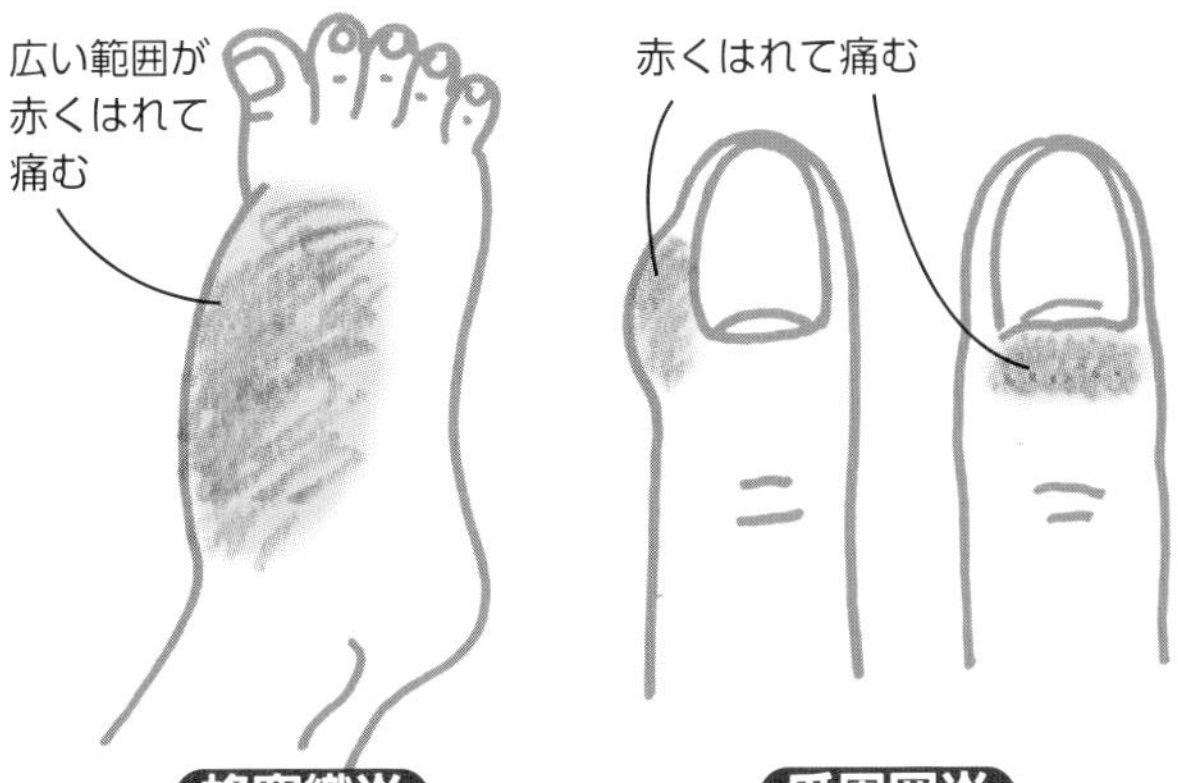

蜂窩織炎　　爪周囲炎

ます。

治療は、まず、赤くはれて熱感のある部分を安静に保ち、冷やします。適切な抗菌薬の内服、あるいは点滴静注が必要になる場合もあるので、なるべく早く医療機関を受診したほうがよいでしょう。

蜂窩織炎が、関節の周囲に起きた場合には、次の化膿性関節炎との鑑別がむずかしくなります。

●化膿性関節炎

ブドウ球菌や結核菌、大腸菌などの細菌が、何らかの原因で関節内に流れ込み、関節が化膿する病気です。

炎症を起こした関節が激しく痛み、赤くはれて熱を持ちます。足の親指のつけ根や足首、ひざなどが炎症を起こすと、急激な痛みのために痛風発作との見きわめがむずかしい場合があります。その場合は、関節液を採取して、細菌の有無を調べれば、ほぼ確実に鑑別できます。

なお、蜂窩織炎が関節の上の組織に起きた場合は、関節穿刺《せんし》は禁忌《きんき》となるので、注意が必要です。

MEMO

リウマトイド因子

リウマトイド因子（RF）は、自分の関節成分を攻撃してしまう自己抗体の一つで、関節リウマチや、ほかの膠原病などの自己免疫疾患の人に見られるたんぱく質の一種です。

回帰性リウマチの場合は、通常、このリウマトイド因子が発見されませんが、回帰性リウマチの患者さんの約3分の1にリウマトイド因子が見られるという報告もあり、注意が必要です。

関節痛があり、リウマトイド因子が陽性、抗CCP抗体（自己抗体の一つ）が陽性であれば、将来的に80%以上の確率で関節リウマチに移行する可能性があるともいわれます。

リウマトイド因子が20以上になると陽性と判定されますが、健常な人でも5%の人は陽性です。

「神経痛」や「水虫」なども痛風とまちがわれることがある

関節の病気にもいろいろある

関節が痛む病気には、痛風のほかにも、関節リウマチ、変形性関節症などいろいろあります。また、神経痛も、突発的に激しい痛みが起こるので、発症部位が関節周辺だった場合には、痛風とまちがうことがあります。

神経痛とは、特定の末梢《まっしょう》神経に、針で刺されたような、あるいは焼けつくような強い痛みが突発的に生じる状態をいいます。痛みは、数秒から数分、不規則な間隔でくり返し起こりますが、痛風のように、痛みが何日もつづくことはありません。神経痛は、秋から冬の寒い時期によく起こります。

神経痛には、症状のあらわれ方や場所によって、三叉《さんさ》神経痛、舌咽《ぜついん》神経痛、後頭《こうとう》神経痛、肋間《ろっかん》神経痛、坐《ざ》骨《こつ》神経痛などがあります。

神経痛は、通常、神経の異常はなく、何らかの刺激因子が加わるために痛みが起こると考えられていますが、はっきりしたことはわかっていません。

ただし、神経痛は、痛風のように、患部が赤くはれたり熱を持ったりすることはないので、痛風の痛みとは区別できます。

また、神経痛は関節リウマチとも似たような痛みですが、関節リウマチのように、関節の炎症や変形などは起こりません。

水虫で足の指がはれることもある

足の指がはれてきたような場合、疑われる病気には、痛風のほかに、爪《つめ》周囲炎、蜂窩織炎《ほうかしきえん》（90ページ参照）などがあります。

また、足の指の爪にできた水虫（爪白癬《はくせん》・爪水虫）が原因で指がはれてきた場合も、痛風とかんちがいすることがあります。

ただし、爪周囲炎や蜂窩織炎は、爪の周囲がはれますが、痛風は指の関節が痛んだりはれたりするだけで、爪の周辺には変化がないので、痛みやはれのある部位を注意深く観察すれば区別できます。

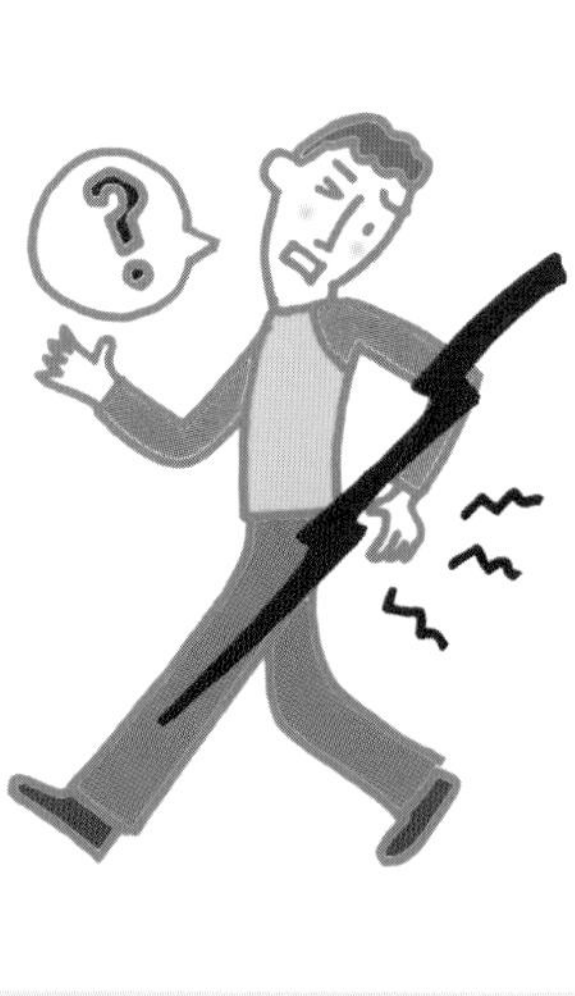

第5章

痛風と合併して起こりやすい病気

危険な「メタボリックドミノ」とは？

Point

- ▼尿酸値が高い状態がつづくと、メタボリックシンドロームをまねく
- ▼ドミノ倒しのように病気が引き起こされるおそろしい「メタボリックドミノ」
- ▼1枚目のドミノ「肥満」を倒さないためには、生活習慣の改善が不可欠

自覚症状がなくても病気は進行する

痛風（高尿酸血症）になった人は、激痛をともなう痛風発作ばかりに目が行きがちですが、実は痛風で本当にこわいのは、尿酸値が高い状態がつづくことで引き起こされる合併症です。

尿酸値が高い状態がつづいても、すぐには自覚症状はあらわれません（無症候性高尿酸血症）。しかし、自覚症状がなくても、放置すれば、病気はひそかに進行し、過剰な尿酸はやがて関節だけでなく、ほかの臓器にまで深刻な影響をおよぼしていきます。

動脈硬化とメタボリックシンドローム

厚生労働省の人口動態統計（2017年）によると、日本人の3大死因は「がん」「心疾患」「脳血管疾患」で、この上位3疾患で全死亡数の50％以上を占めます。

その中の心疾患と脳血管疾患をあわせた循環器病を引き起こす最大の原因は、**動脈硬化**です。

統計によると、日本では、動脈硬化性疾患（大血管症・大血管障害）による死因は30％以上になると推測されています。

動脈硬化のリスク因子としてはコレステロールがよく知られていますが、最近の研究では、肥満（特に内臓のまわりに脂肪がついた内臓脂肪型肥満）がさまざまな生活習慣病を引き起こし、それらの重なりが動脈硬化を起こすことがわかってきました。そのキーワードとなるのが「**メタボリックシンドローム**（メタボリック症候群）」です。

メタボリックとは、英語で「代《たい》謝《しゃ》」という意味です。メタボリックシンドロームは、糖質や脂質が正常に代謝されないことによって、内臓のまわりに脂肪がたまり、その結果、さまざまな生活習慣病や命にかかわる重大な病気を引き起こしやすくなっている状態をいいます。

これまで、生活習慣病に対しては、動脈硬化症、高血圧症、糖尿病、脂質異常症など、それぞれの病気を単独でとらえ、その症状を改善する治療が主流でした。それに対し、メタボリックシンドロームは、生活習慣病となる背景に、食べすぎや飲みすぎ、運動不足などによる肥満（特に内臓脂肪型肥満）が原因で代謝異常が起こる、という共通の事項があることに注目し、生活習慣病の考え方と治療法を整理しなおすという考えから生まれた病名なのです。

国立健康・栄養研究所の調査では、日本のメタボリックシンドロームの患者さん（40～74歳）は、予備軍を含め約１４２５万人と推定されています（２０１５年度）。

一度倒れ出したら止まらない「メタボリックドミノ」

メタボリックシンドロームのこわいところは、肥満、高血圧症、糖尿病、脂質異常症などの一つ一つの程度は軽くても、それらが合併することで、動脈硬化を急速に進行させてしまうことです。その結果、最終的には、脳梗塞や脳出血、心筋梗塞、狭心症などを引き起こす危険性が高くなります。疫学調査研究では、メタボリックシンドロームは、脳梗塞のリスクを男性で3・4倍、女性で2・2倍に上昇させることが明らかになっています。

さらに、メタボリックシンドロームのやっかいなところは、内臓脂肪

MEMO

メタボリックシンドロームの診断基準（2005年策定）

メタボリックシンドロームの診断には、内臓脂肪の蓄積が必須条件です。それに加えて、血糖、血清脂質、血圧のうち、2つ以上が基準値を超えていることが条件となります。

具体的には、まず、腹囲《ふくい》（おへその高さのウエスト周囲径）が、男性で85cm以上、女性で90cm以上あることが必須項目です。それに加えて次の3つの検査値のうち2項目以上に該当すると、メタボリックシンドロームと診断されます。

①中性脂肪値が１５０mg／dL以上、かつ（または）ＨＤＬコレステロール値が40mg／dL未満
②血圧が、収縮期（最大）血圧が１３０mmHg以上、かつ（または）拡張期（最小）血圧が85mmHg以上
③空腹時血糖値が１１０mg／dL以上

による肥満以外には、ほとんど自覚症状がないことです。

たとえば、動脈硬化症は、症状が出ないまま、長年かかって静かに進んでいきます。

動脈硬化が進むと、比較的早い段階で、腎臓が障害されます。このような腎臓の障害は「**慢性腎臓病**（CKD）」と呼ばれ、動脈硬化症のリスク因子として注目されています。

腎臓はレニンというホルモンの分泌を調整して血圧をコントロールしていますが、腎臓の障害が進むと、血圧のコントロールがうまくいかなくなり、その結果、血圧が上昇します。

つまり、腎機能の低下が血圧の上昇をまねき、それが腎機能のさらなる低下をまねく、という悪循環となり、それが動脈硬化をいっそう進行させてしまいます。その結果、心筋梗塞や脳卒中などの重大な病気を引き起こす危険性が高くなるのです。

このように、肥満（内臓脂肪型肥満）から、メタボリックシンドロームが進行することで、高血圧症や糖尿病、動脈硬化、慢性腎臓病などさまざまな生活習慣病が、まるでドミノ倒しのように襲ってくる現象を、最近は「メタボリックドミノ」という概念でとらえています（伊藤裕・慶應義塾大学医学部教授）。つまり、1枚目のドミノ（コマ）が倒れると、次々とドミノが倒れるようにさまざまな病気が引き起こされ、そして、最終列に並んだ、脳卒中、心不全、腎不全などの命にかかわる重篤な生活習慣病に到達してしまうという考え方です。

高尿酸血症の人の死因のトップは心臓病

メタボリックドミノの中には、もちろん、高尿酸血症も含まれています。もともと高尿酸血症の人は、肥満、高血圧症、脂質異常症、糖尿病（耐糖能異常）などを合併しやすいとされていますが、こうした生活習慣病の連鎖が、痛風や高尿酸血症の状態をさらに悪化させるだけでなく、血管の状態をも悪化させ、動脈硬化性疾患を起こしやすくしています。

実際に、高尿酸血症の人の約8割はほかの生活習慣病を合併しており、高尿酸血症の人の死亡原因の第1位は心筋梗塞などの心臓病、第2位が脳卒中、と動脈硬化性疾患がトップを占めています。

メタボリックシンドロームの「マーカー」としての尿酸値

メタボリックドミノの入り口は、食べすぎや飲みすぎ、運動不足、強いストレスなどによる生活習慣の乱れです。この乱れが内臓脂肪型肥満をまねき、肥満は次の病気を引き起こすのですが、ドミノのコマが1つ倒れると、コマは次々に末広がりに倒れていき、そうなるともうドミノ倒しをストップさせるのは困難です。

そうならないためにも、まず**「肥満」という最初のコマを倒さないことが何よりも大切**です。それには、生活習慣の改善が不可欠です。もし肥満になってしまったら、生活習慣の改善に加え、肥満を正常に戻す努力をすることが必要です。

いわゆる「メタボ」の改善なくして尿酸値の改善はなく、尿酸値の改善なくして「メタボ」の改善はありません。「ただの痛風」とあなどることなく、こわいメタボリックドミノを引き起こさないためにも、尿酸値が上がらない生活を心がけることが大切です。

また、最近は、尿酸値がメタボリックシンドロームのマーカー（指標・目印）として注目されています。というのも、尿酸値の変化が、メタボリックシンドロームより早く起こってくることから、尿酸値の上昇がメタボリックシンドロームの兆候を示す早期のサインとして有用だと考えられているからです。

■ メタボリックドミノ

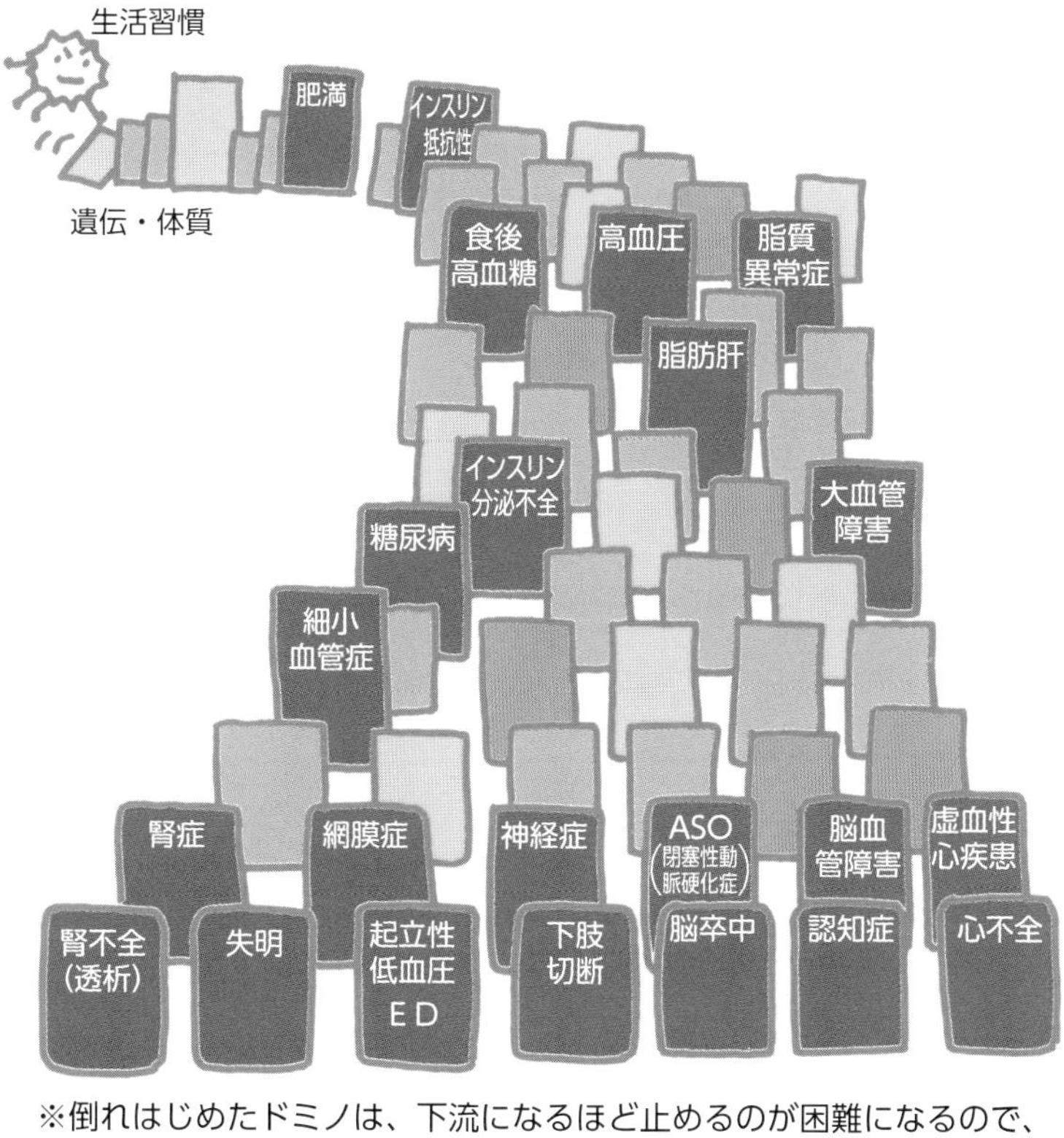

※倒れはじめたドミノは、下流になるほど止めるのが困難になるので、できるだけ上流で流れを止めることが大切

（慶應義塾大学医学部内科学教授・伊藤裕）

腎障害・痛風腎・腎不全

Point
- ▼腎臓は「がまん強い」臓器なので、症状が出たときには障害が進んでいる
- ▼動脈硬化を併発すると腎硬化症となり、さらに腎障害が進む
- ▼腎機能が低下すると、痛風の通常の薬物治療がむずかしくなる

痛風の合併症でもっとも起こりやすい病気

痛風の合併症でいちばん起こりやすく、また命にかかわる病気が腎臓病です。

腎臓は、体内の有害物質や老廃物《ろうはいぶつ》を体外に排泄し、体内の水分の量を調節するといった大切な役割を持った臓器です。

体内でできた老廃物などは血液によって腎臓に運ばれ、尿とともに排泄されるため、腎臓は毛細血管のかたまりのようになっています。

血液中の尿酸は、その毛細血管のかたまりである糸球体《しきゅうたい》という部分で濾過《ろか》され、一部が尿細管で再吸収されながら、尿とともに尿路を通って体外に排泄されます。

高尿酸血症になると、尿中の尿酸濃度が高くなり、それにともなって、尿酸塩結晶ができやすくなります。腎臓は尿酸を濾過するので、尿酸塩結晶が増えると、腎臓の組織にも結晶が沈着し、炎症（間質性《かんしつせい》腎炎）を起こして腎機能の低下をまねきます。

このような状態を「痛風腎《じん》」といいますが、最近ではあまり見られません。

腎臓の働きが60％以下に低下すると、「**慢性腎臓病**（CKD）」と呼ばれるようになります。慢性腎臓病となって、尿酸のコントロールがうまくいかなくなると、腎機能はますます低下し、最悪の場合は「腎不全《じんふぜん》」となって、透析《とうせき》治療が必要となります。

ただし、腎臓はとてもがまん強い臓器なので、腎不全はかなり進行してからでないと症状があらわれません。そのため、何の症状もないまま、ゆっくりとダメージが進行し、むく

みなどの症状があらわれたときには、腎障害はすでに回復できない段階にまで達していることが少なくありません。

　また、痛風のほかに、糖尿病や高血圧症などの病気を併発していると、腎細動脈が動脈硬化を起こして腎硬化症になり、その結果さらに腎障害が進むといった悪循環におちいってしまいます

　さらに、これとは逆に、腎臓に機能障害が起こると、高血圧症や動脈硬化、脳や心臓の血管障害が引き起こされることがあります。

　このように、痛風をはじめとした生活習慣病は、お互いに影響しあって症状を悪化させるので、痛風になったときには、腎障害や糖尿病、高血圧症などの合併症を防ぐ治療がきわめて大切となります。

基本的な治療方針

　痛風（高尿酸血症）の人が、血液検査や尿検査で腎機能が低下していることがわかった場合は、通常の痛風（高尿酸血症）の治療を進めることがむずかしくなります。特に、痛風発作があったときに使われる非ステロイド抗炎症薬（NSAID《エヌセイド》）は、腎臓の血液量を減らしてしまう副作用があるため、服用できない場合があります。

　また、腎機能検査で腎臓の機能が大きく低下している場合は、尿酸排泄促進薬のプロベネシド（商品名：ベネシッド）などは、効果が下がるために使うことができません。

　さらにそれ以下に腎機能が低下した場合では、強いベンズブロマロン（商品名：ユリノーム）でも効かなくなります。

　尿酸生成抑制薬のアロプリノール（商品名：ザイロリック）は腎機能が低下していても使うことができますが、骨髄抑制（血球減少症状や再生不良性貧血）や皮膚過敏反応、肝機能障害などの副作用が出やすくなるので、減量が必要です。腎機能低下がある場合は、フェブキソスタットかトピロキソスタットを用いたほうが安心です。ただし、腎障害の程度によって、尿酸生成抑制薬は量を加減する必要があります。

　腎不全を起こしている場合などは、尿酸生成抑制薬の重篤《じゅうとく》な副作用の頻度が高いことが報告されています。

　また、薬物療法とあわせて尿路《にょうろ》管理を行うことも必要です。

　尿酸が結晶化し、沈着しないように、尿のpH《ペーハー》を6・0〜7・0の弱酸性に保つほか、水分をたくさんとって脱水を予防するなどの対策も重要です。

尿路結石

Point

- 日本では痛風患者の10〜20%に尿路結石が合併する
- 尿路結石は激しい痛み（疝痛発作）をともなう。発作は夜間や早朝に多い
- 尿路結石を防ぐ治療と、すでにある結石を取り除く手術療法がある

痛風でできる結石は尿酸結石

痛風になると、腎臓に送られる尿酸の量が増えるので、腎臓に尿酸の結晶ができやすくなります。この尿酸の結晶が大きくなったものが結石《けっせき》で、結石が尿路にできたものを「尿路《にょうろ》結石」といいます。

尿路結石の種類にはいくつかあります。主成分が尿酸のものを「尿酸結石」といい、主成分がシュウ酸カルシウムやリン酸などの結石を「**カルシウム結石**」といいます。痛風（高尿酸血症）では両方の結石ができやすくなります。

また、**尿路結石のほとんどは、腎臓結石（腎結石）と尿管結石**です。

日本では、痛風患者さんの10〜20%に尿路結石が合併するとされています。さらに、痛風患者さんの20%は、痛風発作の起きる前に尿路結石を経験しているといわれます。

尿路結石の症状と原因

尿路結石の症状としては、突然、背中から脇腹にかけて激しい痛み（疝痛《せんつう》発作）が生じます。冷や汗が出たり、嘔吐《おうと》する場合もあります。

疝痛発作は夜間や早朝に起きることが多く、通常、3〜4時間持続します。中には腎盂腎炎を併発し、38〜40度の高熱を発する場合もあります。下部尿管にできた結石の場合は、同時に膀胱《ぼうこう》刺激症状をともなうことも多く、頻尿《ひんにょう》、残尿《ざんにょう》感が起こります。また、結石が動いて尿管を傷つけると血尿《けつにょう》になることもあります。

痛みは間隔をおいて何度も起こることが多いのですが、このような発作がおさまると、ウソのように痛み

■尿路結石ができやすい場所

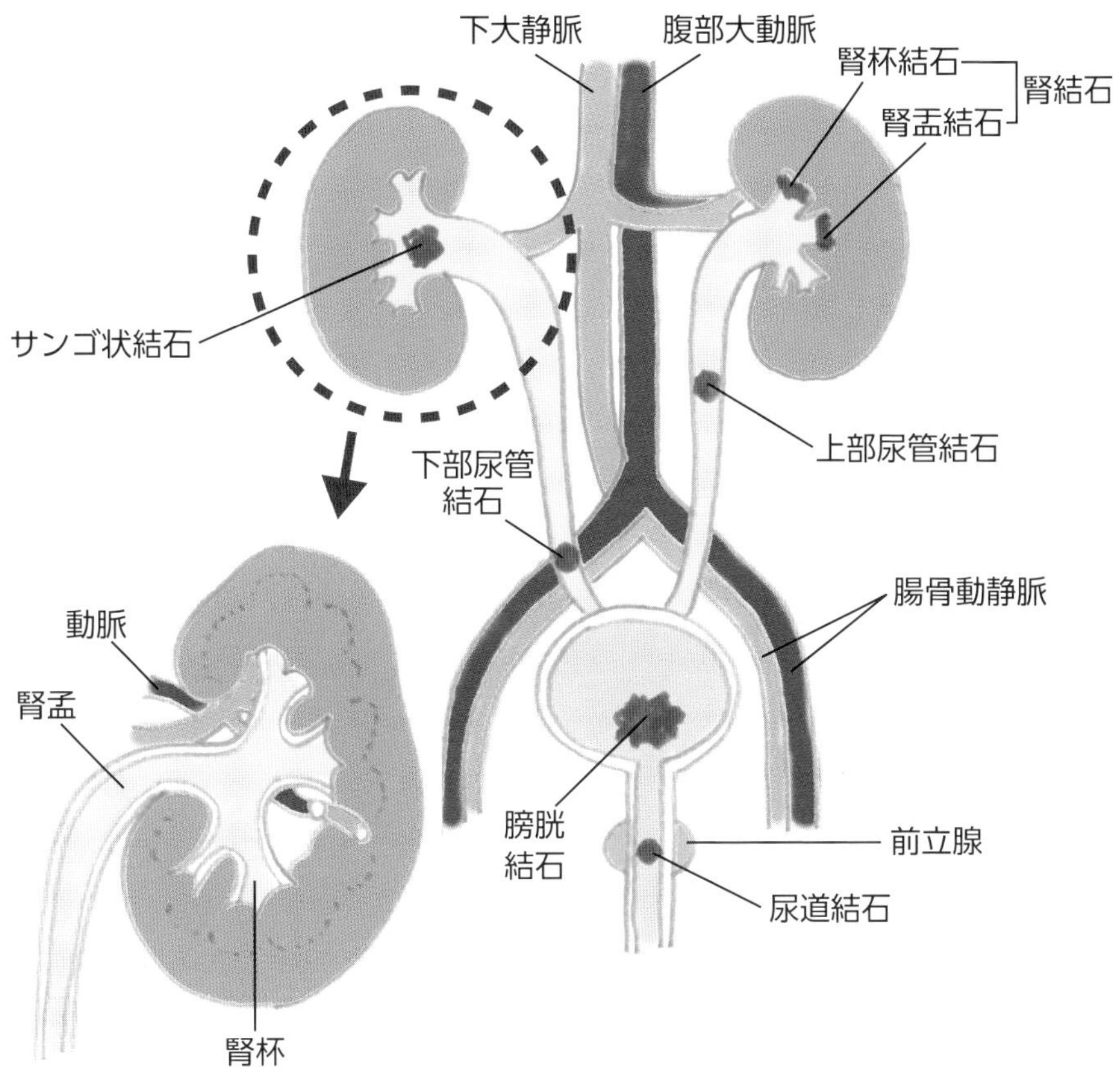

はなくなります。

痛風（高尿酸血症）の人が結石を誘発しやすい原因としては、尿量の減少や水分補給の不足、尿中尿酸排泄量の増加、酸性尿などが考えられます。尿の酸性度が高いと、尿酸が尿にとけにくくなるため、尿酸の結晶ができ、それが核となってさまざまな結石ができやすくなるのです。

尿路結石を予防する治療

尿路結石の治療としては、尿路結石ができるのをいかに防ぐか、すでにある尿路結石をどのように治療するか、の2つに分けられます。

尿酸が主成分の尿酸結石ができる要因としては、①尿量の低下あるいは水分の摂取不足、②尿中尿酸排泄量の増加、③酸性尿の存在、などがあげられます。これに、食事でのプリン体過剰摂取が加わると、尿路結石ができるリスクはさらに高まります。

①の「尿量の低下あるいは水分の摂取不足」の対策としては、1日に2～2・5L程度の水分を摂取し、尿量を1日に2L以上確保することを目標とします。ただし、アルコールや糖分やプリン体を多く含むものは避けなければなりません。

②の「尿中尿酸排泄量の増加」には、尿酸生成抑制薬（アロプリノールもしくはフェブキソスタット）を用いた治療を行います。尿酸排泄促進薬は、かえって尿酸結石の形成を促進するので、尿路結石を合併しているケースでは原則として使いません。

③の酸性尿の改善のためには、尿をアルカリ化するクエン酸製剤（クエン酸カリウム・クエン酸ナトリウム水和物）を中心に用いて、尿の酸性度をpH6・0～7・0に維持することを目標とします。ただし、クエン酸製剤はカリウムを含むため、血清カリウム値には常に留意する必要があります。

酸性尿改善薬を使って、尿酸結石を予防することを「**尿路管理**」といいます。

すでにある尿路結石の治療

既存の尿路結石の治療法としては、泌尿器科での体外衝撃波結石破砕《はさい》術（ESWL）や、経皮《けいひ》的腎・尿管砕《さい》石《せき》術（PNL）、経尿道的尿管砕石術（TUL）などの内視鏡的治療が第一選択です。

体外衝撃波結石破砕術は、体の外から衝撃波発生装置という装置で発生させた超音波をあてて体内の結石を砕く治療法です。手術時間は結石の大きさにもよりますが、約1時間ほどです。麻酔をかけずに治療することもできますが、麻酔をして無痛状態で治療することも可能です。

経皮的腎・尿管砕石術は、細い専用の管（カテーテル）を背中側の皮膚から腎臓に差し込み、この管を通じて結石を超音波やレーザーで砕いて取り出す方法です。

経尿道的尿管砕石術は、同じように専用の管を尿道から膀胱を通して直接尿管に挿入し、結石を超音波やレーザーで砕いて取り出す方法です。

なお、何らかの理由で以上の内視鏡的治療ができない場合には、尿アルカリ薬や尿酸生成抑制薬を使った「結石溶解《ようかい》療法」も選択肢となります。

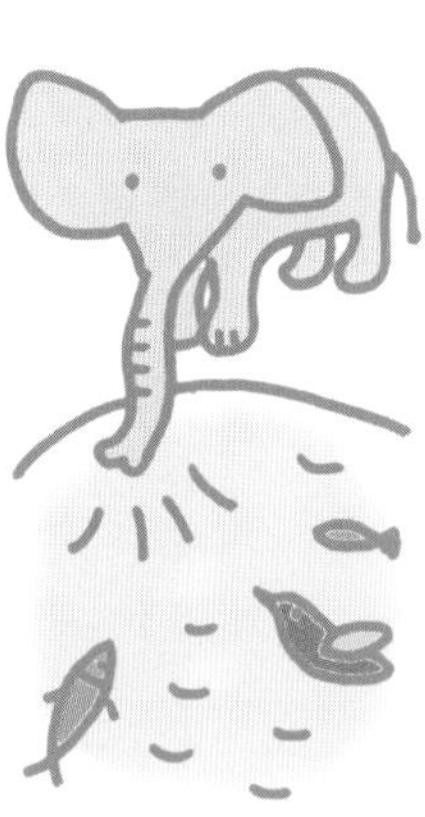

糖尿病（耐糖能異常）

Point

▼痛風も糖尿病も、ともに過食や運動不足が背景にある代謝異常症
▼痛風患者の20～50％に耐糖能異常が見られる
▼治療は食事療法と運動療法が中心。場合によってはインスリン療法も

痛風も糖尿病もともに代謝異常が原因

糖尿病も痛風も、ともに食べすぎや飲みすぎ、運動不足などが背景にある生活習慣病ですが、この2つの病気を合併する割合は、実際はそれほど高くはありません。ただし、痛風の患者さんで耐糖能異常《たいとうのう》（インスリンが分泌されていても、食後の血糖値が一定以上に高くなり、将来糖尿病になる可能性が高い状態。いわゆる糖尿病予備軍の状態）を有する頻度は高く、20～50％と報告されています。

糖尿病は、血糖を調節するインスリンというホルモンが不足するか、あるいはその働きが不十分なために、慢性的に高血糖状態がつづく病気です。

糖尿病には1型と2型がありますが、日本人に圧倒的に多いのは、食べすぎなどの生活習慣が原因でインスリンの効果が弱くなったり、分泌のタイミングが遅れることで発症する2型糖尿病です。

糖尿病が進行すると、細小血管の動脈硬化のために、網膜症《もうまく》、腎症、

MEMO

インスリンの働き

インスリンは膵臓《すいぞう》から分泌されるホルモンで、次のような重要な働きをしています。

①ブドウ糖を筋肉などの細胞にすみやかに取り込ませる。
②肝臓や筋肉でブドウ糖をグリコーゲンに変えて貯蔵する。
③脂肪組織でブドウ糖を中性脂肪として貯蔵する。
④肝臓でグリコーゲンがブドウ糖に分解されるのを抑制する。

神経障害が起きます。

また、大中血管動脈硬化のために、心筋梗塞、脳梗塞、糖尿病性壊疽《えそ》など、命にかかわる重篤な病気を引き起こします。

糖尿病と痛風は、病気の原因が異なりますが、ともに内臓脂肪型肥満がきっかけとなって代謝《たいしゃ》に異常をきたす病気です。

ある調査によれば、高尿酸血症がある人の6割以上にインスリン抵抗性（インスリンの効果が減弱《げんじゃく》している状態）が認められたといいます。また、尿酸値が高くなるほど、インスリン抵抗性が上がることもわかっています。

特に肥満の人は、内臓脂肪からインスリンの働きを阻害する物質（TNF－α〈サイトカイン〉など）が分泌されるために、インスリン抵抗性を起こしやすくなります。

インスリン抵抗性が原因で高インスリン血症となり、血液中のインスリンが多い状態がつづくと、腎臓の塩分排泄機能を低下させて高血圧の原因となるとともに、尿酸を排泄する機能も低下するので、高尿酸血症をまねきやすくなります。

また、血糖値がある程度以上高くなると、腎臓での尿酸の排泄が増えて、血清尿酸値は低下するようになります。

治療は食事療法と運動療法が中心

痛風（高尿酸血症）の人が糖尿病を合併させないためには、食事療法で脂肪の多い食品を避け、摂取エネルギーをコントロールして体重を減らし、糖の代謝異常を起こさないようにすることが大切です。

食事療法の基本は、次の3つです（第7章参照）。

- ●適正なエネルギー量を摂取する
- ●栄養バランスのよい食事をする
- ●規則的な食事習慣を守る

また、食事療法と並んで、運動療法（126ページ参照）は糖尿病治療の両輪です。

運動療法には、次のような、血糖のコントロールを良好にすることにつながる多くの効果が期待できます。

- ●肥満が解消する
- ●ブドウ糖の消費量が増える
- ●インスリンの働きがよくなる
- ●細胞のインスリン受容体が増える
- ●筋肉の量が増える
- ●中性脂肪が減る
- ●善玉のコレステロールが増える
- ●血液の循環がよくなる
- ●心肺機能がアップする
- ●ストレス解消につながる

運動療法は、体に負担のかからない軽い運動からはじめ、体力に応じてウオーキングや体操、水泳などの有酸素運動を行うようにします。

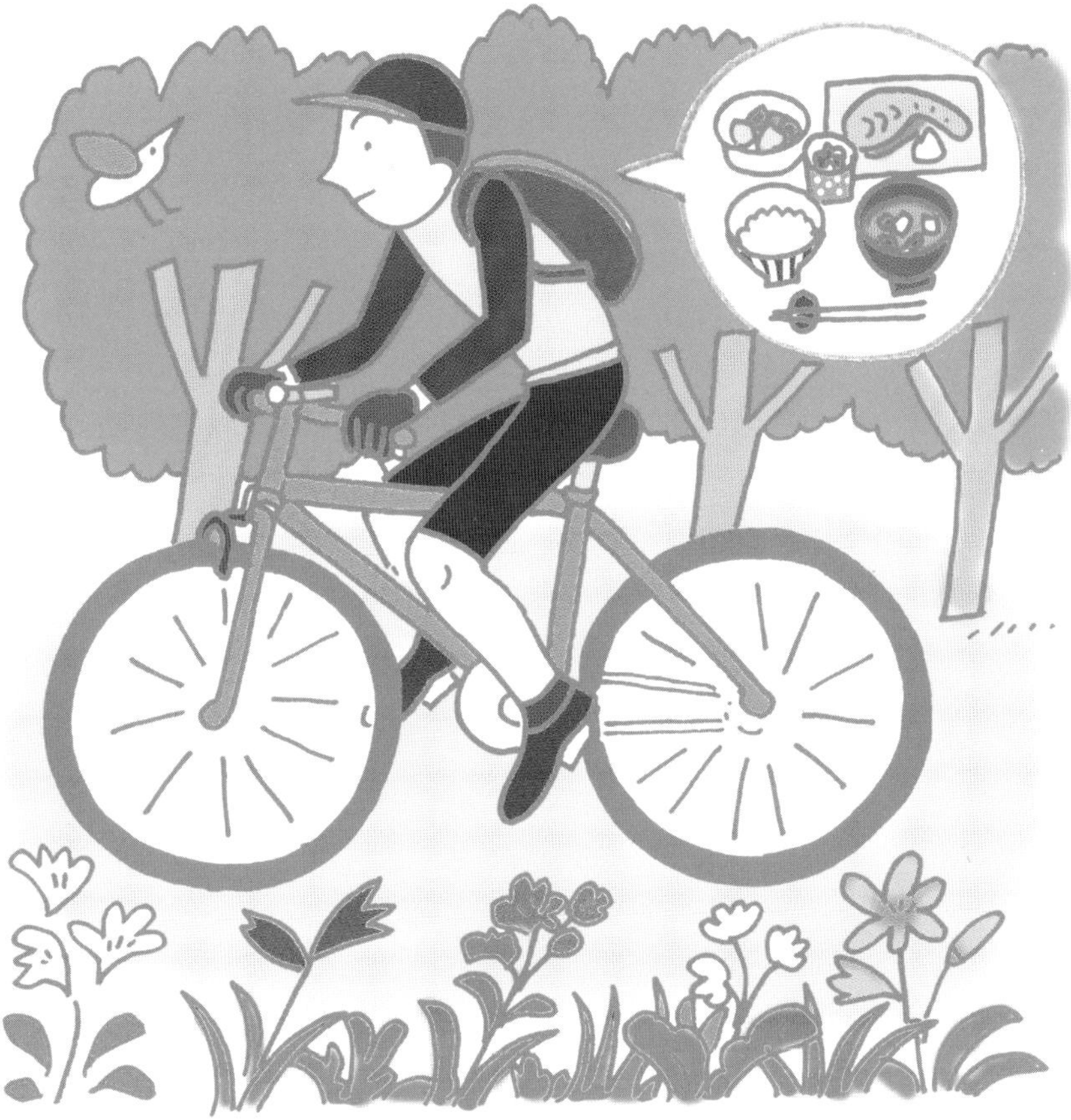

糖尿病（耐糖能異常）の治療は食事療法と運動療法が基本

　ただし、運動療法をはじめる前に、安全のために主治医のチェックを受けることが必要です。

　血糖コントロールがきわめて悪い場合や、虚血性心疾患の疑いがある場合、あるいはいちじるしい高血圧の場合などは、運動が制限されることもあります。

　食事療法と運動療法を行っても血糖コントロールがうまくできない場合は、薬物療法を行います。

　薬物療法には、口から服用する経《けい》口《こう》糖尿病薬による治療と、インスリンを注射で補うインスリン療法があります。

　ただし、薬物療法を行っても、食事療法や運動療法が糖尿病治療の基本であることには変わりありません。

肥満（内臓脂肪型肥満）

Point
▼内臓脂肪型肥満は多くの生活習慣病の原因やきっかけとなる
▼肥満になると、尿酸が増えるだけでなく、尿酸の排泄も低下する
▼無理なダイエットは禁物。１カ月に２kg前後の減量が目安

内臓脂肪型肥満が高尿酸血症をまねく

内臓脂肪型の肥満は、痛風（高尿酸血症）だけでなく、動脈硬化症、高血圧症、糖尿病（耐糖能異常）、脂質異常症、虚血性心疾患、脳血管障害など、**ほとんどの生活習慣病の原因やきっかけとなります。**

特に、尿酸値が高い人は、肥満の人に多いことがわかっています。また、男女の性別に関係なく、肥満度が高まるにつれて、高尿酸血症の頻度が高くなることも明らかです。

内臓脂肪型の肥満になると、脂肪細胞から遊離《ゆうり》脂肪酸（エネルギーとして使うために血中にとけ出した脂肪）が血液中に多量に放出されるようになります。肝臓に送られた遊離脂肪酸が代謝されるときに、中性脂肪の合成が活発になります。そのとき、尿酸をつくる働きもいっしょに促進されるために、内臓脂肪型の肥満になると尿酸値が高くなり、高尿酸血症を発症しやすくなると考えられています。

また、脂肪細胞は、中性脂肪を蓄積するだけでなく、さまざまな生理活性物質（サイトカイン）を分泌する内分泌器官としての機能も持っています。生理活性物質には多くの種類がありますが、総称して「アディポサイトカイン」あるいは「アディポカイン」といいます。これらの生理活性物質は、健康な状態であれば、それぞれ適量が分泌され、脂質や糖の代謝を円滑に進める働きをしています。しかし、内臓脂肪が増えすぎると、過剰に分泌されたり、少ししか分泌されなかったりして、生理活性物質のバランスがくずれます。そのため、高血糖や高血圧、脂質異常

が引き起こされ、メタボリックシンドロームの状態となります。そして、それがやがて動脈硬化を進行させてしまうと考えられています。

さらに、肥満になると尿酸の量が増えるだけでなく、尿酸の排泄が低下することもわかっています。これには、**インスリン抵抗性**（インスリンが効きにくい状態）が関係していると考えられています。インスリン抵抗性によって高インスリン血症になると、腎尿細管におけるナトリウム再吸収を増加させ、その結果、高血圧を引き起こします。そのとき同時に尿酸も再吸収されるので、尿酸の排泄低下が起こると考えられます。

■ BMI（肥満指数）の求め方

体重（kg）÷［身長（m）×身長（m）］＝BMI

BMIと肥満度

BMI	判定
18.5未満	低体重
18.5～24.9	ふつう
25.0～29.9	肥満１度
30.0～34.9	肥満２度
35.0～39.9	肥満３度
40.0以上	肥満４度

←もっとも病気になりにくいのはBMI＝22です

（ただし、筋肉が多い人は、BMIが高くても肥満ではありません）

肥満解消が不可欠だが無理のない方法で

肥満と尿酸の因果関係については、まだはっきりわかっていませんが、ただ、肥満の人の血液検査をすると、尿酸値が高い人が多く、ダイエットをして体重を減らすと尿酸値も下がります。そのことからも、**肥満と尿酸値には深い関係がある**ことがわかります。

肥満になると尿酸値が上昇して痛風になるきっかけをつくり、さらに高血圧症や脂質異常症などの生活習慣病を引き起こす原因ともなるので、痛風の治療を効果的に進めるためには、肥満の解消は欠かせません。

ただし、肥満解消をあせるあまりに、急に激しい運動をしたり、無理なダイエットをすると、かえって尿酸を増加させ、痛風発作をまねくおそれがあるので、注意が必要です。

ダイエットの基本は、適度な運動と栄養バランスのとれた食事をしながら、徐々に行うことです。また、減量を行うときには、必ず主治医（管理栄養士）の意見をよく聞いて、医学的に安全で無理のない方法によって進めることも大切です。

一般的に、高度肥満例を除いては、1カ月に2kg前後の減量が目安です。

内臓脂肪型肥満かどうかは、通常、ウエストのサイズとBMI（肥満指数）で診断されます。日本人では、BMIが25以上で、ウエストサイズが男性85cm以上、女性90cm以上で内臓脂肪型肥満と判定されます。

脂質異常症（高脂血症）

Point
- ▼脂質異常症は動脈硬化の原因となり、こわい心筋梗塞などを起こすことも
- ▼痛風患者にはＨＤＬ（善玉）コレステロールが少ない人が多い
- ▼原因の8割以上は生活習慣が原因。特に食生活の改善が重要

病気の背景が痛風とよく似ている

脂質《ししつ》異常症（高脂血《こうしけつ》症）とは、血液中のコレステロールや中性脂肪などの脂質が増えすぎる病気で、血液検査で次の3つのうち1つでも該当していれば脂質異常症と診断されます。

①ＬＤＬコレステロール（悪玉《あくだま》コレステロール）の値が１４０㎎／dL以上…高ＬＤＬコレステロール血症

②ＨＤＬコレステロール（善玉《ぜんだま》コレステロール）の値が40㎎／dL未満…低ＨＤＬコレステロール血症

③空腹時の中性脂肪の値が１５０㎎／dL以上…高トリグリセリド（中性脂肪）症

痛風（高尿酸血症）と脂質異常症の関係はまだよくわかっていませんが、ともに食べすぎや飲みすぎ、運動不足などの生活習慣が原因で起こる病気であることは共通しており、**痛風の患者さんの50～70％が脂質異常症を合併**しているといわれます。その中でも、高トリグリセリド（中性脂肪）症を合併している人が44・6％もいるとされます。逆に、高トリグリセリド血症の患者さんの82％に高尿酸血症が見られるとの報告もあります。

脂質異常症は動脈硬化をまねきやすい

血液中の脂質が異常に増えても、特に自覚症状はないため、放置してしまう人が少なくありません。その結果、増えすぎた脂質が血管内にたまり、動脈硬化をまねきます。動脈硬化が進行すると、心筋梗塞や脳梗塞などを起こし、命を失うことがあります。

特に、高LDLコレステロール血症は、心筋梗塞などの心臓病とのかかわりが深いといわれています。

また、HDLコレステロール（善玉コレステロール）には、血液中の余分なコレステロールを回収して肝臓に運び、動脈硬化を防ぐ働きがありますが、痛風の患者さんには、このHDLコレステロールが減少していることが多いこともわかっています。

したがって、心筋梗塞など命にかかわる重篤な病気にならないためにも、動脈硬化を未然に防ぐことが非常に大切です。

治療はガイドラインに沿って

痛風（高尿酸血症）に合併する脂質異常症の治療は、基本的に、尿酸の値を考慮することなく『動脈硬化性疾患予防ガイドライン』（日本動脈硬化学会編）に基づいて行います。

高トリグリセリド血症を合併している場合には、**フェノフィブラート（商品名：リピディル、トライコア）、ペマフィブラート（商品名：パルモディア）**のような尿酸値を低下させる作用をあわせ持つ脂質異常症治療薬が有効です。

脂質異常症の食事の基本

脂質異常症は、遺伝子異常やほかの病気にともなって引き起こされるものもありますが、8割以上は生活習慣が原因で発症します。

具体的には、過食、高脂肪食、運動不足などの不健康な生活習慣と、それによる肥満です。特に、脂質異常症を防ぐには、食生活を適正に保つことが大切です。脂質異常を防ぐ食事としては、主に次の7つがポイントとしてあげられます。

①偏《かたよ》らない、栄養バランスのよい食事をとる。
②摂取総エネルギー量を抑えて、適正な体重を保つ。
③飽和《ほうわ》脂肪酸（主に獣肉類の脂肪）1に対して不飽和脂肪酸（主に植物性脂肪や魚の脂）を1・5～2の割合でとる。
④ビタミンやミネラル、食物繊維をしっかり摂取する。
⑤魚・肉・大豆製品・卵など、良質なたんぱく質を毎食適量とる。
⑥高コレステロールの人は、コレステロールを多く含む食品を控える。
⑦中性脂肪値が高い人は、砂糖やくだものなどの糖質と、アルコールを減らす。また、ごはん、パン、めん類などの炭水化物を多くとりすぎない。

なお、脂質異常症の予防のためには、食事と並んで、適度な運動も不可欠です。

高血圧症

Point

- ▼痛風（高尿酸血症）と高血圧症はそれぞれ高頻度に合併する
- ▼高尿酸血症による腎機能低下も高血圧症の原因となる
- ▼降圧薬には尿酸値を上げてしまうものがあるので、要注意

痛風と高血圧症は高頻度に合併

最大血圧（収縮期血圧）が140mmHg以上、最小血圧（拡張期血圧）が90mmHg以上で、この両方、あるいは片方でも満たせば高血圧症と診断されます。

高血圧と尿酸との関係は明らかではありませんが、痛風（高尿酸血症）と高血圧症は、それぞれ高頻度に合併することが知られています。痛風の患者さんでは40％に、高尿酸血症の患者さんでは20％に高血圧症の合併があるとされています。

一方、高血圧症の患者さんには、未治療の場合で20～40％、降圧薬を投与されている場合で50～70％に高尿酸血症が合併することがわかっています。

また、痛風の患者さんには肥満の人が多く、この肥満が動脈硬化を進行させ、その結果、高血圧症を発症するという因果関係があります。

なぜ高血圧症を合併しやすいか

高血圧症と痛風の共通の原因の一つに、**食塩のとりすぎ**があります。

食塩の主成分は塩化ナトリウムで、食塩を過剰に摂取すると、ナトリウムが体内に増加します。

すると、体内のナトリウム濃度を一定に保つために、心臓から送り出される血液量が増えて、血圧が上昇します。

また、腎臓には、増えすぎたナトリウムを排泄するために過剰な負担がかかります。

しかし、痛風によって腎障害が起きると、腎臓からのナトリウムの排泄がうまく行われなくなり、その結

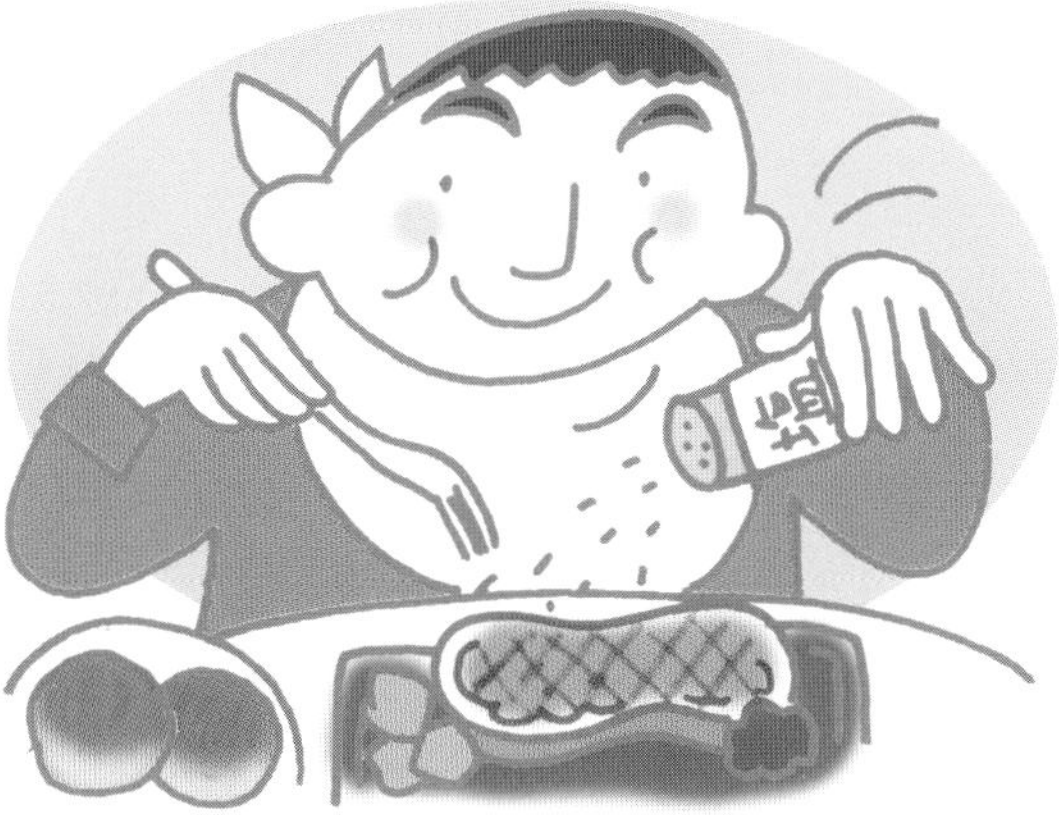

果、血圧が上昇し、高血圧症を発症します。

高血圧症合併の場合の治療の基本

高血圧症の患者さんで痛風（高尿酸血症）を併発していると、心筋梗塞や脳血管障害の発症率が高くなるというデータがあります。

このため、高血圧合併高尿酸血症の場合は、生活指導を行って、血清尿酸値の是正を目ざします。また、高血圧合併高尿酸血症の患者さんは、肥満やその他の生活習慣病（メタボリックシンドローム）を複数あわせ持っている人が多いので、カロリー摂取制限、持続的な運動習慣、プリン体の多い食事や飲酒(特にビール)の制限、といった生活習慣の改善が不可欠です。

食事面では、塩分の摂取を控えることも大切です。

薬物療法では、血清尿酸値が下がる降圧薬を服用しますが、血圧が正常範囲内におさまったあとも、一定の血圧を保つ「**血圧管理**」が重要です。

降圧薬は、できるだけ血清尿酸値に影響をおよぼさないか、あるいは血清尿酸値を低下させる降圧薬が使われます。そのため、血清尿酸値を上げてしまう降圧薬（サイアザイド系利尿薬やβ《ベータ》遮断《しゃだん》薬など）は用いられません。

使われる降圧薬は、1つは、**ロサルタンカリウム（商品名：ニューロタン）**や**イルベサルタン（商品名：イルベタン、アバプロ）**などです。これらの薬には、腎尿細管に存在する尿酸トランスポーター（URAT《ウラット》1）の作用を阻害することで、血清尿酸値を0・5〜1㎎／dL程度低下させる働きがあります。

もう1つは、血清尿酸値を軽度低

■ 降圧目標

	診察室血圧	家庭血圧
75歳未満の成人 脳血管障害患者(1) 冠動脈疾患患者 ＣＫＤ患者（たんぱく尿陽性） 糖尿病患者 抗血栓薬服用中	130/80 mmHg未満	125/75 mmHg未満
75歳以上の高齢者 脳血管障害患者(2) ＣＫＤ患者（たんぱく尿陰性）	140/90 mmHg未満	135/85 mmHg未満

ＣＫＤ：慢性腎臓病　(1)両側頸動脈狭窄や脳主幹動脈閉塞なし　(2)両側頸動脈狭窄や脳主幹動脈閉塞あり、または未評価
（日本高血圧学会高血圧治療ガイドライン作成委員会編『高血圧治療ガイドライン2019』より一部改変）

■ 降圧薬が血清尿酸値におよぼす影響

薬　名	影　響
ロサルタンカリウム（ARB）	下降
その他のＡＲＢ	不変
ＡＣＥ阻害薬	下降ないしは不変
カルシウム拮抗薬	下降ないしは不変
αメチルドーパ	不変
α１遮断薬	下降ないしは不変
β遮断薬	上昇
αβ遮断薬	上昇
ループ系利尿薬	上昇
サイアザイド系降圧利尿薬	上昇
ＡＲＢ／サイアザイド系降圧利尿薬合剤	上昇ないしは不変

ＡＲＢ：アンジオテンシンⅡ受容体拮抗薬　ＡＣＥ：アンジオテンシン変換酵素
（日本痛風・核酸代謝学会ガイドライン改訂委員会編『高尿酸血症・痛風の治療ガイドライン第２版〈2012年追補版〉』より一部改変）

下させるか影響をあたえない**カルシウム拮抗《きっこう》薬、α《アルファ》１遮断薬、ＡＣＥ阻害薬**などです。

尿酸降下薬

以上のような生活改善、また、尿酸代謝に影響をおよぼさない降圧薬を使っても、なお血清尿酸値が８・０mg／dL以上の場合は、尿酸降下薬の使用を検討します。その際に、どのような尿酸降下薬を使うかは、高尿酸血症の病型分類に基づいて決定し、血清尿酸値を６・０mg／dL以下に維持することを目標とします。

高血圧合併高尿酸血症の患者さんには尿酸排泄低下型が多いので、尿酸排泄促進薬の**ベンズブロマロン（商品名：ユリノーム）**が有効ですが、尿酸生成抑制薬の**アロプリノール（商品名：ザイロリック）**の少量併用も効果的です。同じ尿酸生成抑制薬の**フェブキソスタット（商品名：**

■高血圧を合併した高尿酸血症患者に対する治療方針

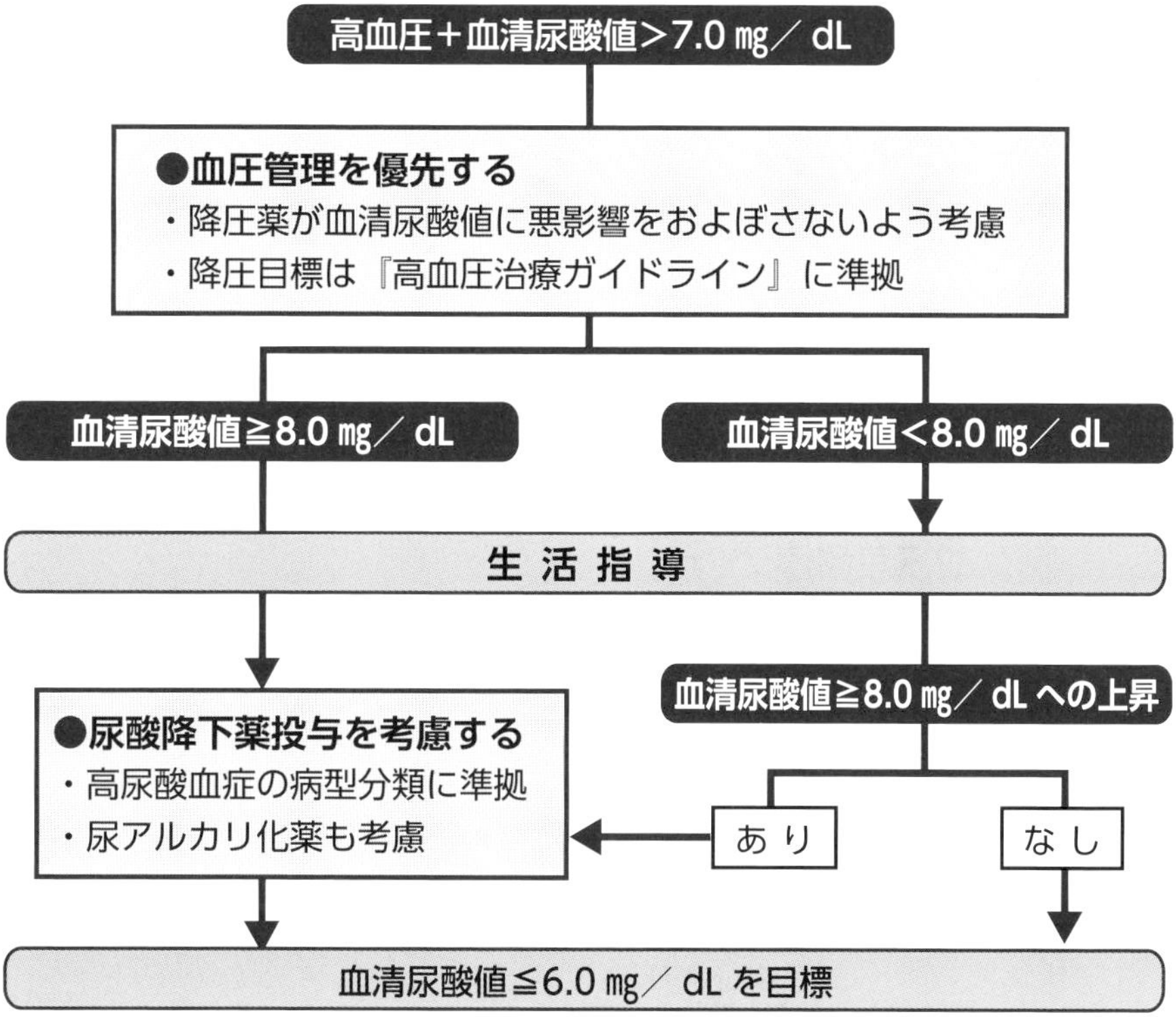

（日本痛風・核酸代謝学会ガイドライン改訂委員会編『高尿酸血症・痛風の治療ガイドライン第2版〈2012年追補版〉』より一部改変）

フェブリク）にも同様な効果が期待できます。

アロプリノールは、腎臓に障害のある人や高齢者などの場合は、用量を少なめにするなど慎重に用いる必要があります。

尿アルカリ化薬

また、高血圧合併高尿酸血症の患者さんは、尿が酸性に傾いていることが多いので、尿pH《ペーハー》の測定を行った上で、尿アルカリ化薬を使うことがあります。尿アルカリ化薬の**クエン酸カリウム・クエン酸ナトリウム水和物配合剤（商品名：ウラリット）**は重炭酸ナトリウム（重曹《じゅうそう》）よりもナトリウムの含有量が少ない一方、カリウムを含むため、血清カリウム値には十分に留意する必要があります。

動脈硬化症

Point
- ▼痛風に動脈硬化性疾患が合併すると予後が悪くなる
- ▼尿酸トランスポーター「URAT1」が動脈硬化に関与か
- ▼治療は、食生活、運動、喫煙などの生活習慣の改善が基本

メタボリックシンドロームが動脈硬化を加速させる

前にも述べましたが、日本人の3大死因である「がん」「心疾患」「脳血管疾患」のうち、心疾患と脳血管疾患の原因は動脈硬化です。

動脈硬化は、だれにでも起こる代表的な血管の老化現象の一つで、すでに10歳代から太い動脈に動脈硬化がはじまっているともいわれます。

また、加齢のほかにも、高血圧症、脂質異常症、糖尿病、喫煙、肥満、運動不足、強いストレスなど、動脈硬化を引き起こすたくさんのリスク因子があります。持っているリスク因子の数が多ければ多いほど、動脈硬化の進行が加速度的に速くなることが明らかになっています。

尿酸と動脈硬化の関係

かつては、痛風の患者さんが合併症で死亡する割合は、痛風腎《じん》による腎不全《じんふぜん》（尿毒《にょうどく》症）がいちばん多かったのですが（約40％）、最近は尿酸降下薬の導入で腎不全は減少し、一方、心疾患や脳血管疾患などの動脈硬化性疾患の比率が高まっています。

血清尿酸値と動脈硬化性疾患の因果関係については、まだはっきりとわかってはいませんが、痛風患者の予後に、動脈硬化性疾患の合併が大きく影響することは確かです。

高尿酸血症による血管障害のメカニズムとしては、尿酸塩結晶、尿酸トランスポーター「ＵＲＡＴ１《ウラット》」（19ページ参照）、酸化ストレスなどの関与が指摘されています。

●尿酸塩結晶…ＩｇＧ《アイジージー》（免疫グロブリンＧ。血液中にもっとも多く含まれる免疫グロブリン）と結合した尿

■ 高尿酸血症と生活習慣病の関係

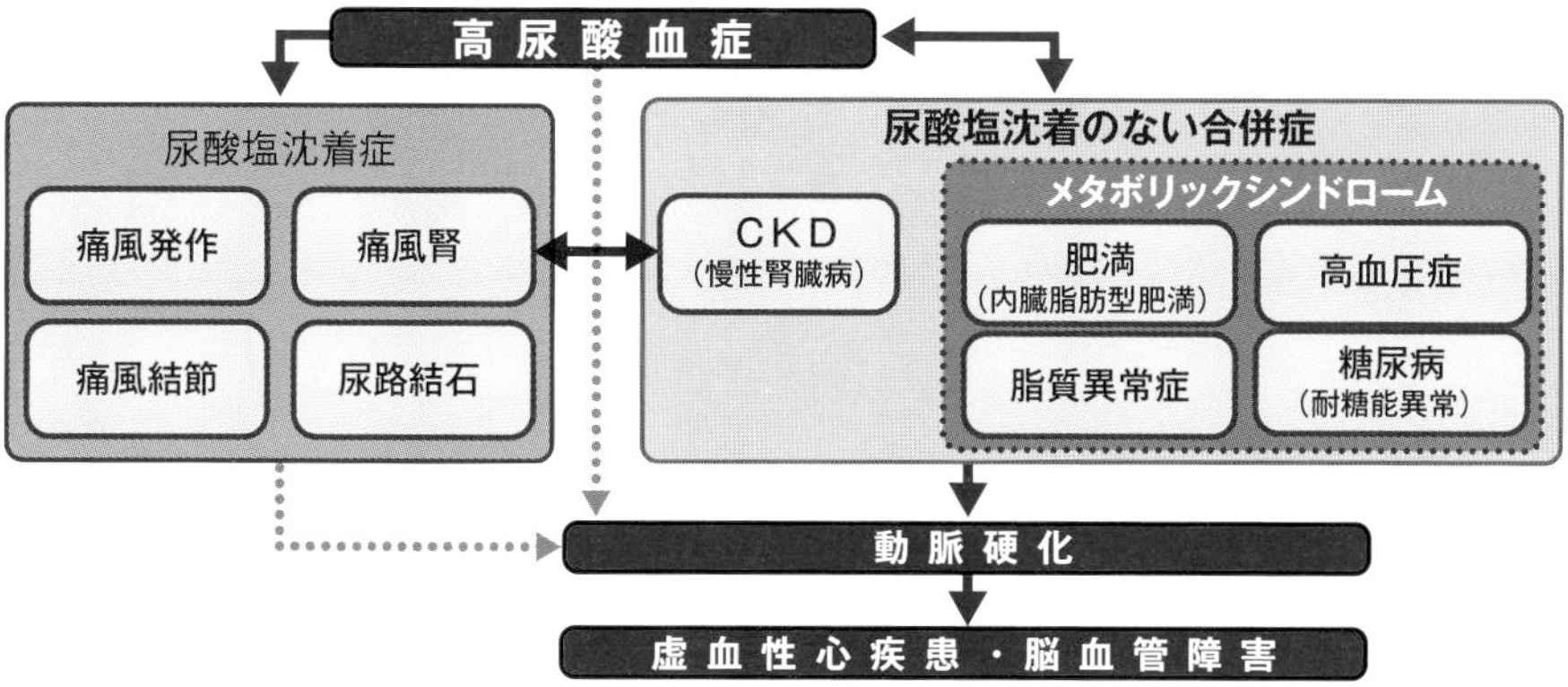

酸塩結晶は、血小板のFcレセプターと呼ばれる受容体に認識されて凝《ぎょう》固《こ》作用を亢進《こうしん》します。また、尿酸塩結晶は炎症性メディエーターを活性化し、炎症反応を促進します。さらに、白血球は尿酸塩結晶を貪食《どんしょく》し、活性酸素を発生させて組織を障害します。このような凝固亢進、炎症反応促進、活性酸素によって血管障害が起こると考えられています。

●尿酸トランスポーター…最近、尿酸トランスポーター「URAT1」が、腎尿細管だけでなく、血管平滑《へいかつ》筋《きん》や血管内皮《ないひ》にもあることがわかってきました。このURAT1を介して細胞内に取り込まれた尿酸が、血管平滑筋細胞の増殖や炎症を促進し、動脈硬化に関与している可能性があることが示唆されています。

●酸化ストレス…細胞組織に血液が十分に供給されないと、ヒポキサンチン（プリン誘導体の一つ）からキサンチンオキシターゼ（核酸が、プリン体、ヒポキサンチン、キサンチンを経て尿酸となる過程にかかわる酵素）を介して尿酸が産生されるときに、大量に活性酸素が発生します。活性酸素は、炎症性物質を産生し、血管壁の炎症を起こして動脈硬化を促進すると考えられています。

　動脈硬化症の治療は、食生活、運動、喫煙などの生活習慣の改善が基本となります。

　また、動脈硬化のリスク因子である病気（高血圧症・脂質異常症・糖尿病・肥満など）がある場合は、同時にその病気の治療を行う必要があります。

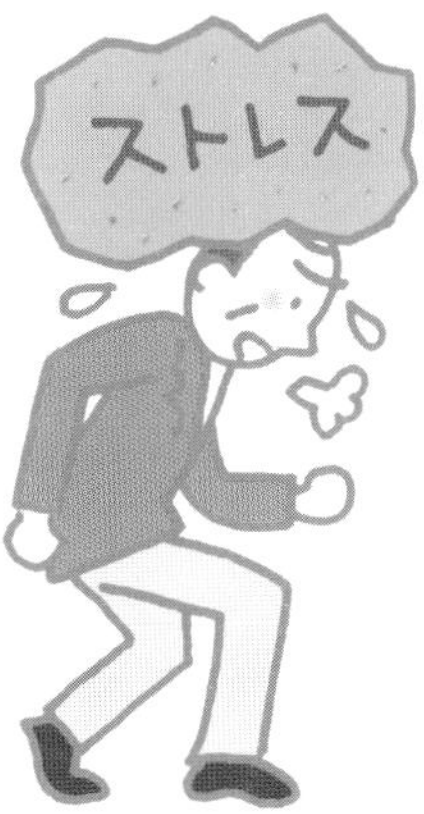

虚血性心疾患（狭心症・心筋梗塞）

Point

▼尿酸値が高くなるほど虚血性心疾患を発症する率が高い
▼心筋の細胞が壊死する心筋梗塞は突然死につながるこわい病気
▼治療は薬物療法が中心。冠動脈バイパス手術などの外科的治療も行われる

虚血性心疾患も生活習慣病の一つ

虚血性心疾患《きょけつせいしんしっかん》は、心臓を冠《かんむり》のように包んで心臓の筋肉（心筋《しんきん》）に血液を送っている冠《かん》動脈が狭くなったり、詰まったりして、心臓に十分な酸素や栄養が運ばれなくなってしまう病気です。

虚血性心疾患は、糖尿病や高血圧症などと同じ生活習慣病の一つです。病気の発症や進行に生活習慣が大きくかかわっているのが生活習慣病ですが、もともと日本では少なかった虚血性心疾患が近年増加しているいちばんの要因は、**食生活の変化**と考えられています。動物性脂肪や加工食品のとりすぎ、高カロリー・高コレステロールの食事、さらにストレスや運動不足などの要因が加わって、心臓に負担をかけ、病気を引き起こすのです。

血流の低下で起こる狭心症と血管が詰まってしまう心筋梗塞

虚血性心疾患には、狭心症《きょうしんしょう》や心《しん》筋梗塞《きんこうそく》などがあります。狭心症は、何らかの原因で冠動脈の中（内腔《ないくう》）が狭くなっている部分が一時的にふさがり、心筋が一時的に血液不足（虚血）になる病気です。心筋梗塞は、冠動脈に血栓《けっせん》が詰まって血流が止まり、心筋が血液不足になることで起こる病気です。心筋梗塞になると、冠動脈が完全にふさがってしまうので、心筋の細胞が壊死《えし》を起こします。心筋梗塞は、突然死につながるこわい病気です。

高尿酸血症になると、こうした虚血性心疾患や、脳梗塞などの脳血管障害を起こすリスクが高くなることがわかっています。中でも、虚血性

心疾患を発症する割合は、尿酸値が4・0mg／dL以下の人とくらべた場合、7・0mg／dL超（高尿酸血症）の人は2倍、痛風関節炎（痛風発作）を起こした患者さんの場合は3倍にのぼるというデータがあります。

虚血性心疾患の原因は動脈硬化

虚血性心疾患をまねくいちばんの原因は、冠動脈の動脈硬化です。動脈硬化にはいくつかの種類がありますが、冠動脈に起きやすい動脈硬化は、「粥状《じゅくじょう》動脈硬化（アテローム硬化）」といわれるものです。

粥状動脈硬化は、動脈の内膜の中にコレステロールなどの粥状のものがたまっていくもので、この粥状のたまったものをプラーク（粥腫《じゅくしゅ》）といいます。プラークは、大きくなると血管の内側に盛り上がっていって、血管を狭くしてしまいます。血管が狭くなって血液が少ししか流れなければ、心筋に運ばれる酸素が不足するなどのトラブルが起きます。それが胸痛を起こす場合、狭心症と呼ばれます。

一方、このプラークの表面が薄くなってもろくなると、そこに亀裂が入り、プラークが壊れてしまう場合があります。すると、その亀裂を修復しようと、そこに血のかたまり（血栓）ができやすくなります。その結果、血栓が冠動脈の内腔をふさぎ、血流がとだえてしまいます。血液が流れないまま時間がたつと、やがてその領域の心筋細胞が死んでしまいます。この心筋が部分的に死んでしまった病態が心筋梗塞です。

虚血性心疾患の治療法

狭心症や心筋梗塞などの虚血性心疾患は、薬物による治療が基本となります。狭心症の場合には、発作時には**ニトログリセリンなどの速効性《そっこうせい》硝酸《しょうさん》薬**が使われます。また、狭心症の発作や病気の進行、再発を予防するためには、**血圧を下げる薬**や、血栓の形成を防ぐ**抗《こう》凝《ぎょう》固《こ》薬**などが使われます。

心筋梗塞の発作後に使われる薬には、血圧を下げる働きのある**ACE阻害薬（アンジオテンシン変換酵素阻害薬）**や**ARB（アンジオテンシンⅡ受容体拮抗薬）**などがあります。また、「バルーン療法」や「ステント留置術」などのカテーテル治療や、冠動脈に新しい血液の通り道をつくる「冠動脈バイパス手術」などの外科的治療が行われる場合もあります。

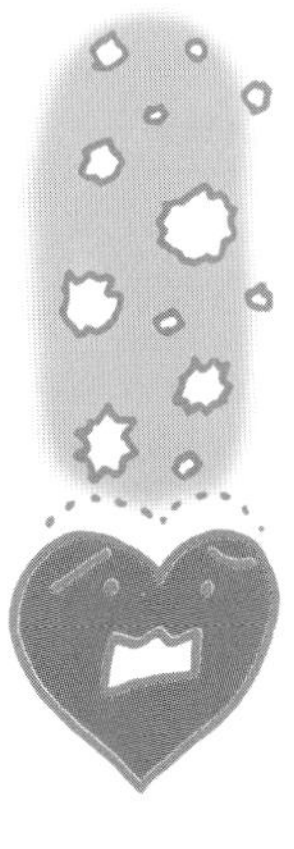

脳血管障害

Point
- ▼脳梗塞の最大のリスク因子は高血圧
- ▼血中に尿酸が増えると血液の粘度が高まり、血栓ができやすくなる
- ▼脳梗塞は命が助かっても、重い後遺症が残ることがある

痛風と関係が深いのは脳梗塞

脳血管障害は、脳の血管に障害があらわれる病気で、脳梗塞や脳出血、くも膜下出血などがあります。この3つをまとめて「脳卒中」といいます。

中でも、痛風（高尿酸血症）とかかわりが深いのが脳梗塞です。脳梗塞は、脳の血管が狭くなったり、あるいは血栓が詰まったりして、血液の流れが滞《とどこお》り、脳の組織が壊死《えし》してしまう病気です。脳梗塞は、治療が遅れれば死に至ることもあるこわい病気です。

脳梗塞は男性に多い病気です。

脳梗塞には3つのタイプがある

脳梗塞は、発症の仕方によって、「**アテローム血栓性脳梗塞**」「**ラクナ梗塞**」「**心原性《しんげんせい》脳塞栓《そくせん》症**」の3つに分類されます。アテローム血栓性脳梗塞は、太い血管の動脈硬化が原因で起こります。ラクナ梗塞は、主に高血圧によって細い血管が詰まることで起こります。心原性脳塞栓症は、主に心臓でできた血栓が、動脈を通じて脳に運ばれ、それが脳の血管を詰まらせることで起こります。

脳梗塞の最大の原因は高血圧

脳梗塞を発症した人の約6割が高血圧だったというデータがあります。脳梗塞のリスク因子としては、高血圧のほかに、糖尿病、不整脈（心房《しんぼう》細動《さいどう》）、喫煙、脂質異常症などがあります。

また、高尿酸血症や痛風があると、脳血管障害（特に脳梗塞）が起こり

やすいという報告があります。血液中に尿酸が増えることによって血液の粘度が上昇し（血液の粘性《ねんせい》化）、血液を固める作用が強くなる凝固《ぎょうこ》性《せい》が亢進《こうしん》し、その結果、血栓ができやすくなることが原因と考えられています。

■ 脳梗塞のリスク因子

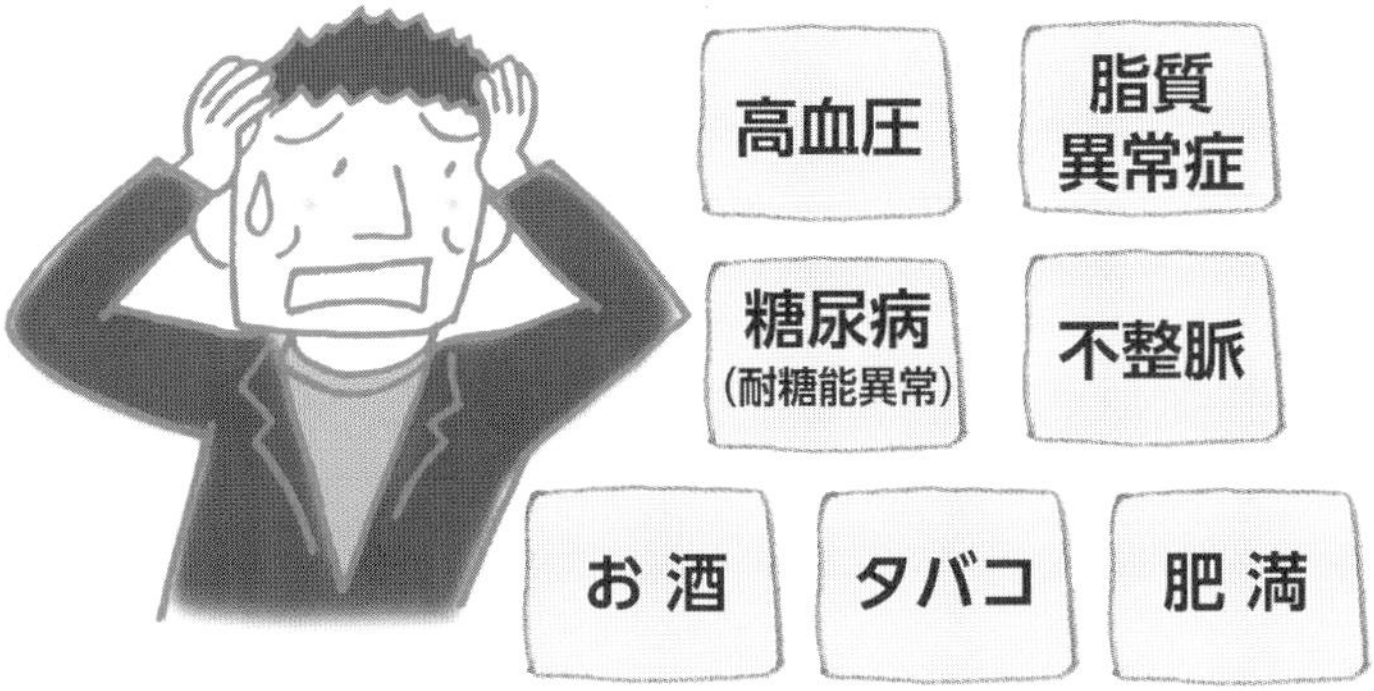

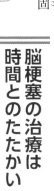

高血圧
脂質異常症
糖尿病（耐糖能異常）
不整脈
お酒
タバコ
肥満

脳梗塞の治療は時間とのたたかい

脳梗塞の治療は、治療開始までの時間が短ければ短いほど、広範囲の脳細胞を救うことが可能になります。ですから、「激しい頭痛」「めまい」「吐き気」「体のしびれ」「よだれが垂れる」「ろれつが回らない」といった症状があったときは、一刻も早く医療機関を受診することが重要です。

脳梗塞の治療は、発症してからの経過時間によって治療法が異なります。発症後4時間半以内の超急性期に行われるのが「血栓溶解《けっせんようかい》療法」です。これは**血栓溶解薬（t-PA）**を用いて血管内の血栓をとかす治療法で、発症後4時間半以内にこの治療を受ければ、ほとんど後遺症が残らずに回復できる確率は3〜4割といわれています。この治療法は、血清尿酸値が高い人のほうがよく効くという報告があります。発症後6〜8時間以内であれば、脳血管内治療による「血栓回収療法」を行います。

時間的理由などで血栓溶解療法が行えない場合や、あるいは血栓溶解療法を行ったあとなどには、「脳保護療法」「抗脳浮腫《ふしゅ》療法」「抗血栓療法」などの脳の損傷を最小限に抑える治療を早急に行います。

脳梗塞は、早期に適切な治療を受ければ命が助かる可能性がありますが、それでも神経細胞が障害され、片マヒや言語障害などの後遺症が残ることがあります。

脳梗塞の再発を防ぐためには、血圧のコントロール、脂質異常や高血糖の改善など、長期間の自己管理が大切です。

アディポネクチンと痛風の関係

内臓脂肪型肥満になるとアディポネクチンの分泌が減る

脂肪細胞からは、体のさまざまな機能をコントロールするアディポサイトカインという生理活性物質（ホルモンのような働きをする物質）が分泌されています。

アディポサイトカインには、善玉のアディポネクチンと、悪玉のPAI－1、TNF－1αなどがあります。

善玉のアディポネクチンには、血管の傷ついた部分を修復したり、インスリンの働きを活性化したり、内臓脂肪を燃焼させたりする作用があります。

一方、悪玉のPAI－1には、血液を固まらせて血栓をつくりやすくする作用があり、TNF－αには、インスリンの働きを低下させる作用があります。

内臓脂肪などの脂肪細胞が小さいうちは、この両者の分泌バランスが保たれており、悪玉は善玉によって抑え込まれています。

ところが、中性脂肪がたまって、1個ずつの脂肪細胞が肥大化してくると、善玉のアディポネクチンの分泌が少なくなってしまいます。

その結果、インスリンの働きが低下し、血糖値が高くなります。また、血管壁の傷が修復されなくなって、動脈硬化が進みます。

さらに、インスリン抵抗性が高まると、腎臓からのナトリウムの排泄が低下し、血液中のナトリウム濃度を一定にするために、血液の量が増え、血圧が上昇します。これによっても動脈硬化が進みます。

また、血栓がつくられやすくなるので、心筋梗塞や脳梗塞のリスクも高まります。

アディポネクチンの減少は動脈硬化を進行させる

最近、そのアディポネクチンが、痛風（高尿酸血症）と関係があることがわかってきました。つまり、血清尿酸値が高くなると動脈硬化を進行させることがわかっていますが（114ページ参照）、その動脈硬化にアディポネクチンの減少が深くかかわっているのです。つまり、内臓脂肪型肥満が原因で高尿酸血症となると、善玉のアディポネクチンの分泌が減り、インスリンの働きが悪くなるので、その結果、血圧や血糖値が上昇して、動脈硬化を進行させるわけです。

ある調査によれば、高尿酸血症がある人の6割以上に「インスリン抵抗性（インスリンの働きが悪くなること）」が認められたといいます。

第6章

痛風・高尿酸血症の人の日常生活のポイント

尿酸値を上げない生活

Point
▼まず食生活を見直し、内臓脂肪型肥満を解消することが大切
▼アルコール飲料は控え、そのかわり水分を十分にとって尿量を増やす
▼適度な運動と精神的ストレスの解消も重要なポイント

生活習慣の見直しが不可欠

痛風（高尿酸血症）の人が日常生活で何よりも注意しなければならないのは、尿酸値を上げない生活をするということです。

そのためには、「尿酸値を上げる生活」の逆の生活をすればいいということになります。そのポイントを次にあげてみます。

①食生活を見直し、肥満を解消する
②アルコール飲料を控える（飲酒制限）
③水分を十分にとる
④適度な運動をする
⑤ストレスを上手に解消する

それぞれの項目については、のちほど詳しく解説しますが、ここでは要点のみ記します。

❶食生活を見直し肥満を解消する…痛風（高尿酸血症）は、食べたものが尿酸になるという代謝の過程に異常が起こり、その結果、尿酸が体内にたまりすぎてしまう病気です。肥満、特に内臓脂肪型肥満は、痛風（高尿酸血症）だけでなく、高血圧、糖代謝異常、脂質代謝異常などの代謝障害の基盤となり、虚血性心疾患や脳血管障害などの動脈硬化性疾患を発症するリスク因子となります。

❷アルコール飲料を控える…アルコールは、肝臓での尿酸の産生を促します。また、アルコールは尿酸のもとになるプリン体を増加させるだけでなく、尿酸の排泄量を低下させるので、結果として尿酸値を上げる原因となります。さらに、アルコールの過剰摂取は、尿酸値を上げるだけでなく、肥満の原因にもなります。

❸水分を十分にとる…水分をたっぷりとって尿の量を増やすと、尿酸が

とけやすくなり、尿酸の排泄が促進されます。また、尿が酸性に傾くと尿酸が結晶化しやすくなるので、水分を多くとることと同時に、尿をアルカリ化することも重要です。そのためには、野菜や根菜、きのこ、海藻など、尿をアルカリ化する食品を積極的にとることが大切です。

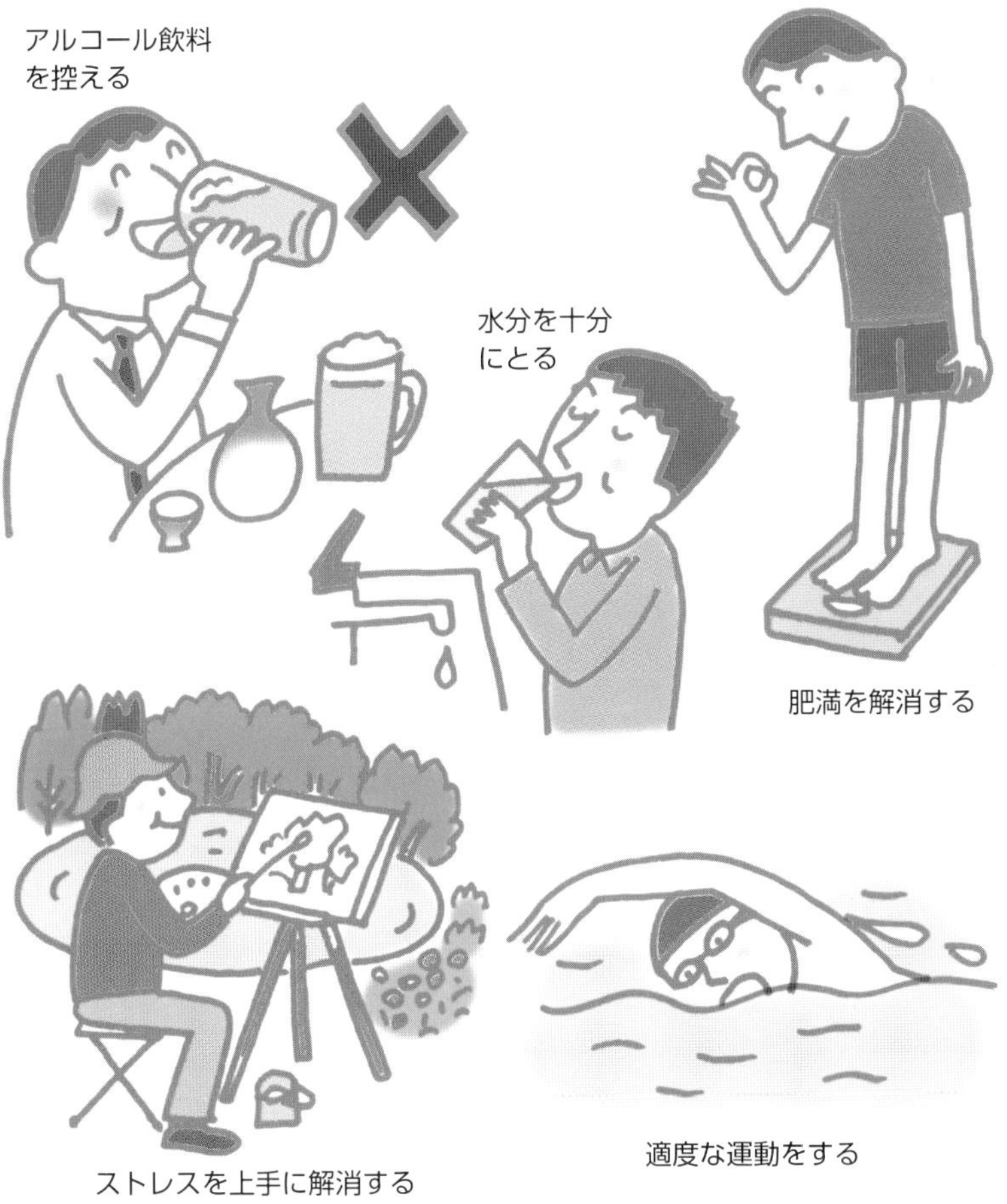
アルコール飲料を控える
水分を十分にとる
肥満を解消する
ストレスを上手に解消する
適度な運動をする

❹適度な運動をする…適度な運動（特にウオーキングや水泳などの有酸素《ゆうさんそ》運動）は、肥満を解消し、併発しやすい生活習慣病を改善するなど、さまざまな効果があります。また、運動には、ストレスの発散というメリットもあります。ただし、体力を消耗するような激しい運動は、かえって尿酸値を上昇させますので、注意が必要です。週3回程度の軽めの運動を継続して行うことが大切です。

❺ストレスを上手に解消する…強いストレスは、尿酸値を上げるだけでなく、血圧や血糖値なども上げてしまうことがわかっています。趣味や旅行など、自分なりのストレス解消法を見つけましょう。

内臓脂肪型肥満とは？

Point

- ▼内臓脂肪の蓄積は尿酸値を上昇させる重要なファクター
- ▼内臓についた脂肪は、食事や運動で落ちやすい
- ▼まずBMI（肥満指数）で自分の肥満度を知ろう

内臓脂肪型肥満はすべての生活習慣病の元凶

肥満、特に内臓に脂肪がつく内臓脂肪型肥満と痛風（高尿酸血症）の間には深い因果関係があります。データを見ても、肥満の人の多くが尿酸値が正常値より高いことがわかっています。

しかも、肥満は、これまでたびたび強調しているように、痛風だけでなく、動脈硬化症、高血圧症、脂質異常症、脳血管障害、心筋梗塞など、ほとんどの生活習慣病を発症する危険性を高めます。肥満が解消すれば、尿酸値だけでなく、血糖値や血圧、中性脂肪値、コレステロール値などの改善につながります。

皮下脂肪型肥満と内臓脂肪型肥満

肥満には、皮下《ひか》脂肪型肥満と内臓脂肪型肥満があります。皮下脂肪型は、文字通り皮下に脂肪がたまるタイプの肥満で、おしりや太ももなど腰から下に脂肪がつきますが、健康への悪影響はそれほどありません。主に女性に多いタイプで、「**洋ナシ型肥満**」とも呼ばれます。

一方の内臓脂肪型肥満は、内臓の周辺など、体の深いところに脂肪がたまるタイプです。中年以降の男性に多く見られ、リンゴのように腹部が前にせり出すため、「**リンゴ型肥満**」とも呼ばれます。

内臓脂肪は皮下脂肪と違って活性が高いので、常に分解と合成がくり返され、血液中に中性脂肪や脂肪酸が多くなります。内臓脂肪が多くなりすぎると、さまざまな生活習慣病を引き起こす誘因となります。

ただし、内臓脂肪は、比較的容易

にたまりやすい反面、容易に燃焼させることもできるので、日々の食事や運動に注意すれば、減らすことができます。

なお、外見的にはやせて見えても、実は内臓にたくさん脂肪がついている、いわゆる「隠れ肥満」も、リンゴ型肥満の部類に入ります。隠れ肥満は、次のようなタイプの人に多いので、心あたりがある人は、一度調べてもらうとよいでしょう。

●体重は若いころとほとんど変わらないのに、ウエストが太くなってきた。

●何度もダイエットとリバウンドをくり返している。

●若いころにくらべて体を動かすことが少なくなってきた。

内臓脂肪型肥満かどうかを知るには？

現在、国際的に広く用いられている肥満判定基準はBMI（ボディ・マス・インデックス＝肥満指数）です。もっとも病気になりにくいのはBMI22で、これを適正（標準）体重といいます。日本人の場合、BMIが25以上だと肥満と判定されます。

内臓脂肪型肥満かどうかは、まず自分のBMIを計算してみて、25を超えていたら、次におへその高さのところで腹囲《ふくい》をはかり、それが一定の基準を超えていれば内臓脂肪型肥満の疑いがあるということになります。確定診断のためには、腹部CTスキャンで内臓脂肪面積をはかれば、正確な内臓脂肪の量を知ることができます。

■ 内臓脂肪型肥満の判定法

	診断方法	判定
ウエストによる診断（スクリーニング）	立って息を吐いたときのへそまわりのサイズをはかる。	BMIが25以上で、男性85㎝以上、女性90㎝以上の場合は内臓脂肪型肥満の疑いあり。
ＣＴスキャンによる診断（確定診断）	ウエスト診断によって内臓脂肪型肥満の疑いがある者に対し、おへその周辺の断面像を撮影し、内臓脂肪面積をはかる。	男女とも、内臓脂肪面積100平方センチメートル以上を内臓脂肪型肥満と診断する。

■ ＢＭＩ（肥満指数）の求め方

体重（kg）÷［身長（m）×身長（m）］＝ＢＭＩ

■ 内臓脂肪をためやすいのはこんな人

●満腹になるまで食べる

●緑黄色野菜《りょくおうしょく》がきらい

●間食《かんしょく》や夜食が多い

●アイスクリームや甘い飲みものなどが好き

●車をよく利用する

●タバコをよく吸う

適度な運動で尿酸値を下げる

Point

- 食事で摂取エネルギー量を減らし、運動で消費エネルギー量を増やす
- 筋トレのような激しい運動はかえって尿酸値を増やすので要注意
- おすすめの運動はウオーキング、水泳、サイクリングなどの有酸素運動

肥満解消は「食事」と「運動」の二本柱で

肥満を解消するには、①食事で摂取エネルギー量を減らす②運動で消費エネルギー量を増やす、の2つの方法が有効です。大切なことは、この「食事」と「運動」の2つを同時に、しかも継続して行うことです。「食事」については第7章で詳しく解説しますので、ここでは「運動」について触れます。

激しい運動は尿酸値を上げるので要注意

運動が大切といっても、どんな運動でもよいわけではありません。筋力トレーニングや短距離走のような激しい運動（無酸素運動）は、急激に大量のエネルギーを消費するため、酸素の供給が間に合わず、筋肉中のエネルギー物質であるATPを分解することによってエネルギーを得ます。その結果、分解産物であるプリン体が増加し、尿酸値を上げてしまいます。さらに、激しい運動で生じた乳酸は、腎臓からの尿酸の排泄をさまたげますので、痛風（高尿酸血症）の人にとっては逆効果です。

運動を行う際の注意点

おすすめは、体にあまり負荷をかけない、適度な運動です。それも、酸素をたくさん体に取り入れながら行う「有酸素《ゆうさんそ》運動」が最適です。

有酸素運動にはいろいろな種類がありますが、代表的なものは、ウオーキング、水泳、水中ウオーキング、ジョギング、ラジオ体操、サイクリ

ングなどです。体力や好みに応じて、どの運動を取り入れてもよいのですが、運動するにあたっては、次のような点に留意しましょう。

●メディカルチェックを受ける…どのような運動がよいかも含めて、事前に主治医に相談しましょう。

●無理なくつづけられる運動がベスト…肥満を解消するには、運動を継続して行うことが必要です。そのためには、無理なく長くつづけられる運動を選ぶことが大切です。また、長つづきさせるためには、毎日の生活の中で、いつでも、どこでも、ちょっとした時間を見つけてできるような運動がおすすめです。

●水分補給を忘れずに…運動をして汗をかくと、体内の水分が失われます。その結果、血液や尿の濃度が高くなり、尿酸の排泄量が減少し、尿酸値を上げます。運動をするときは、運動の前、運動の最中、そして運動のあとに、こまめに水分補給をすることが大切です。ただし、糖分の含まれたジュースや清涼飲料水は避けましょう。また、スポーツドリンクにも意外に高いカロリーのものがありますので、注意が必要です。水分補給には、水（水道水）やお茶（緑茶、ウーロン茶など）がおすすめです。

■ 痛風（高尿酸血症）の人におすすめの有酸素運動

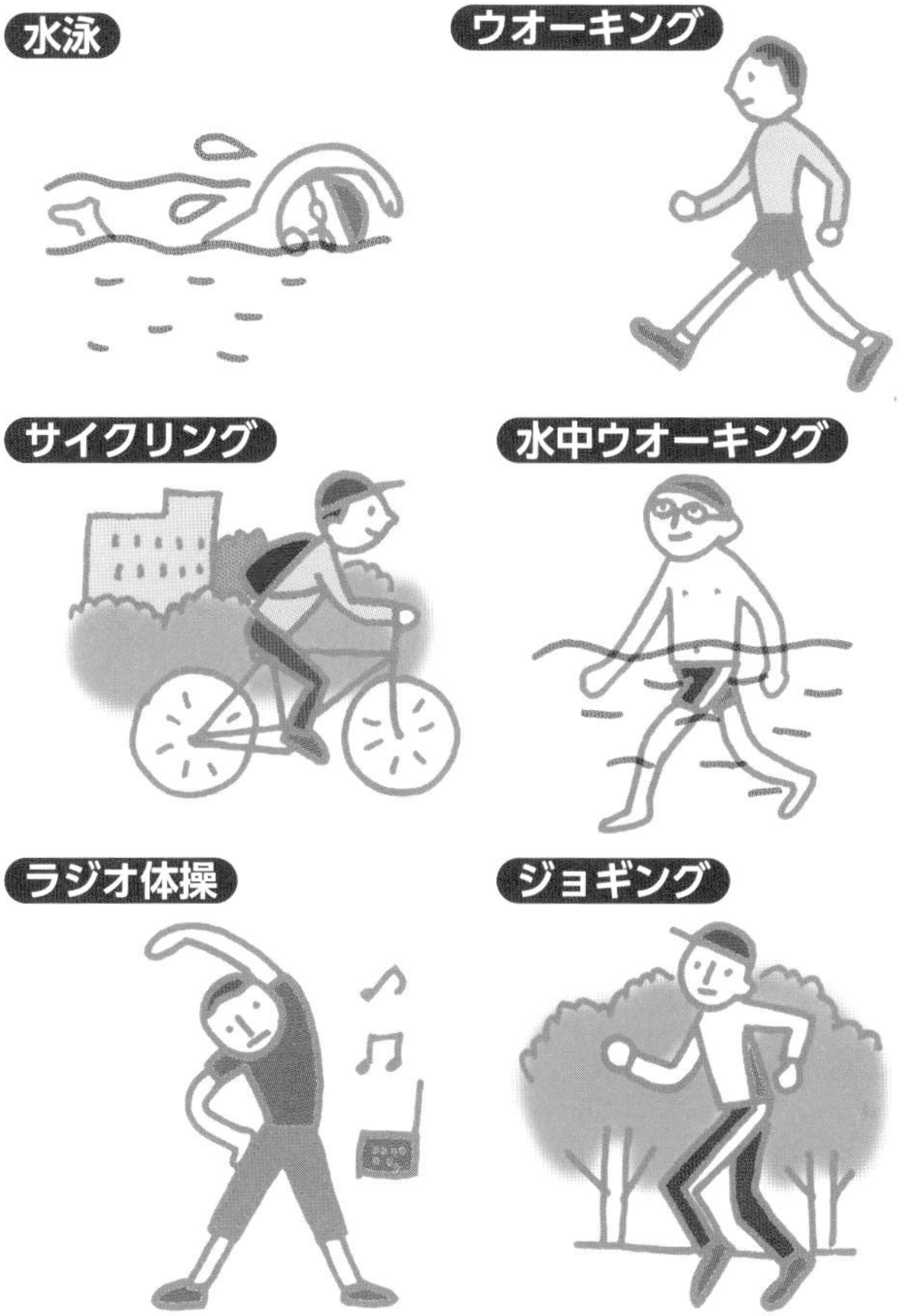
水泳
ウオーキング
サイクリング
水中ウオーキング
ラジオ体操
ジョギング

日常生活で意識的に運動を心がける

運動が苦手という人、あるいは忙

しくて運動する時間がないという人は、日常生活の中で、次のような努力や工夫をしてみましょう。

●通勤のとき、目的の駅のひと駅前で降りて歩く。

●エスカレーターやエレベーターにはできるだけ乗らずに階段を歩く。あるいは、1階分だけは階段を使って歩く。

●電車を待つ間や車内で立っているとき、かかとの上げ下げをする。

●買い物をするときなど、できるだけ車や自転車を使わずに歩く。

●コンビニやスーパーなど、最寄りの店ではなく、あえて遠くの店まで歩いて行く。

●家の中でも掃除や部屋のかたづけなど、積極的に体を動かすようにする。

BMI25未満を目標に

では、肥満を解消するには、どの程度の運動をすればよいのでしょうか。

国際的な肥満判定基準であるBMI（肥満指数）では、日本人の場合、BMIが25以上だと肥満と判定されます。ですから、運動の目標としては、BMIが25未満になることを目ざします。

運動の時間は、できれば30分程度を目安にします。内臓脂肪が消費されるのは、運動をはじめて20分ぐらいからだとされています。尿酸値が高い人の場合は、軽めの運動を、1回20分程度、週に3回ぐらいからはじめるとよいでしょう。

運動は、体調がよければ毎日行うのがベストですが、疲労がある場合には1日おきでもかまいません。ウオーキングのような有酸素運動の効果は48時間程度持続することがわかっていますので、1日おきでも効果があります。とにかく、無理をしないことが大切です。

ただし、運動効果は3日以上あいてしまうと低下し、1週間で消失してしまいますので、最低でも週に3回以上は運動をするように心がけましょう。

1時間のウオーキングはごはん1杯分

運動によって消費されるエネルギーがどのくらいかを知っておくことは、無理なく運動をつづけるためにも、また、運動に取り組む気持ちを前向きに維持するためにも有効です。

たとえば、ウオーキングで消費されるエネルギーは、速度にもよりますが、1時間で200キロカロリー程度です。200キロカロリーは、ごはん1杯分に相当します。

消費エネルギーは、運動の種類や強度によっても変わってきます。同じウオーキングでも、ゆっくりした散歩であれば、エネルギーの消費も少なめですが、速足になるにつれて消費エネルギーは多くなってきます(エネルギー消費量は左の表参照)。

運動だけでは肥満は解消しない

運動によってエネルギーが消費されると、血液中のブドウ糖が筋肉に取り込まれ、その結果、血糖値が下がります。また、運動をつづけることで、インスリンの働きがよくなることがわかっています(インスリン抵抗性の改善)。高尿酸血症がある人の6割以上に、インスリン抵抗性が認められるという調査結果もありますので、インスリン抵抗性が改善されれば、尿酸値も確実に改善されることになります。

ただし、運動だけでは内臓脂肪型肥満は解消しません。同時に食事の内容を見直し、全体の摂取エネルギーを抑え、バランスのよい食事内容に改めることが必要です。

もちろん、運動をせずに食事だけでやせようとするのは、肝心の脂肪が落ちずに、筋肉が減ってしまうので逆効果です。筋肉はブドウ糖を消費する最大の組織ですから、筋肉を落としてしまっては、何にもなりません。基礎代謝を落とさないためにも、運動は不可欠です。

■ 主な運動とエネルギー消費量

種目	体重1kgあたりの1分間のエネルギー消費量	体重60kgの人が80kcalを消費する時間
散歩	0.0464kcal	約29分
ウオーキング(分速60m)	0.0534kcal	約25分
ウオーキング(分速70m)	0.0623kcal	約21分
ウオーキング(分速80m)	0.0747kcal	約18分
ウオーキング(分速90m)	0.0906kcal	約15分
ジョギング(軽い)	0.1384kcal	約10分
体操(軽い)	0.0552kcal	約24分
体操(強め)	0.0906kcal	約15分
サイクリング(平地で時速10km)	0.0800kcal	約17分
サイクリング(上り坂で時速10km)	0.1472kcal	約9分
階段昇降	0.1004kcal	約13分
水泳(クロール)	0.3738kcal	約4分
水泳(平泳ぎ)	0.1968kcal	約7分
ジャズダンス	0.1517kcal	約9分
テニス(練習)	0.1437kcal	約9分
ゴルフ(平均)	0.0835kcal	約16分
サッカー(練習)	0.0853〜0.1419kcal	約9〜16分

(日本スポーツ協会資料より一部改変)

肥満を解消する3

簡単にできるウオーキング

Point

▼いつでもどこでもできるウオーキングなら長つづきする
▼目標は毎日30分程度のウオーキング。まずは散歩からはじめよう
▼歩く前、途中、歩いたあとには十分な水分補給を忘れずに

だれでも、どこでも いつでも簡単にできる

有酸素運動にはいろいろありますが、だれでも、どこでも、いつでもできるのが、ウオーキングです。ウオーキングの特徴をあげてみましょう。

●**手軽にできる**…いつでも、どこでもできるので、無理をすることなく長くつづけられます。また、特別な施設・器具や仲間がなくても、一人でできます。

●**体への負担が少ない**…運動強度があまり高くないので、体に安全です。運動から遠ざかっていた人や年配の方でも、安心してはじめられます。

●**老若男女を問わない**…性別年齢に関係なく、だれにでもできます。

●**ストレス解消に役立つ**…歩くと血液の循環がよくなり、脳が刺激されて自律神経のバランスがよくなります。また、ウオーキングは、四季折々、まわりの風景を楽しみながら行うことができるので、ストレス解消に役立ちます。

●**特別な技術がいらない**…歩くだけなので、運動の苦手な人でもすぐにできます。

効果的なウオーキングをするには

ウオーキングの効果を高め、長つづきさせるためには、次のような点に留意しましょう。

●**できることからはじめる**…はじめから「絶対に1日1万歩歩こう」など高い目標を立てると、毎日つづけることがむずかしくなり、すぐに挫折してしまいます。最初は、まず散歩程度からはじめ、少しずつ距離をのばしていきましょう。

●徐々に時間と距離をのばしていく…歩くことに慣れてきたら、徐々に時間と距離をのばしていきます。地図を見ながら、「次はこの公園に行ってみよう」「明日はこの美術館に行ってみよう」と計画を立てるのも楽しいものです。歩数計をつけて歩くことも、「今日はこれだけ歩いた」と達成感や充実感につながります。

●できるだけ決まった時間に歩く…毎日の生活の中に「ウオーキングタイム」を組み込んでおくと、習慣になって長つづきします。

●目安は30分のウオーキング…ウオーキングなどの運動は、継続することに意味があります。週に1回のゴルフよりも、毎日、あるいは1日おきに歩いたほうが、はるかに効果的です。歩く時間は、30分程度が目安です。時間的な余裕がなくて長く歩けないという人は、10分ぐらいずつコマぎれで合計で30分歩いても十分に効果があります。また、ウオーキングは通勤の途中でもできますので、1駅分歩いたり、エレベーターやエスカレーターを使わずに階段を使うだけでも、よい運動になります。

●歩く速度はやや「息がはずむ」程度…歩くことに慣れてきたら、次は歩く速度をやや速めにしてみましょう。運動効果がずっと高まります。歩く速さの目安は、「やや息がはずむ程度」です。決して呼吸が苦しくなるほど速く歩く必要はありません。息がはずんでも、会話ができるぐらいの速度で、「汗をうっすらとかくぐらい」が理想的です。具体的には、分速100メートル（時速6キロ）ほどで歩けば、運動効果も上がります。

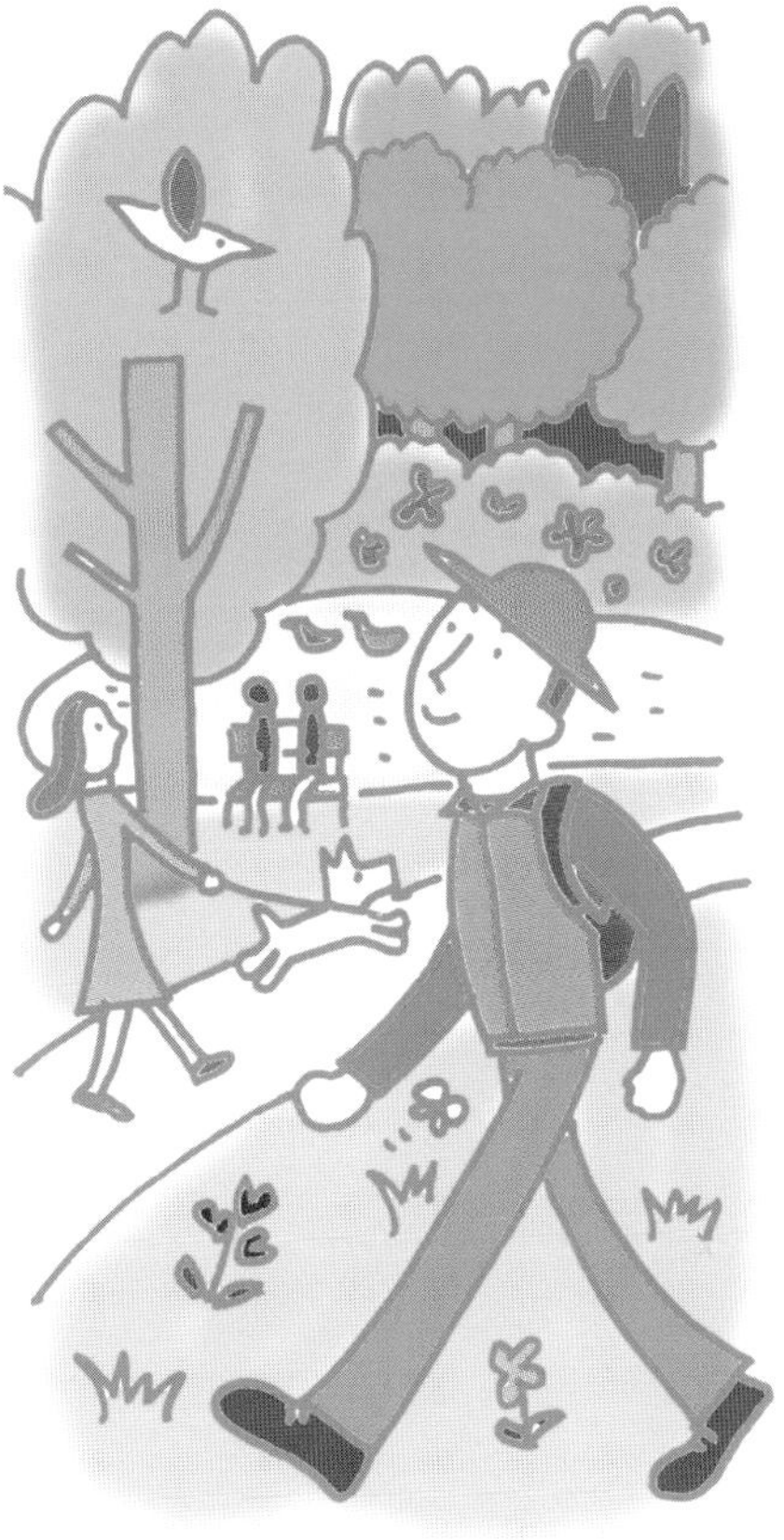

服装や靴、歩き方などの注意点

ウオーキングのときに注意すべき

点を次にあげてみます。

●動きやすい服装…歩いていると体温が上がってきますので、体温調節がしやすい服、脱ぎ着がしやすい服を選びましょう。夏場は、汗が乾きやすく、通気性のよい素材の服を選び、帽子も忘れないようにします。タオルも必要です。

●足に合った靴…服装とともに大切なのは靴です。歩きやすいウオーキングシューズがベストですが、靴が足にフィットしていないと靴ずれの原因になるだけでなく、血管を圧迫して血行障害を起こすこともあるので、自分の足に合った靴を選ぶことが大切です。

足に合った靴を選ぶには、「1日でもっとも足が大きくなる夕方に靴を買う」「甲《こう》の部分が足にフィットし、つま先に1センチぐらいのゆとりがある」「足首と靴の間に大きなすき間がない」といった点に注意しましょう。

●ウォーミングアップ…ウオーキングをする前には、軽く歩いて体を温め、そのあとストレッチで筋肉をよくのばし、血行をよくしておきましょう。ウォーミングアップはケガの防止につながります。ただし、体があたたまる前にいきなりストレッチをするのは、腱や筋を痛めてしまう可能性があるので、やめましょう。

●水分補給…運動をすると大量の水分が失われますので、ウオーキングの前、途中、そしてウオーキングのあとに、しっかりと水分をとることが大切です。特に暑い時期には脱水症に十分注意する必要があります。長い時間ウオーキングを行う場合は、ペットボトルを持参したり、途中でコンビニや自販機などを利用してこまめに水分補給を行うようにしましょう。ただし、ジュースや清涼飲料水は避けて、水（水道水）やお茶（緑茶、ウーロン茶など）などにします。

●適した時間帯は食後1～2時間…運動をするのに適した時間帯は、食後1～2時間です。食事で吸収されたブドウ糖が効率よくエネルギーとして使われるので、肥満解消につながります。

ただし、食べた直後は、炭水化物の消化や吸収が悪くなるので、避けます。

また、暑い時期は、日中の日差しの強い時間帯は避け、雨や猛暑の日には、無理をしないで休むことも大切です。

●クールダウン…ウオーキングの最後は、少しずつスピードを落としていって、ゆっくり歩きに変えます。歩き終わったら、ストレッチで筋肉をほぐして、やわらかくしておきます。クールダウンは、疲れを残さないために必要です。

■ 運動効果を高める歩き方

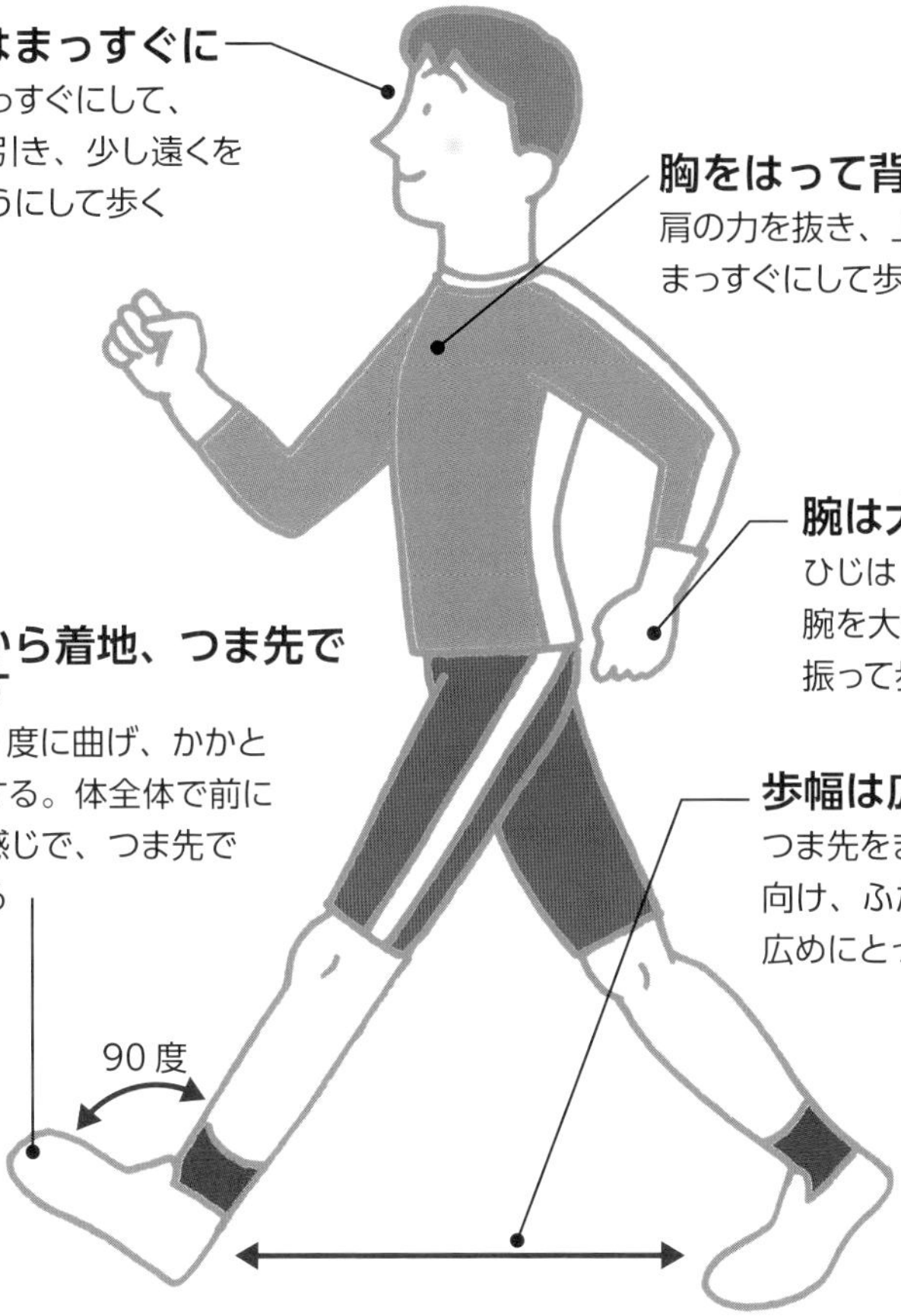
視線はまっすぐに
頭をまっすぐにして、あごを引き、少し遠くを見るようにして歩く
胸をはって背筋をのばす
肩の力を抜き、上体をまっすぐにして歩く
腕は大きく振る
ひじは 90 度に曲げ、腕を大きく前後に振って歩く
かかとから着地、つま先でけり出す
足首は 90 度に曲げ、かかとから着地する。体全体で前に移動する感じで、つま先で地面をける
歩幅は広めに
つま先をまっすぐ前方に向け、ふだんの歩幅より広めにとって歩く

■ よい靴の選び方

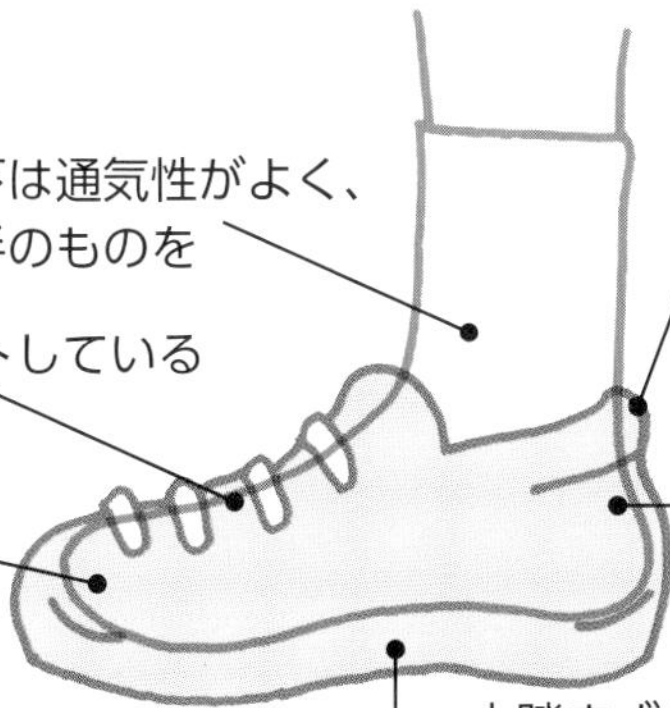
靴下は通気性がよく、厚手のものを
足首と靴の間に大きなすき間ができない
甲がフィットしている
つま先にゆとりがある
サイズや足の形が合っている
土踏まずが中敷にフィットし、靴底にクッション性がある

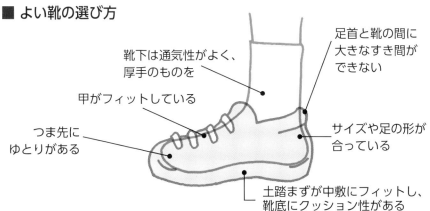

尿路管理

Point

- ▼尿路管理のポイントは「尿量を増やす」ことと「尿の酸性化を防ぐ」こと
- ▼水分補給にはカロリーゼロの水やお茶がベスト。糖分を含むものは禁物
- ▼尿の酸性化を防ぐには、野菜や海藻などアルカリ性の食品を多くとる

尿酸の「暴走」を防ぐためのケア

毎日、排泄される尿酸の量は約700mgですが、その7割の約500mgは腎臓で濾過《ろか》され、尿といっしょに体外に排泄されます。

尿路《にょうろ》とは、腎臓から尿管、膀胱《ぼうこう》、尿道までの通り道をいいます。

尿酸値が7・0mg／dLを超えて高尿酸血症となると、腎臓や、排泄された尿酸が通る尿路に障害が起こりやすくなります。高尿酸血症の人は、尿が酸性になっていることが多く、また、尿酸が酸性の尿にとけにくいことから、とけなかった尿酸が結晶をつくって腎臓の機能をそこなったり、尿路に結石をつくるようになるからです。このような、尿酸の「暴走」を防ぐために尿路をケアすることを、尿路管理といいます。

尿量を増やすことと尿の酸性化を防ぐ

尿路管理のポイントは2つあります。尿の量を多くすることと、尿の酸性化を防ぐことです。

●尿の量を増やす

ふつう、私たちは1日に約1～1・5Lの水分を補給し、約1・5Lの尿を排泄しています。

痛風（高尿酸血症）の人は、尿が酸性化しないように、目安として1日に2～2・5L程度の水分を摂取し、尿量を1日に2L以上確保することを目標とします。排尿の量が増えると、尿酸がより多く排泄されるようになって、尿酸値が下がります。

尿量をコントロールすることは、尿酸値のコントロールにとって、きわめて重要です。

ポイントは、あくまでも排泄され

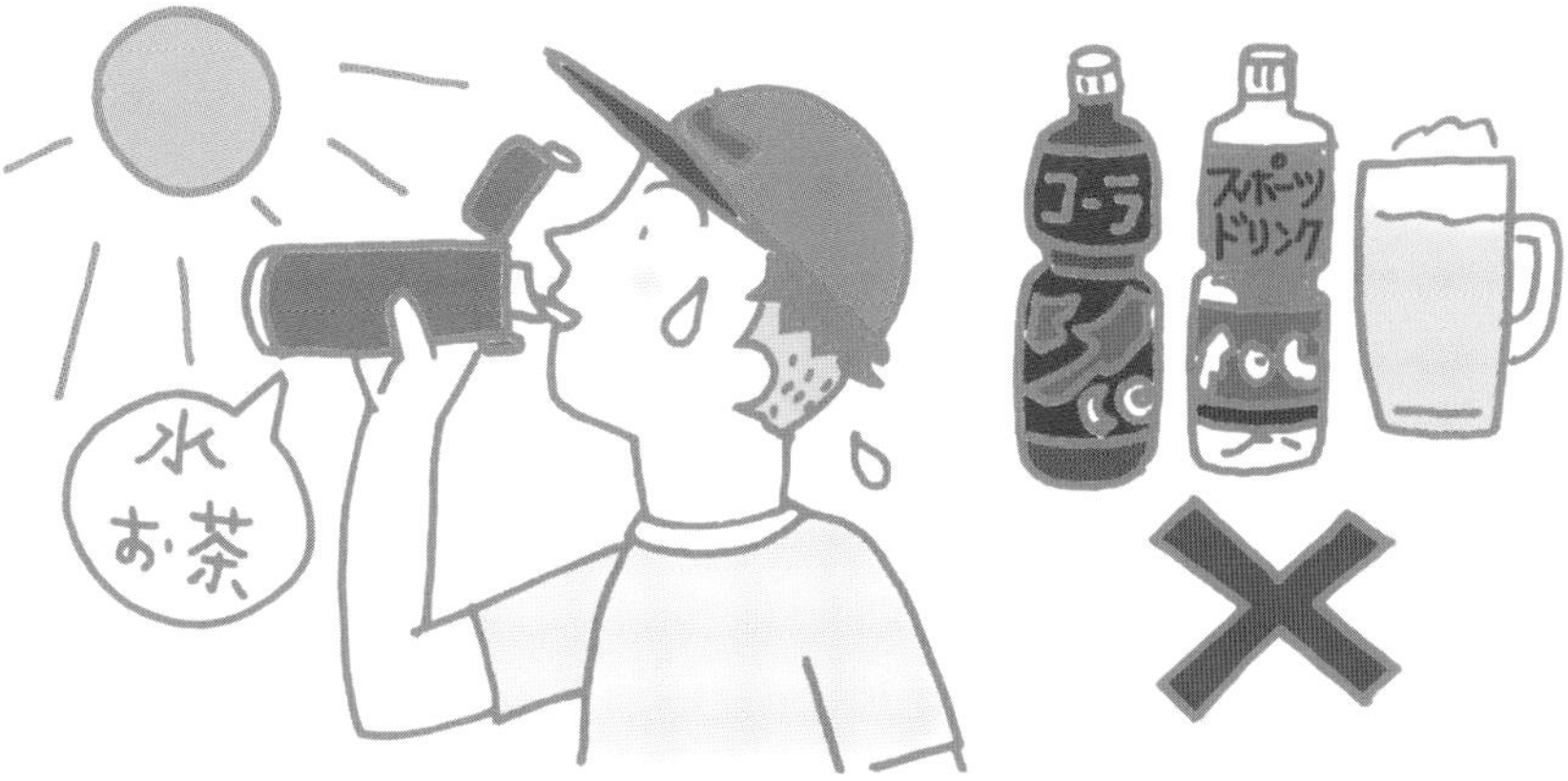

る尿の量が2L以上必要だということです。また、汗から排泄される尿酸量はきわめて少ないので、夏期など汗をかくときは、特に尿量が減らないように気をつける必要があります。ただし、水分補給といっても、アルコール（特にビール）や、糖分やプリン体を多く含むものは避けなければなりません。

●尿の酸性化を防ぐ

まず、栄養のバランスのよい食事に改めることが大切です。また、高プリン体食品の摂取を控えたり、野菜や海藻類、きのこなど、アルカリ性の食品を積極的にとることも必要です。

それでも尿のpHが改善されない場合は、尿をアルカリ化する**クエン酸製剤（クエン酸カリウム・クエン酸ナトリウム水和物）**を中心に用いて、尿の酸性度をpH６・０〜７・０に維持することを目標とします。

MEMO

水やお茶がベスト

水分補給が大切といっても、水分なら何でもよいわけではありません。ビールや、コーラなどの炭酸飲料をがぶ飲みしたら、含まれているアルコールや果糖のために、かえって尿酸値を上昇させてしまいます。砂糖の入った甘いジュースやコーヒー、紅茶も禁物です。また、スポーツドリンクも、中にはカロリーの高いものがあるので要注意です。

水分補給に適しているのは、水や緑茶、ウーロン茶、麦茶、無糖の紅茶などです。また、牛乳（特に低脂肪乳）は、プリン体が少ないアルカリ性食品で、水分も十分に含んでいるので、おすすめです。青汁も、アルカリ性食品で、ビタミンやミネラルを豊富に含んでいるので、適切な飲料といえます（180ページ参照）。

ストレスを上手に解消する

Point
- ▼強いストレスは痛風だけでなくほかの生活習慣病の誘因にもなる
- ▼ストレスは「あって、あたりまえ」。自分なりの解消法を見つけよう
- ▼ストレス解消のために暴飲暴食をするのは逆効果となるだけ

せっかちで行動的な人は痛風になりやすい

痛風（高尿酸血症）になる人には、せっかちで行動的な人が多いといわれています。せっかちで行動的な人は、それだけ強いストレスに持続的にさらされやすいので、そのために尿酸値が上がりやすいと考えられています（36ページ参照）。

ストレス自体が尿酸値を上げるかどうかについては、まだはっきりしたことはわかっていませんが、ただ、強いストレスを感じると、自律神経の交感神経の働きが強まり、心身の緊張状態がつづきます。そのために代謝が活発になって、尿酸の産生が増えると考えられています。

また、ストレスがたまって体調が乱れると、尿酸の排泄がうまく行われなくなって体内に蓄積し、尿酸値が上昇すると考えられます。さらに、ストレスによる生活習慣の乱れ、食生活の乱れによる肥満も、痛風（高尿酸血症）を引き起こす誘因となります。

なお、**痛風発作は、強いストレスがあるときに起きやすい**ということは、多くの専門医が確認しています。

自分なりのストレス解消法を見つける

現代社会に暮らしていると、ストレスをまったく感じずに生活することは、ほとんど不可能です。厚生労働省などの調査でも、成人の半数以上が日常的に強いストレスをかかえているといわれます。特に、働いている「都市住民」にその傾向が強く、約80％が過重なストレスを感じているという結果が出ています。

強いストレスは、痛風（高尿酸血

症）だけでなく、ほかのさまざまな生活習慣病を引き起こす原因にもなります。まさに、ストレスは万病のもといっても過言ではありません。

ストレスがたまらないように、自分なりのストレス解消法を見つけ、定期的に心身ともにリフレッシュすることは、尿酸値のコントロールのためにも、非常に大切です。

痛風（高尿酸血症）は、一般的に、いくつかの原因が重なり合って発症します。特に、ストレスがたまっているときに、食べすぎや飲みすぎが重なると、痛風発作を起こしやすくなります。ですから、ストレス解消のために、暴飲暴食をしたり、激しいスポーツなどをするのは、かえって逆効果となりますので、注意が必要です。

ストレスは、「あって、あたりまえ」と考え、ストレスと上手につきあっていく方法を考えることが大切です。

■おすすめ簡単ストレス解消法

●運動を楽しむ（ウオーキング、サイクリング、水泳など）

適度な運動は、ストレス解消と体力づくりが同時に行える非常によい方法です。

●生活のリズムをととのえる

特に、質のよい睡眠は、心身の疲れやストレスを翌日に持ち越さないためにも大切です。３度の食事を、できるだけ規則正しく、決まった時間に、そして栄養のバランスを考えながら食べることも重要です。

●趣味や旅行を楽しむ

どんなことでも、何か趣味があるとストレス解消に役立ちます。趣味を楽しむ時間的余裕がなければ、音楽を聴いたり、カラオケで歌ったり、踊ったりすることもよい気晴らしになります。

●自然を楽しむ

公園や森の中などを散策することはもちろん、庭やベランダでガーデニングを楽しむだけでも、よいストレス解消になります。

●半身浴《はんしんよく》

ぬるめのお湯に 20 ～ 30 分つかってのんびりすることで、心身がリラックスします。お湯につかりながら、本を読んだり、音楽を聴いたり、アロマを楽しむのもよいでしょう。

●腹式呼吸《ふくしき》

腹式呼吸は、胸ではなくおなかでする呼吸法です。５秒ほどかけて鼻からゆっくり息を吸い、15 秒ほどかけて口から息を吐き出します。吸って吐くのに約 20 秒で、１分間に３回ほどの呼吸が目安になります。この腹式呼吸を 10 回ほどくり返すと、気分がリフレッシュします。

質のよい睡眠がストレス解消につながる

自分なりの安眠法を見つける

強いストレスが長くつづくと、体の中の内分泌系、免疫系、神経系などにさまざまな影響がおよんできます。

当然、ストレスの影響は睡眠にもおよびます。良質の睡眠がとれないと、疲労感、集中力の低下、高血圧、情緒不安定などをもたらし、結果的に、尿酸値の上昇につながります。

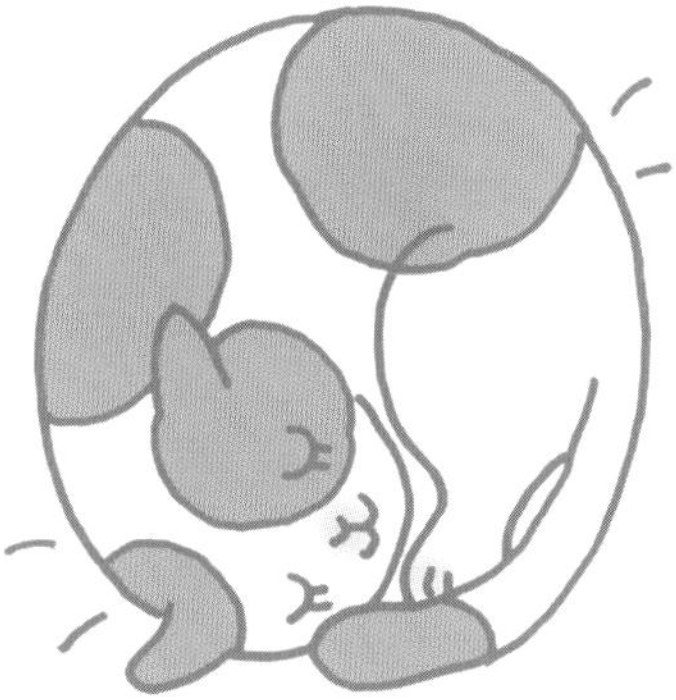

したがって、ストレス解消の意味でも、質のよい睡眠をとることがとても大切です。次に、質のよい睡眠をとるためのポイントをあげてみましょう。

①必要な睡眠時間は人それぞれ

必要な睡眠時間は人によって違います。日中眠くならなければ、5時間でも6時間でもかまいません。8時間睡眠にこだわらないようにしましょう。

②寝る前に自分なりのリラックス法を

寝る30分ほど前のぬるめの入浴は、神経をしずめてくれます。好きな音楽を聴いたり、軽い読書をするのもよいでしょう。

③刺激物を避ける

就寝前のカフェインやアルコール摂取は控えます。また、寝る前にパソコンに向かうのもやめましょう。

④毎日同じ時刻に起床

早寝早起きでなく、「早起き」が早寝につながります。休日の「寝だめ」も、生活のリズムを乱す原因になるのでやめましょう。

⑤眠くなったら寝る

無理に眠ろうとすると、かえって頭がさえて眠れなくなります。就寝時刻にこだわりすぎないように。

⑥日中、十分な光を浴びる

朝、起きたら、日光を浴び、「体内時計」をリセットしましょう。夜は、しっかりと部屋を暗くしましょう。

⑦規則正しい食事と適度な運動

特に朝食は心と体の目覚めに重要です。夜の食事は消化のよいものを軽めに。また、日々の適度な運動は、眠りを深くしてくれます。

⑧寝酒は不眠のもと

睡眠薬がわりの寝酒《ねざけ》は、かえって深い睡眠をさまたげ、夜中に目覚める原因になります。

第7章

痛風・高尿酸血症の人の食事のポイント

尿酸値を下げる食事のポイント

Point

▼基本は栄養バランスのとれた食事を1日3食規則正しくとること
▼肉や魚は食べすぎない。そのかわり野菜や海藻、きのこなどは多めに
▼食事はよくかんで、ゆっくり食べて、「腹八分」を心がける

基本的に食べていけないものはない

痛風（高尿酸血症）の食事療法というと、高プリン体食品など、どうしても食べられない食材の話ばかりになりがちです。そこで、この章では、痛風（高尿酸血症）の人でも、こうすればいろいろな料理が食べられるということを中心に食事療法の基本を紹介します。

痛風（高尿酸血症）の食事療法のポイントは主に以下の8つです。

①栄養のバランスのよい食事を1日3食きちんと食べる

痛風や高尿酸血症を改善する食生活の基本は、まず、5大栄養素（炭水化物、たんぱく質、脂質《ししつ》の3大栄養素にビタミン、ミネラルを加えたもの）と食物繊維のバランスがとれた食事です。そして、主食《しゅしょく》、主菜《しゅさい》、副菜《ふくさい》と、いろいろな食材をまんべんなく、1日3食、規則正しく食べることが大切です。数多くの食品を少しずつ食べることで、栄養のバランスもよくなります。

②必要なエネルギー量を適切にとる

痛風（高尿酸血症）の患者さんには、肥満（特に内臓脂肪型肥満）の人が多いことがわかっています。肥満は、痛風に合併しやすい脂質異常症、高血圧症、耐糖能《たいとうのう》異常、虚血性心疾患、脳血管障害など多くの生活習慣病の原因になります。まず、食べる総量を減らして肥満を解消し、オーバーしている体重を落として適正体重にするためのエネルギー量を計算しましょう。男性では1日に1400〜1800キロカロリー、女性で1200〜1600キロカロリーが目安です。ただし、急激に減量しないで、1カ月に2kg前後減らす

のが無理のない減量です。

③高プリン体食品を多く含む食品を大量に、つづけて食べない

痛風（高尿酸血症）の原因となる尿酸がプリン体の老廃物であることから、以前は、痛風の食事療法ではプリン体を多く含む食品を食べないように制限されました。

しかし、その後の研究で、食事とともに摂取されたプリン体は、一部は腸で吸収されますが、それ以外は腸内細菌で分解され排泄されてしまうことがわかり、きびしく制限されることはなくなりました。ただし、プリン体を特に多く含むレバーやモツ、いわしやさんまなどの内臓類をつづけてたくさん食べることは避けましょう。

④肉や魚などのたんぱく質食品をとりすぎない

肉や魚などのたんぱく質にはプリン体が多く含まれています。たんぱく質を多量にとると、尿酸の産生が増加するので、肉や魚のたんぱく質はとりすぎないようにしましょう。プリン体の少ない卵（鶏卵《けいらん》）や豆腐、牛乳、乳製品などはおすすめのたんぱく質食品です。

肉を食べる場合は、できるだけモモ肉やヒレ肉などの脂肪が少ない部位にしましょう。また、プリン体は水にとけやすいので、肉類はゆでたり煮たりすると、かなり減らすことができます。

⑤野菜をたくさん食べる

腎臓から尿酸をたくさん排泄させるには、尿をアルカリ性にすることが必要です。尿が酸性だと尿酸がとけにくいので、排泄がスムーズにいかないだけではなく、尿路結石ができやすくなります。野菜は、ビタミンやミネラルが豊富なアルカリ性食品です。野菜のほか、いも類や海藻類、きのこなどをたくさん食べると、尿がアルカリ性になります。なお、くだものには果糖《かとう》が含まれているので、肥満の原因になり、また尿酸値も上げやすいので、とりすぎには注

■肥満の有無と尿酸値

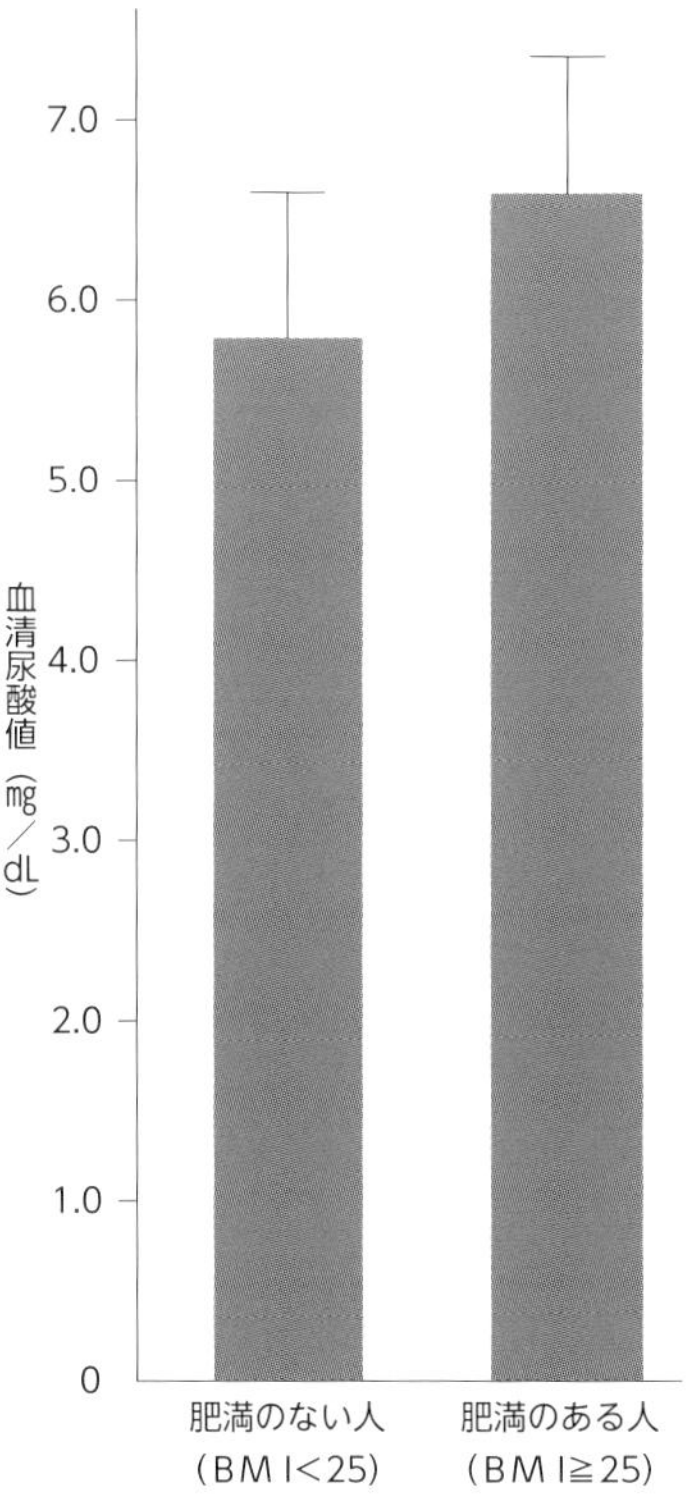

（『やさしい痛風の自己管理』鎌谷直之監修・山中寿著・医療ジャーナル社）

意が必要です。

⑥アルコールを控える

アルコールが問題となるのは、含まれるプリン体の量ではなく、アルコールそのものに尿酸の産生を促し、尿酸の排泄を抑える作用があるためです。また、飲みすぎると、中性脂肪を増やすので、肥満の原因になります。1日にビールならば500mL1本、日本酒ならば1合、ウイスキーならシングル2杯、焼酎なら2分の1合、ワインならグラス2杯を目安にして、1週間に2日以上は休《きゅう》肝日《かんび》をつくりましょう。

⑦塩分を控える

痛風の合併症は、動脈硬化や高血圧が原因の病気がほとんどです。日ごろから塩分が多い食品を避け、味つけを薄くして、合併症を防ぎましょう。

⑧水分をたっぷりとる

「尿路管理」（134ページ）のところでも説明したように、尿酸をたくさん排泄するには、尿量を増やす必要があります。1日に2L以上排尿するようにしなければなりませんが、そのためには目安として水分を1日に2～2・5Lはとるように心がけましょう。ただし、砂糖が入っている缶コーヒーやジュース、炭酸飲料水は避けて、水や麦茶、ウーロン茶などを飲みましょう。

毎日の食事で気をつける点

肥満の人には、「満腹になるまで食べる（大食い）」「早食いをする」「野菜がきらい」「脂《あぶら》っこいものや甘いものが好き」「間食《かんしょく》をする」といった傾向があります。肥満を解消し、尿酸値を下げるためには、まずこうした傾向を改めることが必要です。

規則正しい食習慣をつけるためには、**食事は1日3回、できるだけ決まった時間に食べる**ようにすることが大切です。食事を抜くと、脂肪がつきやすくなります。特に、朝食を抜くと、空腹の時間が長くなるため、体が脂肪をたくわえやすい体質に変わってしまうので、できるだけ朝食はきちんととりましょう。朝食は、脂質の少ない、ごはんに納豆、みそ汁といった和食が理想的です。バターやジャムをたっぷり塗ったトーストに砂糖入りのコーヒー、といった朝食は、糖質や脂質のとりすぎになるので要注意です。

また、1日の摂取エネルギー量を調節する上でも、1日2食より3食のほうがコントロールしやすいという面があります。昼食をちょっと食べすぎたな、というような場合は夕食を軽くするとか、1日の摂取エネルギーをトータルで調整できます。

食事はよくかんで、ゆっくり食べ

ることが大切です。早食いの人は、満腹感を感じる前に食べすぎてしまいます。時間をかけてよくかめば、「腹八分」で満腹感が得られます。

間食は、できるだけ控えます。特に、甘い洋菓子や菓子パンなどは高カロリーなので要注意です。コーヒーや紅茶には砂糖やミルクを入れない、ジュースなどの甘いものはできるだけ飲まない、なども大切なポイントです。

深夜のエネルギー摂取も肥満の原因になるので、夜9時以降は食べないようにしましょう。

毎日の献立を見直すことも必要です。トンカツやフライドチキン、焼肉など、油を使った料理、脂肪分の多い肉料理が中心になっている場合は、できるだけ和食中心の献立に変えましょう。

ただ、和食は、みそやしょうゆなど、塩分が多くなりやすいという欠点があります。特にみそ汁は1杯あたり約2gの塩分を含むので、飲みすぎないことが大切です。また、和食はどうしてもカルシウムが不足しやすいので、チーズや牛乳などの乳製品をあわせてとるようにするとよいでしょう。

■ 痛風（高尿酸血症）になりやすい人の食生活

●早食いで大食い
痛風（高尿酸血症）の人の60％に肥満があるといわれます。肥満度が大きくなるほど尿酸値は高くなります。

●てんぷらや揚げものなど脂っこい料理が好き
油脂類をとりすぎるとエネルギー過剰となり、肥満の原因になります。

●昼は外食やコンビニ食が多い
栄養のバランスが悪い食事になりがちです。また、外食は味つけが濃いものが多く、塩分をとりすぎる傾向があります。

●朝は食べないことが多い
食事を抜くと、次の食事で「大食い」になりがちです。特に朝食を抜くと、中性脂肪が増え、肥満をまねきます。

●間食や夜食が多い
特に洋菓子や菓子パンなどは高カロリーです。夜食もエネルギーの過剰摂取につながります。

●レバーや白子《しらこ》、魚の干物が好き
プリン体を多く含む食品を一度にたくさん食べたり、つづけて食べると、尿酸値が上昇します。

●野菜がきらい
野菜や海藻類、きのこなどには、酸性の尿をアルカリ性にして、尿酸の排泄を促進する働きがあります。

●毎晩お酒を飲む
アルコールは尿酸の産生を促します。また、飲みすぎると、中性脂肪を増やすので、肥満の原因になります。

基本は栄養バランスのよい食事

Point
▼主食・主菜・副菜をそろえて栄養バランスをとる
▼多種類の食品を少しずつ食べると多くの栄養素がまんべんなくとれる
▼理想の献立は「一汁三菜」の和食。これにくだものや乳製品を加える

それぞれの栄養素は関連しあって働いている

痛風（高尿酸血症）を改善する食生活の基本は、第一に、栄養バランスのよい食事をすることです。

栄養バランスのよい食事がなぜ大切かといいますと、食事内容に偏《かたよ》りがあると、せっかく摂取した栄養素を十分に活用できないからです。

たとえば、ビタミンB_1が不足すると、炭水化物からエネルギーを十分につくり出すことができません。また、ビタミンB_2が不足すると、脂質からエネルギーをつくり出すことができなくなるだけでなく、成人の場合は動脈硬化につながるおそれもあります。

このように、食事から摂取した栄養素は、互いに密接に関連しあいながら働いているのです。

主食・主菜・副菜で栄養のバランスをとる

炭水化物、**たんぱく質**、**脂質**を3大栄養素といいます。これに、**ビタミン**、**ミネラル**を加えた5大栄養素と、「第6の栄養素」といわれる**食物繊維**をバランスよくとることが大切です。

栄養素には、①エネルギーをつくり出す②体をつくる③体の調子をととのえる、という3つの大切な働きがあります。この働きを食事におきかえると、次のようになります。

①エネルギー源となる炭水化物を摂取するための「主食《しゅしょく》」。ごはん、パン、めん類などが主食となります。

②体をつくるたんぱく質や脂肪を摂取するための「主菜《しゅさい》」。肉、魚、大豆製品、卵、乳製品などを用いた、主になるおかずです。

③体の調子をととのえるビタミンやミネラル、食物繊維などを摂取するための「副菜《ふくさい》」。野菜、きのこ、海藻などを用いた、小さなおかずです。

この3種類をそろえることで、栄養バランスをととのえることができるようになります。

和食は理想的なバランス献立

栄養のバランスをとるには、主食・主菜・副菜のそろった献立にすることがポイントです。また、食品は、種類によって含まれている栄養素が異なるため、できるだけ多くの種類の食品を少量ずつ食べれば、それぞれの食品に含まれるさまざまな栄養素をまんべんなくとることができ、結果的に栄養素のバランスがよくなります。

多種類の食品を少量ずつまんべんなくとるには、主食、主菜、副菜がそろった「一汁三菜《いちじゅうさんさい》（ごはんに汁もの、主菜1品と副菜2品）」の和食が理想的です。和食は、ごはんを主食に、魚介類や野菜類、豆類、いも類などの多様な食材をおかずの材料にするので、さまざまな栄養素をバランスよくとることができます。これに、適量のくだものや牛乳、乳製品を加えると、さらに栄養素のバランスがよくなります。ただし、くだものには尿酸値を上昇させる作用のある果糖《かとう》が含まれるので、夕食後に食べるのは避けて、間食で食べるようにするなどの工夫が必要です。

■理想の献立は「一汁三菜」の和食

主食
ごはん、パン、めん類など。毎食適量とります。パンやめん類には塩分が含まれているので、食べすぎに注意。ごはんがおすすめです

汁もの
野菜、海藻類、いも類をメインに。具だくさんにすれば副菜にもなります。みそ汁は塩分が多いので、原則1日1杯まで

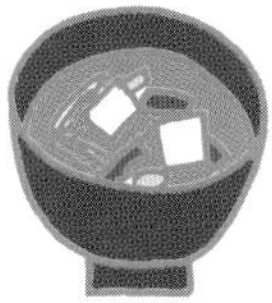

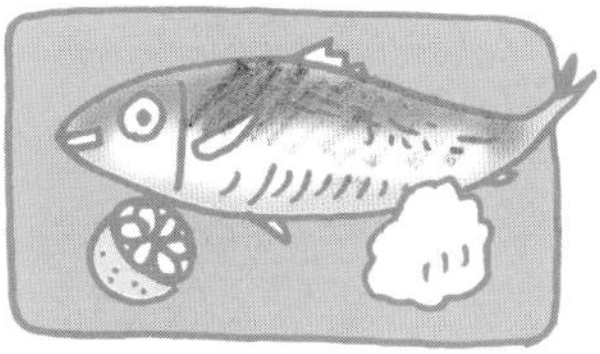

主菜
魚介類や肉、卵（鶏卵）、大豆製品を主材料としたメインのおかず。毎食1品。主にたんぱく質を補給します。肉は控えめにし、毎食材料をかえると栄養のバランスがよくなります。一般にたんぱく質にはプリン体が多く含まれるので、とりすぎには注意が必要

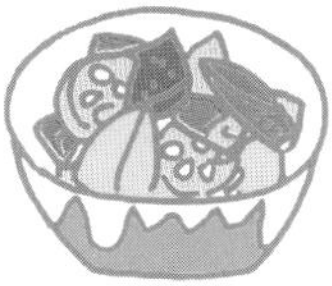

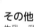

副菜
野菜、いも類、きのこ、海藻類を主材料としたおかず。主にビタミンやミネラル、食物繊維を補給します。尿のアルカリ化に役立つ野菜はたくさん食べましょう

副々菜
主に副菜にない食材を使ったおかず。おひたし、酢のもの、あえもの、つけものなど

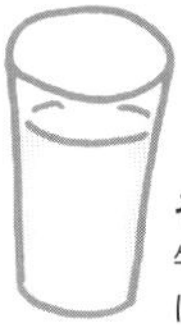

その他
牛乳、乳製品、くだものなどを適量。くだものには果糖が含まれるので、食べすぎに注意

自分の適正エネルギー量を知る

Point
- ▼まず自分に必要な1日の摂取エネルギー量（適正エネルギー量）を知る
- ▼次に自分の日ごろの活動がどの程度のものかを推測する
- ▼適正体重と生活活動の強度がわかれば、必要なエネルギー量がわかる

自分の生活に見合った食事の量にすることが大切

尿酸値の上昇には肥満が深くかかわっていることがわかっています。痛風（高尿酸血症）の人は、①**食事で摂取エネルギー量を減らす**②**運動で消費エネルギー量を増やす**、の2つの方法を同時に行って肥満を解消することがきわめて重要です。

食事で摂取エネルギー量を減らすには、まず、自分に必要な1日の摂取エネルギー量がどのくらいかを知ることが大切です（左ページの表で計算できます）。

次に、自分の日ごろの活動がどの程度のものかという「生活活動の強度」を推測します。ほとんどの人は、次の4つのうちのどれかにあてはまります。

●軽い

散歩、買い物など、比較的ゆっくりした1時間程度の歩行のほかは、ほとんど座って、読書、勉強、テレビや音楽鑑賞などをしている生活。デスクワークが中心の仕事（一般事務、研究職など）や幼児のいない主婦、高齢者など。体重1kgあたりの必要エネルギー量は約25キロカロリーです。

●中くらい

通勤や仕事で2時間程度の歩行や乗車をしたり、接客や家事など、比較的立って行う作業が多い生活。製造業、小売業、サービス業、輸送業など。また、幼児のいる主婦など。体重1kgあたりの必要エネルギー量は25〜30キロカロリーです。

●やや重い

「中くらい」のレベルの人が、さらに1日1時間程度の速歩《そくほ》やサイクリングなどを行っている生活。あるい

は、農業や漁業、運搬業など、比較的きつい作業に従事している場合。体重1kgあたりの必要エネルギー量は30～35キロカロリーです。

●重い

1日に1時間は激しいトレーニングをしたり、きつい作業（建築・建設の作業現場など）に従事する生活。体重1kgあたりの必要エネルギー量は35～40キロカロリーです。

適正体重と生活活動の強度で必要なエネルギー量がわかる

上の①で得られた自分の適正体重と、②の生活活動強度から、1日に必要とする適正な食事量（エネルギー量）を知ることができます。適正体重は、もっとも病気になりにくい理想的な体重です。

たとえば、適正体重が65kgで、生活活動強度が「中くらい」にあてはまる人の場合は、65に25～30を掛けた数字（1625～1950キロカロリー）が適正なエネルギー量です。

ただ、自分で食事のたびにカロリーを計算することはむずかしいので、実際には、主治医や管理栄養士が、ふだんの食習慣や個性などを考えあわせて、具体的な食事の内容を指示してくれます。

■ あなたに必要なエネルギー量（適正エネルギー量）は？

適正体重(kg) × 適正体重１kgあたりのエネルギー量 ＝ 適正エネルギー量

①適正体重は何kgですか？

適正体重＝身長（m）×身長（m）×22

②生活活動強度「軽い」「中くらい」「やや重い」「重い」のどれですか？

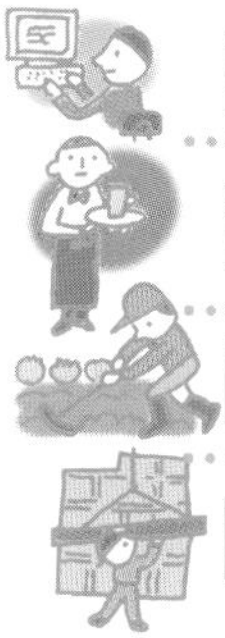

軽　い	適正体重１kgあたりのエネルギー量は **約25キロカロリー**
中くらい	適正体重１kgあたりのエネルギー量は **25～30キロカロリー**
やや重い	適正体重１kgあたりのエネルギー量は **30～35キロカロリー**
重　い	適正体重１kgあたりのエネルギー量は **35～40キロカロリー**

③１日に必要なエネルギー量を求めます

適正体重 □ kg × 生活活動強度に応じた「適正体重1kgあたりのエネルギー量」 □ キロカロリー ＝ □ キロカロリー（これが、あなたの1日に必要な適正エネルギー量です）

プリン体の多い食品をとりすぎない

Point
- ▼食事によるプリン体摂取は全体の10～20%。神経質になる必要はない
- ▼高プリン体食品を大量に、つづけて摂取することは避ける
- ▼食品からのプリン体摂取は1日400mgを超えないようにする

きびしい食事制限は過去の話

かつては、食品に含まれるプリン体が尿酸を増やすという理由で、プリン体の多い食品がきびしく制限されましたが、現在では、尿酸をつくるプリン体の80～90%は体内でつくられ、**食事によって体内に入るプリン体の量は残りのわずか10～20%にすぎない**ことがわかっています。

しかも、食品に含まれているプリン体のほとんどが、腸管内で分解されてしまうこともわかっています。

ですから、最近では、プリン体が極端に多く含まれる高プリン体食品を大量に、連続して食べすぎない限り、プリン体が含まれる食品についてはそれほど神経質にならなくてもよいといわれています。

実際に、食べものからのプリン体を制限しても、血中の尿酸値は1・0mg／dL程度しか低下しないといわれています。

さらに、尿酸代謝の研究が進み、尿酸をコントロールするよい薬剤が開発されたことも、痛風患者さんの食事によるプリン体制限が緩和された原因の一つといえます。

食品に含まれるプリン体を制限するよりも、肥満を解消するためにカロリーを制限し、栄養バランスのよい食事を規則正しくとることのほうが、はるかに痛風（高尿酸血症）の治療や合併症の予防には有効です。

プリン体が特に多い食品

ただし、食品からとったプリン体のほとんどが体内で分解されてしまうとはいえ、過剰摂取は禁物です。日常の食事ではそれほど気にする必

要はありませんが、プリン体を極端に多く含む食品を大量に、つづけて食べるのは避けなければなりません。

食品100g中に、プリン体を200mg以上含むものを**高プリン体食品（高プリン食）**といいます。プリン体は、細胞の核を構成する成分なので、ほぼすべての食品に含まれています。

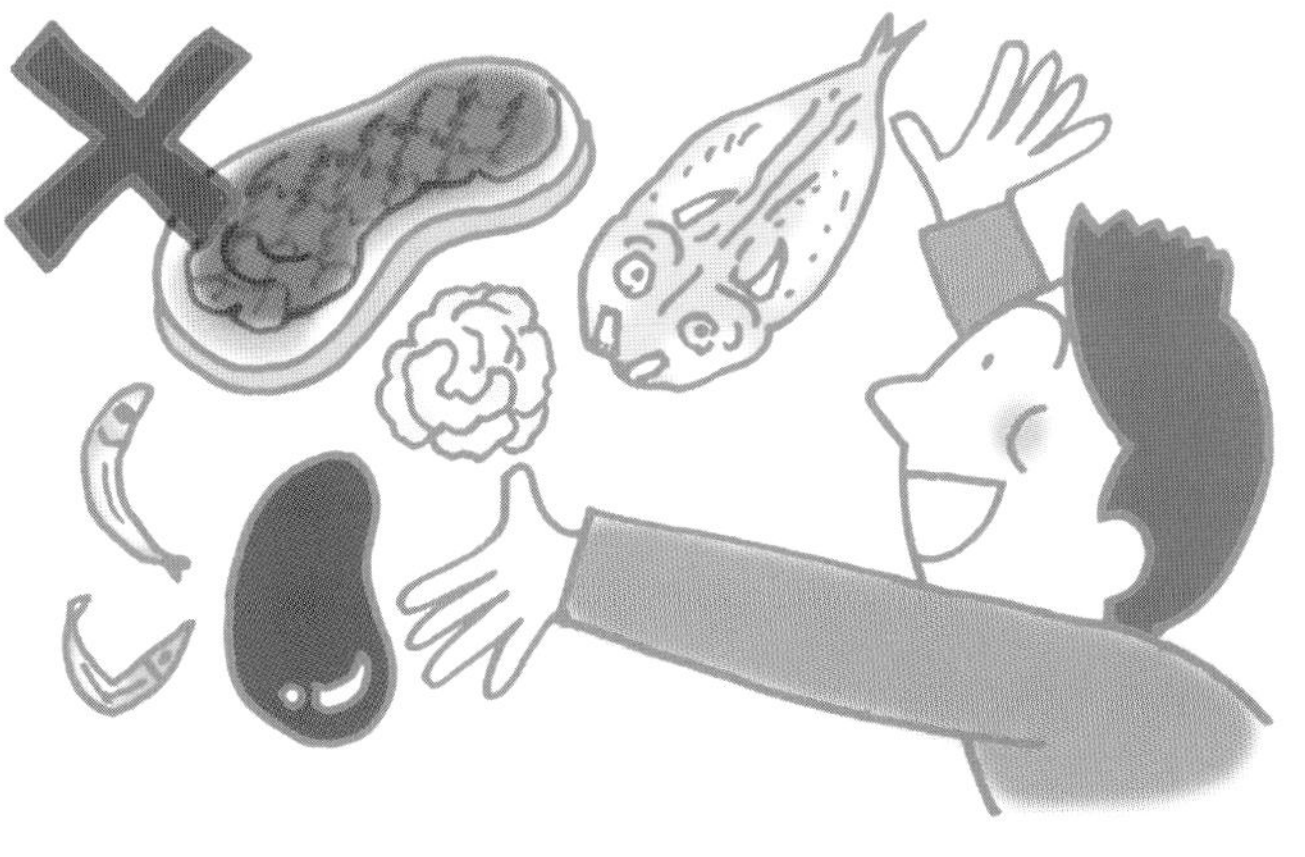

魚類、肉類は、部位によっても違いますが、全般にプリン体は多めです。特に、肉類ではレバーなどの内臓類に、魚類では白身の魚より赤身のかつおやまぐろなどに多く含まれています。意外に多いのが、いわしやあじ、さんまなど青背《あおぜ》の魚です。魚の干物《ひもの》は、水分が減った分、重量あたりのプリン体が増えます。

いわしは、かつおと並んで特にプリン体の多い魚ですが、めざし、煮《に》干《ぼ》し、しらす干し、ちりめんじゃこ、アンチョビ、オイルサーディンも同じいわしなので、プリン体を多く含みます。

煮干しだけでなく、かつお節、干しえび、干ししいたけなど、和食のだしとしてよく使われる食品もプリン体の多い食品です。プリン体は水溶性で、煮干しやかつお節などを使っただし汁には、プリン体がとけ出しますので、だし汁を使った料理には注意が必要です。だしをとる場合には、プリン体の少ない昆布だしがおすすめです。

ただし、煮干しでだしをとる場合でも、実際にみそ汁のだしとして使われるのは、お椀1杯に煮干し1〜2匹程度で、プリン体量はわずかなので、1日に1杯程度であれば特に問題はありません。かつお節の場合は、さらにプリン体量が少なくなります。みそ汁を毎食とりたい場合には、汁の量を少なめにし、その分野菜などの具をたくさん入れれば、1日3杯とってもかまいません。

ほかに、あん肝《きも》（酒蒸し）や白子《しらこ》、かにみそなど、いわゆる酒のつまみとして喜ばれる「珍味」もプリン体が多い食品です。アルコール自体にも尿酸の産生を促す作用がありますので、お酒を飲みながら、つまみにあん肝や白子などの珍味を食べるのは、痛風や高尿酸血症の人にはおすすめできません。

そのほか、ブロッコリーや大豆(特に納豆)、きのこ類も比較的プリン体を多く含みますが、最近の研究では、これらの摂取が尿酸値に影響することは少ないとされています。

プリン体摂取は1日400mgを超えないように

プリン体は、アミノ酸、脂肪と並んで3大旨味《うまみ》成分の一つといわれているほど、うまいものに多く含まれています。ですから、あまりプリン体を制限しすぎると、食事がおいしくなくなり、せっかくの食事療法が長つづきしません。

また、これらの高プリン体食品は、プリン体の含有量が多いことを除けば、栄養的にはすぐれた食品ばかりです。無理に制限すると、健康維持に支障が出ることさえ考えられますので、実際の食事では、食事量を全体的に減らして（総摂取カロリーを制限して）、その中においしいものを少しだけ加える、というふうな考え方で日々の献立を考えれば、無理なくつづけられるでしょう。

食品からのプリン体摂取は、**1日400mgを超えない**ことを目安にします。

特に、100gあたり200mg以上の高プリン体食品（高プリン食）を多量に、つづけて食べすぎないことが大切です。

プリン体をカットする調理法

食品中のプリン体の量は、調理の仕方によっても減らすことができます。

●ゆでる、煮る

プリン体は水にとけやすいため、肉や魚は、煮たりゆでたりすることで、余分なプリン体をかなり減らすことができます。ただし、煮汁は飲まないようにしましょう。

気をつけなければならないのは、魚介類や肉類の内臓を使った鍋ものです。プリン体は水にとけやすいので、魚や肉の内臓からとけ出た多量のプリン体を野菜が吸い込み、その野菜を食べることでプリン体を過剰に摂取してしまいます。

●焼肉よりしゃぶしゃぶ

肉を食べる場合は、焼いたり炒めたり、揚げたりするよりも、しゃぶしゃぶにすれば、プリン体だけでなく、余分な脂肪も落ちるので、より効果的です。

※各食品に含まれるプリン体の量については巻末の「食品・アルコールに含まれる　プリン体含有量一覧」を参照。

■ プリン体の多い食品と少ない食品

（100g中の総プリン体量）

プリン体の量	主な食品
きわめて多い（300mg以上）	鶏レバー　まいわしの干物　白子（イサキ、ふぐ、たら）あん肝（酒蒸し）　太刀魚　健康食品（DNA／RNA、ビール酵母、クロレラ、スピルリナ、ローヤルゼリー）など 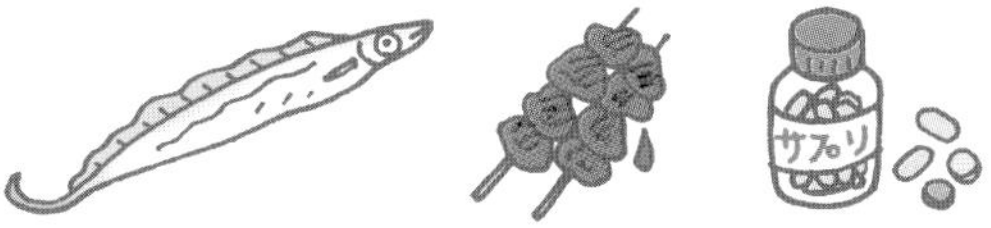
多い（200～300mg）	豚レバー　牛レバー　かつお　まいわし　大正えび　オキアミ　干物（まあじ、さんま）など 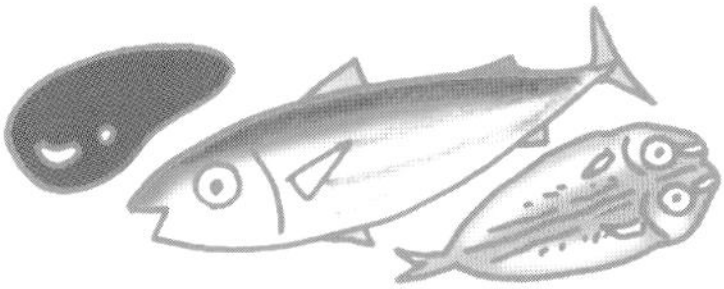
中程度（100～200mg）	肉（豚・牛・鶏）類の多くの部位や魚類など ほうれんそう（芽）　ブロッコリースプラウト 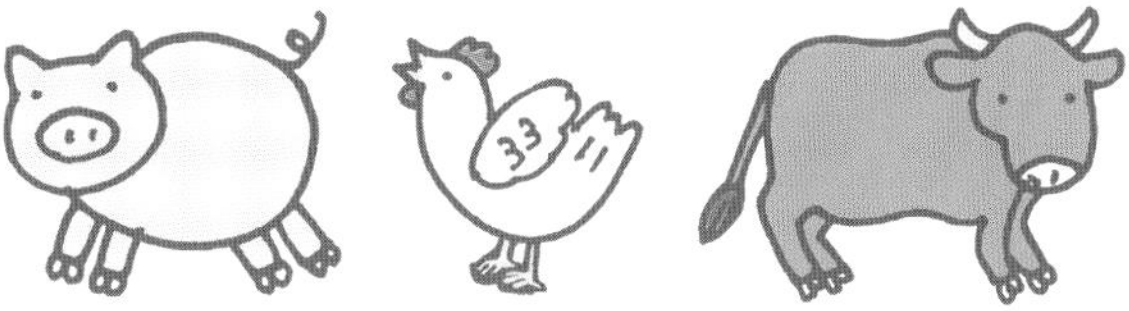
少ない（50～100mg）	肉類の一部（豚や牛の肩ロースなど、羊）、魚類の一部（ウナギ、タラなど）、加工肉類など、ほうれんそう（葉）、カリフラワー 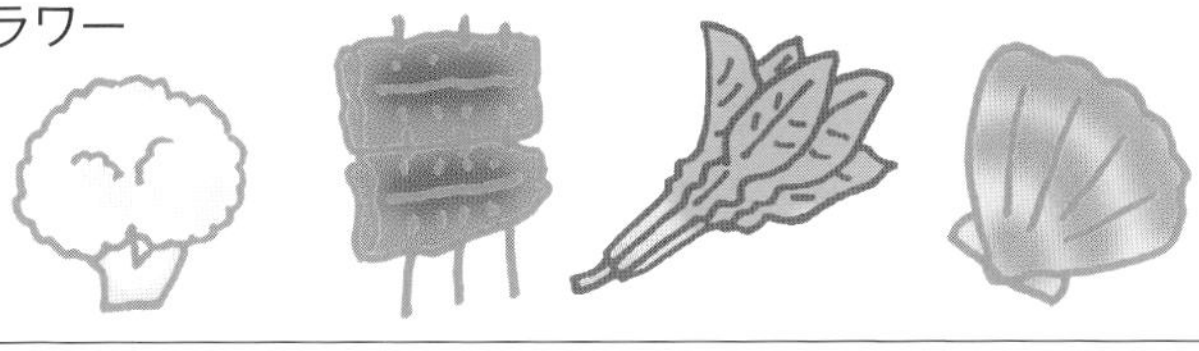
きわめて少ない（50mg以下）	野菜類全般、米などの穀類、卵（鶏・うずら）、乳製品、豆類、きのこ類、豆腐、加工食品など 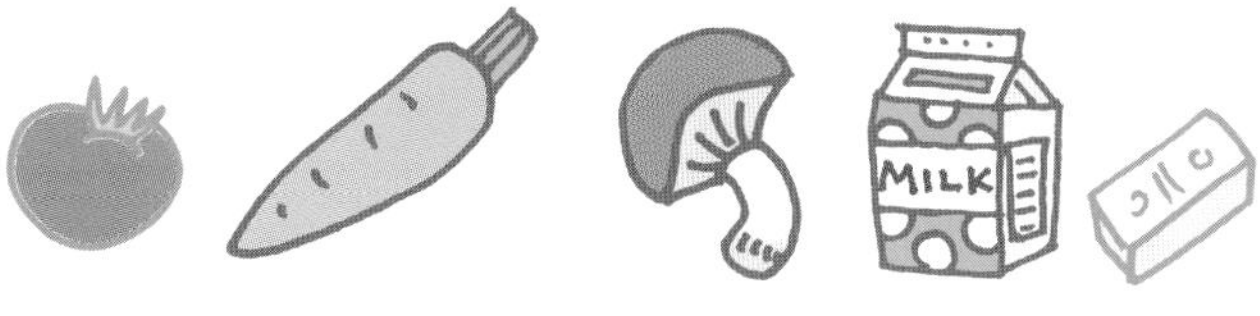

（日本痛風・核酸代謝学会編『高尿酸血症・痛風の治療ガイドライン　第3版』〈2019年改訂〉）

尿をアルカリ化する食品をとる

Point
- ▼酸性の尿をアルカリ化すれば尿酸がとけやすくなる
- ▼尿をアルカリ化する代表的な食品は野菜、海藻、きのこ類など
- ▼尿をあまりアルカリ化しすぎても、カルシウム結石などができるので要注意

酸性尿をアルカリ化して尿酸の排泄を促進する

　健康な人の尿は、pH《ペーハー》が5〜8の間で変化しますが、ふつうは弱酸性に保たれています（pH7が中性）。**尿酸は酸性の尿にとけにくく、アルカリ性の尿にとけやすい**という性質があります。痛風や高尿酸血症の人は、pHが5・5以下の酸性に傾いていることが多く、そのため尿酸が尿にとけにくくなって、尿路結石などができやすい一因となっています。

　尿のpHは食事の内容によって左右されるので、痛風や高尿酸血症の人は、積極的に尿をアルカリ化する食品をとることがすすめられます。

　尿をアルカリ化する代表的な食品は、**野菜**や**海藻**、**きのこ類**です。野菜や海藻には、水分も多く含まれているので、尿量が多くなり、尿酸の排泄量を増やしてくれるという効果もあります。また、ビタミンやミネラルを多く含み、しかも低カロリーなので、たくさん食べても安心です。野菜に多いビタミンCには、尿酸塩を腎臓から尿へ排泄する作用があるといわれます。

　くだものにも尿をアルカリ化する働きがありますが、くだものには尿酸値を上昇させやすい果糖《かとう》が多く含まれており、しかも体に吸収されやすいという特徴があるため、食べすぎはカロリー増加をまねきます。

尿がアルカリ化しすぎてもいけない

　ただし、尿があまりにアルカリ化しすぎると、今度はリン酸カルシウムや尿酸ナトリウムの結晶ができやすくなるので、**尿のpHは6・0以上7・0未満を目標**とします。

■ 尿をアルカリ化する食品と酸性化する食品

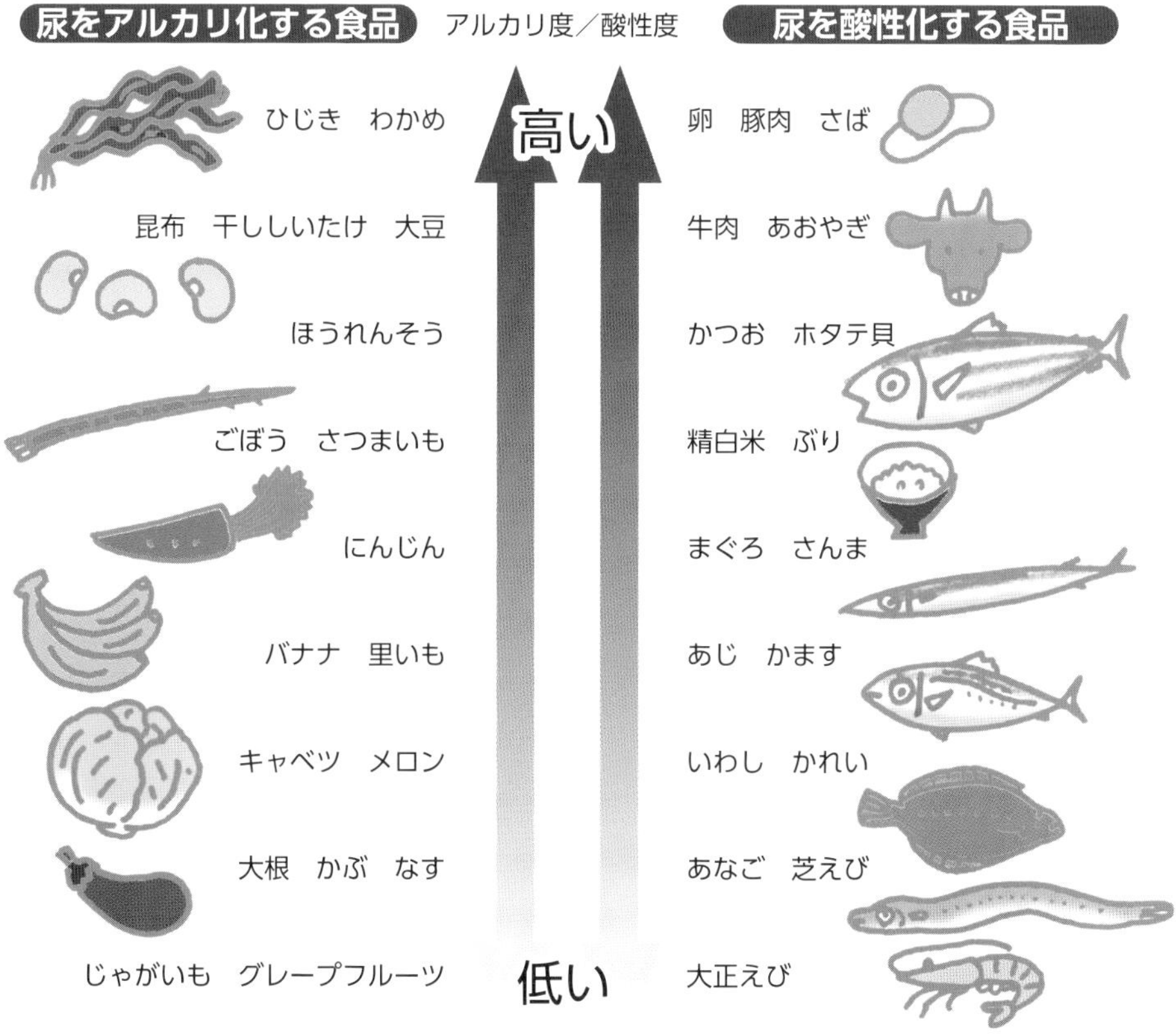

MEMO

酸性食品とアルカリ性食品

肉、魚、玄米などを燃やすと、たんぱく質、脂質、炭水化物が燃えて、あとに灰が残ります。この灰の成分は硫黄《いおう》、塩素、リンなどのミネラルです。これらのミネラルは、体内でそれぞれ、硫酸《りゅうさん》、塩酸、リン酸となり、リトマス試験紙では酸性を示します。

このようなミネラル成分が含まれている食品を「酸性食品」といいます。

一方、野菜やくだもの、海藻、きのこ類を燃やすと、ナトリウム、カリウム、カルシウム、マグネシウムなどのミネラルが残ります。これらのミネラルは、リトマス試験紙ではアルカリ性を示します。

このようなミネラル成分を含む食品を「アルカリ性食品」といいます。

野菜は1日350g以上とる

Point
- ▼野菜に多く含まれるビタミンCには尿酸塩の排泄を促進する働きがある
- ▼野菜の1日の摂取目標は350g。低カロリーなのでたくさん食べてもよい
- ▼緑黄色野菜と淡色野菜をバランスよく食べることが大切

野菜には、ビタミン、ミネラル、食物繊維がたっぷり

野菜は、ビタミンやミネラル、食物繊維が豊富なアルカリ性食品です。また、水分も多く含むので、尿量が増加し、尿酸の排泄量を増やしてくれるという効果もあります。しかも、野菜は低カロリーなので、たくさん食べても心配ありません。

野菜は、生で食べるよりも、煮る、ゆでる、蒸す、炒めるなどの方法のほうが、たくさん食べられます。

野菜に多いビタミンCには、痛風発作の原因となる尿酸塩を排泄する作用があるとされています。

ただし、ビタミンCは、水にとけやすく熱に弱いという性質があるので、手早く調理する必要があります。

また、生で食べる場合は、マヨネーズやドレッシングに含まれる塩分に注意しましょう。

緑黄色野菜と淡色野菜をバランスよく食べる

野菜の1日の摂取目標量は350gです。理想的には、野菜の中でも緑黄色野菜《りょくおうしょくやさい》（ブロッコリー、ほうれんそう、にんじんなど）から3分の1（120g）、残りの3分の2（230g）を淡色野菜《たんしょくやさい》（キャベツ、なす、カリフラワーなど）からとるとよいといわれています。

ほとんどの野菜は、プリン体を少量しか含んでいませんので、積極的な摂取がすすめられます。中には、カリフラワーやブロッコリーなどのように、100gあたり50mg以上のプリン体を含む「プリンリッチ野菜」と呼ばれるものがありますが、これらはたくさん食べても痛風の発症には関係しないといわれています。

■代表的な緑黄色野菜

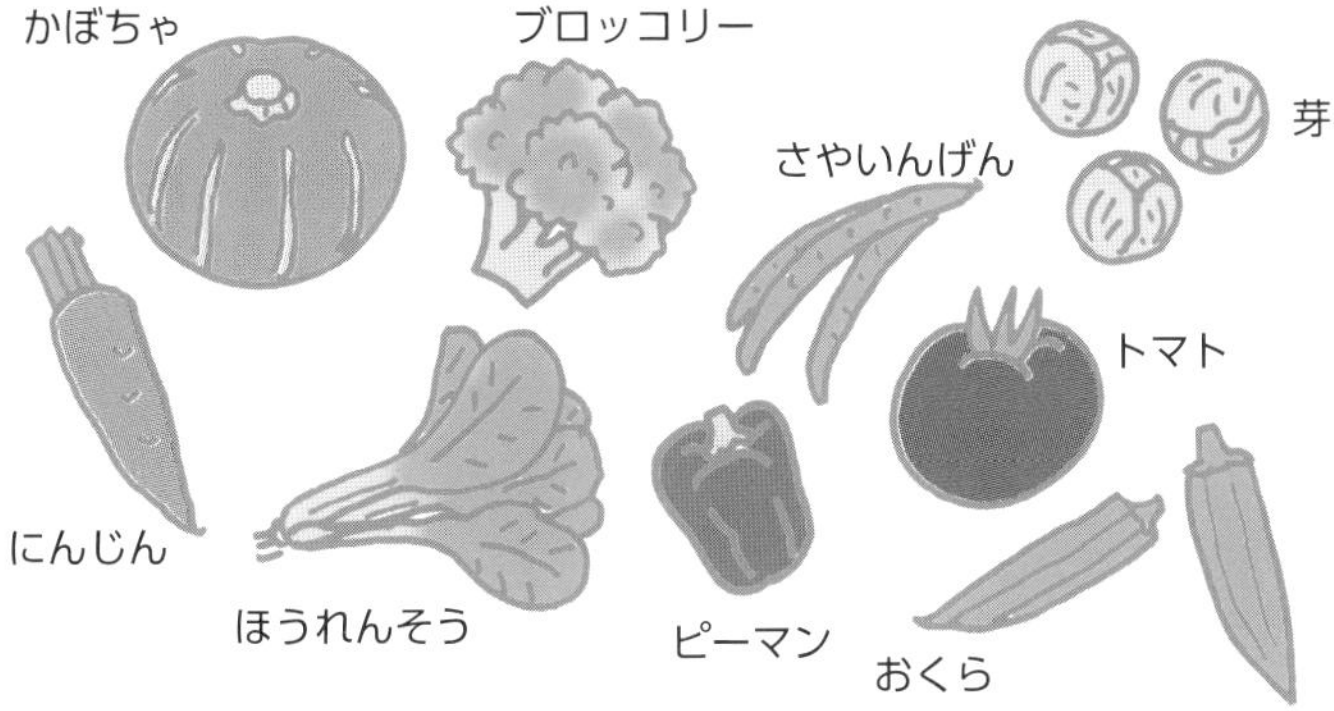

にら
春菊
小松菜
絹さや
グリーンアスパラ
チンゲンサイ
わけぎ

■代表的な淡色野菜

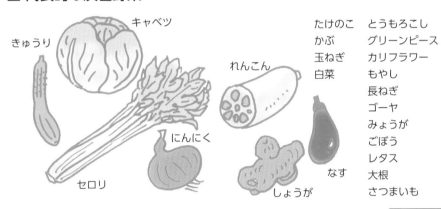

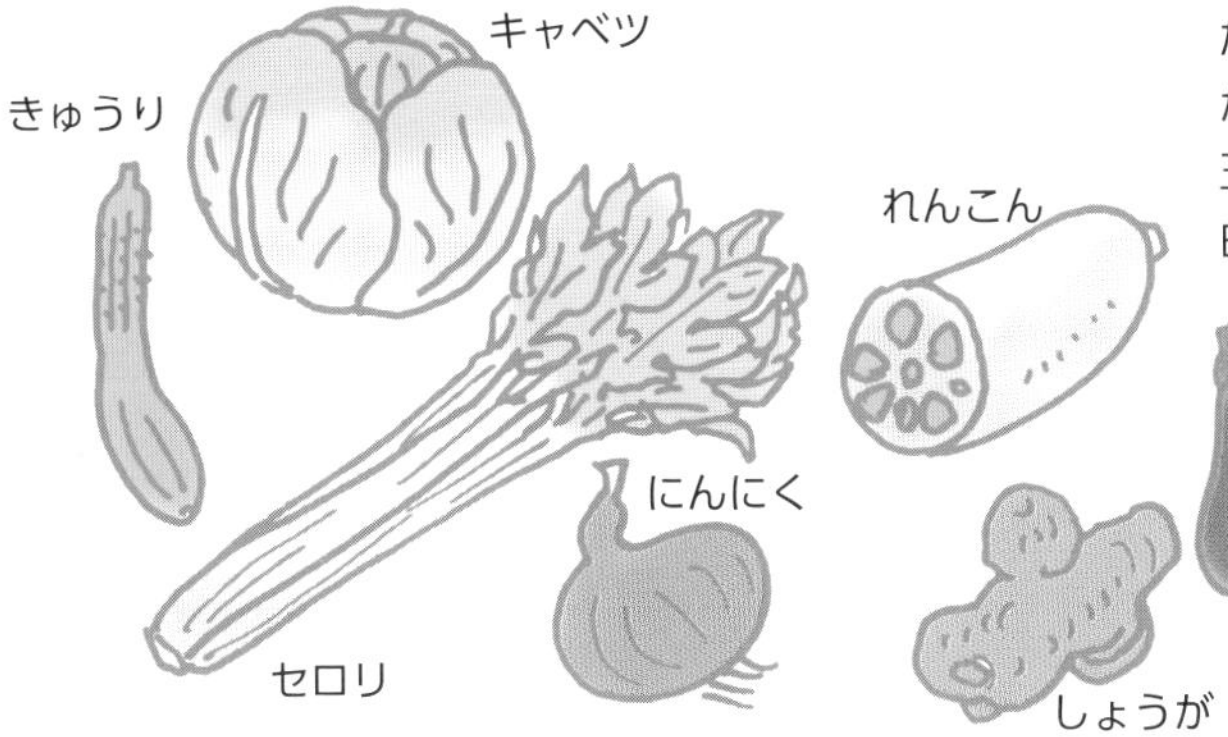

たけのこ
かぶ
玉ねぎ
白菜
とうもろこし
グリーンピース
カリフラワー
もやし
長ねぎ
ゴーヤ
みょうが
ごぼう
レタス
大根
さつまいも

MEMO

緑黄色野菜と淡色野菜

緑黄色野菜とは、ほうれんそう、にんじん、ブロッコリーなど、色の濃い野菜のことで、カロテンを100gあたり600μg（マイクログラム）以上含む野菜をさします。ただし、カロテンが600μg以下であっても、トマトやピーマン、さやいんげんなども緑黄色野菜に含まれます。

カロテンは、野菜やくだものの中の色素で、体内でビタミンAに変わります。

一方、淡色野菜とは、大根や玉ねぎ、キャベツ、レタスなど、概して見た目に色の薄い野菜のことをいいます。淡色野菜には、ビタミンCが比較的多く含まれています。

緑黄色野菜と淡色野菜は、含まれる有効成分が異なるので、どちらもまんべんなく食べるように心がけましょう。

食物繊維はプリン体の吸収を抑える

Point

▼食物繊維には腸内でのプリン体の吸収をさまたげる働きがある
▼野菜や海藻、きのこ類には食物繊維もたっぷり含まれている
▼食物繊維の1日あたりの目標摂取量は20～25g

食物繊維は第6の栄養素

食物繊維というのは、食品に含まれる難消化《なんしょうか》成分のことで、一部は腸内細菌によって分解・吸収されますが、大部分は人間の消化酵素では消化することができず、そのまま便として排出されます。

かつては、食物繊維は栄養価のない無価値な成分と考えられていましたが、現在では「第6の栄養素」としてその大切な働きが見直されています。

食物繊維には、**腸内でのプリン体の吸収を抑制する効果**があることがわかっています。

野菜や海藻、きのこ類は、尿をアルカリ化する食品ですが、同時に、これらの食品には食物繊維もたっぷり含まれています。

また、食物繊維には、次のような働きもあります。

●腸の動きを活発にして、便秘を解消する。
●コレステロールや脂肪の吸収をさまたげる。
●腸内の有害物質を取り込み体外へ排出する。
●塩分の吸収を抑えて高血圧を予防改善する。
●排便を促し、大腸がんを抑制する。

こうしたすばらしい働きのある食物繊維は、生活習慣病の予防という意味からも、ぜひ毎日積極的にとりたいものです。

食物繊維の**1日あたりの目標摂取量は20～25g**です。

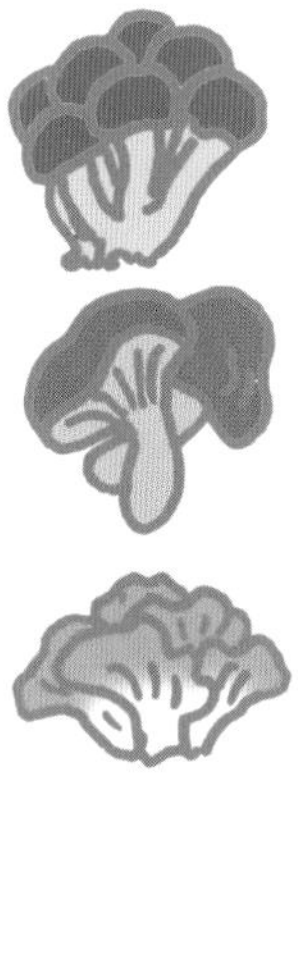

肉の上手な食べ方

Point

▼肉は良質のたんぱく質を含むが、プリン体も多いので、食べすぎない
▼肉を食べるときは、赤身肉など、できるだけ脂肪が少ない部位を選ぶ
▼調理の工夫によっても、かなり脂肪分を減らすことができる

肉は低脂肪の部位を選ぶ

肉は、良質のたんぱく質を豊富に含んだ食品ですが、同時に脂肪も多く、またプリン体も多く含まれています。

そのため、肉をたくさん食べすぎると、尿酸の産生が増加しますので、肉は、種類や部位に注意して、上手にとる必要があります。

牛肉や豚肉なら、もも肉やヒレ肉などのいわゆる赤身肉、鶏肉なら胸肉やささ身など、**できるだけ脂肪が少ない部位を選ぶ**ことがポイントです。

調理の工夫で脂肪分を減らす

また、肉は、調理の仕方によっても脂肪分を減らすことができます。

●肉は焼くよりも、ゆでたり煮たり蒸したりしたほうが、脂肪分を落とすことができる。
●フライパンで焼くよりも、グリルや網で焼いたほうが、脂肪分を減らすことができる
●フライパンで焼く場合は、フッ素樹脂加工のフライパンを使うと油を減らすことができる。とけ出た肉の脂《あぶら》はペーパータオルなどでふき取る。
●厚みのある肉は、薄切りにすると脂がよく落ちる。
●牛肉や豚肉の脂身や鶏肉の皮などは、調理の前に切り取っておく。
●ベーコンの薄切りなどは、調理の前に熱湯をまわしかけると、余分な脂肪が落とせる。
●バラ肉など脂肪の多い肉は、熱湯で軽く下ゆでをすると、脂肪を減らせる。

牛乳・乳製品は毎日適量とる

Point
- ▼牛乳や乳製品はプリン体が非常に少ないアルカリ性食品
- ▼栄養のバランスをとるためにも、毎日適量とりたい
- ▼とりすぎるとエネルギー過多となり、体重増加をまねくので注意する

乳製品には尿酸値を下げる効果がある

　牛乳や乳製品は、すぐれた高たんぱく食であるとともに、**プリン体がきわめて少ないアルカリ性食品**です。不足しがちなカルシウムも豊富に含みますので、栄養のバランスをとるためにも、毎日適量とることをおすすめします。

　また、牛乳や乳製品、特に低脂肪乳には、尿酸値を下げる効果があることが近年の研究で明らかになりました。アメリカの疫学調査によれば、乳製品の摂取量が増えるにつれて、痛風発症のリスクが低下することがわかりました。一方、プリン体を多く含む肉や魚介類の摂取量がもっとも多いグループは、もっとも少ないグループよりリスクが高いという結果が出ました。

　牛乳や乳製品が尿酸値を下げる理由としては、牛乳に含まれる**カゼインとラクトアルブミン**というたんぱく質が、腎臓からの尿酸の排泄を促し、尿酸値を下げるためと考えられます。

　ただし、乳製品には乳糖《にゅうとう》が含まれているため、とりすぎるとエネルギー過多となり、体重増加をまねきます。**牛乳なら、1日200mLを目安**に、なるべく低脂肪・無脂肪のものを選ぶようにしましょう。チーズは、1日20gくらいが目安です。低脂肪のカッテージチーズならエネルギーも低めです。牛乳が苦手な人にはヨーグルト（無糖のもの）がおすすめです。

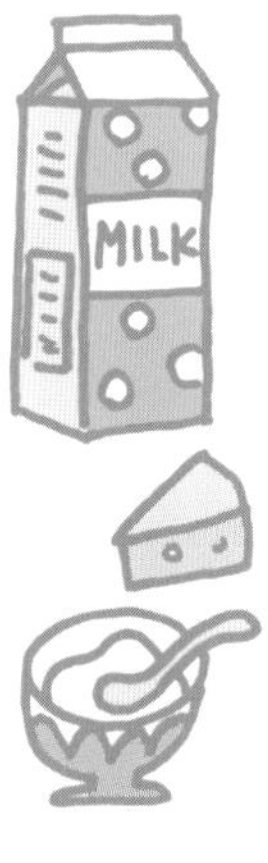

くだものに含まれる果糖は要注意

Point
- ▼くだものはビタミンやミネラルを多く含むアルカリ性食品
- ▼くだものには果糖が含まれるので、過剰に摂取すると尿酸値を上げる
- ▼砂糖が含まれるジュースも要注意。のどが渇いたら水を飲む

体によいくだものもとりすぎると尿酸値を上げる

くだものは、ナトリウム、カリウム、カルシウム、マグネシウムなどのミネラルやビタミン、食物繊維をたくさん含むアルカリ性食品です。

カリウムには、体内の塩分を排泄する働きがありますので、生活習慣病の予防に役立ちます。

ただ、くだものには、ブドウ糖、果糖、ショ糖などの糖質が多く含まれています。くだものに含まれる果糖（フルクトース）は、糖分の中でも特に中性脂肪をつくる働きが強いので、食べすぎると肥満をまねくだけでなく、果糖の一部は代謝されて尿酸になることが報告されています。食品に含まれるプリン体からできる尿酸より、果糖やアルコールの燃焼によってできる尿酸のほうがはるかに多いともいわれます。

くだものの**1日の摂取量は80キロカロリー（100〜200g）を目安**にして、それ以上とりすぎないように気をつけましょう。

具体的には、グレープフルーツなら中1個、バナナなら中1本、みかんなら中2個、りんごなら中2分の1個ぐらいの量です。

注意しなければならないのが、ジュースです。「果汁100％」とうたっているジュースでも、「濃縮果汁還元ジュース」の場合は約10％の砂糖が含まれています。のどが渇いたからといって、ジュースなどをがぶ飲みするのは禁物です。のどが渇いたら、水かお茶を飲むようにしましょう。

また、くだものの缶詰やドライフルーツ、ジャムは、少量でも高エネルギーなので、避けましょう。

塩分を控える

Point
- ▼塩分のとりすぎは高血圧をまねく。摂取量は1日8・0g未満が目標
- ▼塩分はいろいろなものに含まれるので、まず薄味に慣れることが大切
- ▼調理の工夫によっても塩分を減らすことができる

塩分摂取量は成人男性で1日8・0g未満が目標

塩分のとりすぎは、高血圧症の原因になります。痛風（高尿酸血症）の人は高血圧症を合併しているケースが多く、尿酸値も血圧もどちらも高いと動脈硬化が進行しやすいといわれています。動脈硬化は、脳出血や脳梗塞、狭心症、心筋梗塞などの重大な病気を引き起こしますので、そうならないためにも、塩分の摂取量を減らすことが大切です。

現在、日本人の塩分の1日平均摂取量は約12gといわれています。『日本人の食事摂取基準（2015年版）』では、ナトリウム（食塩相当）の摂取量の目標として、成人男性で1日に8・0g未満、女性の場合は7・0g未満となっています。ただし、**高血圧の人の場合は、1日の塩分摂取量を6・0g未満**にすることがのぞましいとされています。

時間をかけて少しずつ薄味に慣れる

私たちは、毎日の食事で、知らず知らずのうちにかなりの塩分を摂取しています。たとえば、食パン2枚で約1・5g、インスタントラーメン1杯で約4g、あじの干物1枚で約2・4g、たくあん1切れで約1gで、これだけで塩分量は約8・9gにもなります。

塩分は、塩やしょうゆ、みそ、トマトケチャップ、ソース、ドレッシングといった調味料のほか、肉や魚、卵といった天然・自然の食材自体にも含まれています。また、ハムやソーセージ、ベーコン、かまぼこといった肉や魚の加工食品にも多く含まれています。ですから、1日の塩分

摂取量を8・0g未満にするといっても、自分が食べる食品中にいったいどれぐらいの塩分が含まれているかを把握していないと、なかなか塩分を減らすことは困難です。

急に塩分を減らすことはむずかしいので、まずは1日の塩分摂取量を10g以下にすることを目標として、少しずつ時間をかけて薄味に慣れていくようにしましょう。

調理の工夫で塩分を減らす

薄味を心がけるだけでなく、塩分をとりすぎない食べ方や調理の仕方にも工夫が必要です。

たとえば、昆布や干ししいたけなどの「だし」の旨味を上手に利用することで、薄味でもおいしく食べられます。また、ゆずやレモンなどの柑橘《かんきつ》類の酸味をうまく生かしたり、しょうがやにんにくなどの香辛《こうしん》野菜やスパイスで下味をつけておくと、塩分の使用量を減らすことができます。さらに、青じそ、ねぎ、パセリなどの香味《こうみ》野菜をプラスすると、料理の味が引き締まります。

また、減塩《げんえん》調味料を使用したり、新鮮な旬《しゅん》の素材を選んで、素材そのものの香りや味を生かすことでも塩分を減らすことができます。

さらに、野菜や海藻をたくさん食べると、食物繊維やカリウムが余分な塩分を排泄してくれます。

塩分のとりすぎを防ぐコツ

- だしの旨味を上手に利用する
- 酢や柑橘類の酸味を上手に生かす
- 香味野菜やハーブを上手に利用する
- 香辛野菜やスパイスで下味をつける
- 旬の素材、新鮮な食材を使う
- 減塩調味料を使う
- 加工食品は塩分が多いので、とりすぎない
- ラーメンやそばの汁は全部飲まない。みそ汁はできるだけ1日1杯にする
- 味にメリハリのある献立を考える
- しょうゆやソースはかけないで、つけて食べる

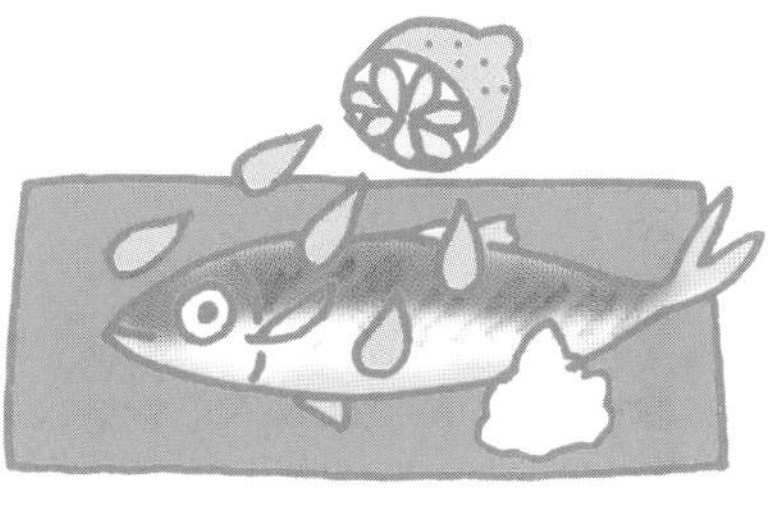

アルコールは適量を守る

Point

▼アルコールには尿酸の産生を促し、尿酸の排泄を抑える作用がある
▼ビールはプリン体も多くカロリーも高いので、飲みすぎに注意
▼アルコールは適量を守り、必ず週に2日以上は休肝日をつくる

お酒をたくさん飲む人ほど痛風発症リスクが高い

アルコールには、**尿酸の産生を促進すると同時に、尿酸の排泄を抑える作用**があります。また、アルコールは、飲みすぎると肥満をまねき、肝障害を引き起こす原因にもなります。

痛風になった人の約95％は、アルコールを1週間に5日以上飲んでいるというデータがあります。また、アメリカの調査研究では、**アルコール摂取量が多い人ほど痛風発症リスクが高く**、ビールやスピリッツ（アルコール分の高い蒸留酒）は、痛風発症リスクがそれぞれ1・5倍、1・2倍高かったという結果が出ています（左ページのグラフ参照）。なお、この調査では、ワインと痛風発症の関係は認められなかったとしています。

食品に含まれるプリン体は、消化・吸収というプロセスを経て体内に取り込まれますが、アルコールは体内に入るとすぐに吸収されるので、尿酸値の上昇に結びつきやすいという特徴があります。お酒を飲みすぎた翌日によく痛風発作が起きるというのは、そのためです。

また、お酒を飲むと、アルコールが食欲を増進させるので、つい食べすぎてしまうきらいがあります。特に酒の肴《さかな》には、高カロリー・高プリン食のものが多いので、注意が必要です。

ビールはほかの酒よりもプリン体が多い

アルコールの中でも、特にプリン体を多く含むのがビールです。ビールは大麦を発酵させてつくりますが、

■アルコール摂取量と痛風発症の関係

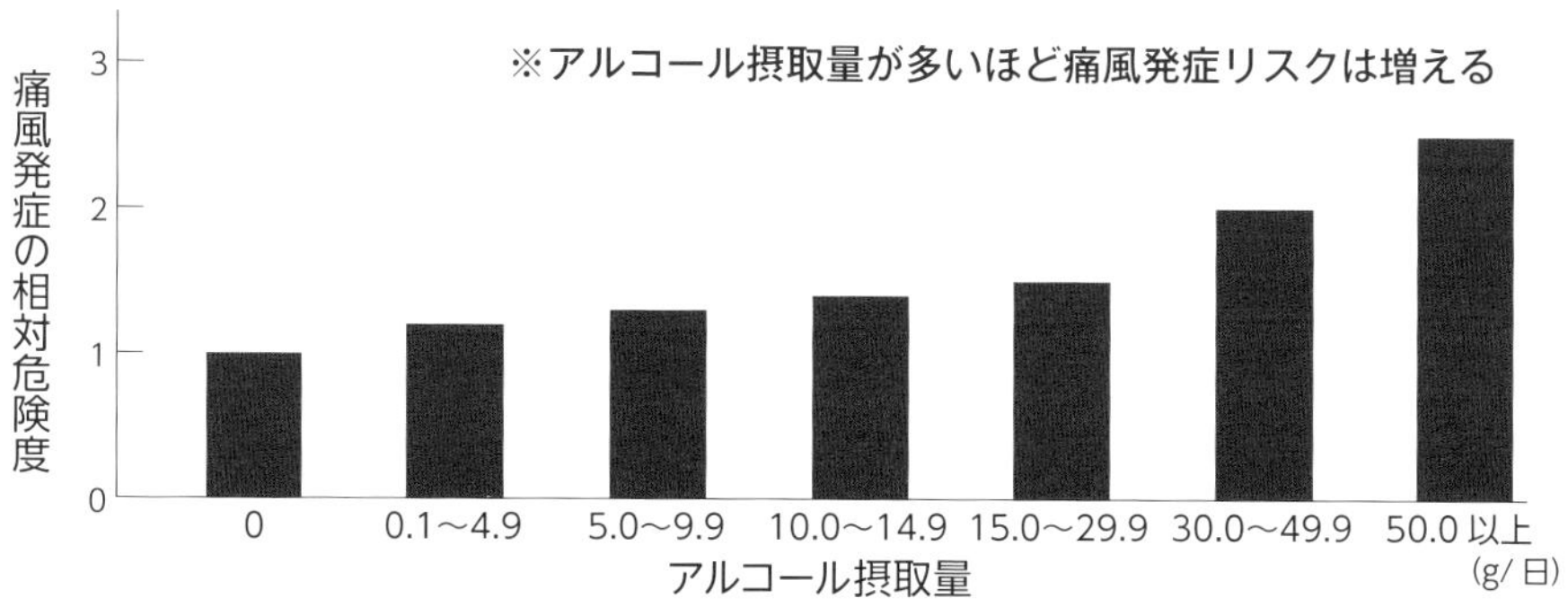

（日本痛風・核酸代謝学会編『高尿酸血症・痛風の治療ガイドライン　第3版』2019年）

■アルコール飲料に含まれるプリン体の量

アルコール飲料	プリン体の量
ビール　500 mL（中びん1本）	21.8 ~ 34.4 mg
ビール　633 mL（大びん1本）	20.9 ~ 53.2 mg
発泡酒　350 mL	7.1 ~ 13.7 mg
日本酒　180 mL（1合）	2.2 ~ 2.8 mg
ワイン（赤・白）200 mL	3.2 mg
ウイスキー（原酒15年）60 mL（ダブル）	0.2 mg
ブランデー　60 mL（ダブル）	0.2 mg
焼酎（25%）90 mL	0.0 mg

（日本痛風・核酸代謝学会編『高尿酸血症・痛風の治療ガイドライン　第3版』〈2019年〉より作成）

その麦芽《ばくが》にプリン体が多く含まれているのです。ビールは、100mLあたり4〜7mgのプリン体を含んでいます。ビールの大びん1本（633mL）を飲むと、約1時間後に尿酸値が平均で1・0mg／dL上昇するといわれます。

なお、ビールの中でも、いわゆる「地ビール」は麦芽の量が多いので、一般のビールよりプリン体がかなり多めです。これに対し、発泡酒に含まれるプリン体の量は、ホップの使用量が少ないので、ビールの半分強です。

また、ビールはカロリーも比較的高く（350mLの缶ビール1本で約140キロカロリー）、飲みすぎると肥満の原因になります。

ビール以外では、日本酒が100mLあたりプリン体が約1・5mg、ウイスキーが約0・3mg、ワインが約1・6mgです。ビールに含まれているプリン体の量は、アルコールの中でも特に多いことがわかります。とはいっても、高プリン体食品にくらべればプリン体の量はそれほど多くはないので、ビールだけが悪者というわけではありません。

どんなお酒であってもアルコールは尿酸の産生を促進するため、アルコール類を飲みすぎると、確実に体内の尿酸の量が増えるので、尿酸値が高い人は、過度な飲酒を控えることが大切です。

適量を守り休肝日をつくる

通常は、1日に飲むアルコールの適量は、ビールは中びん1本（500mL入り缶ビールなら1本）、日本酒なら1合、ウイスキーならシングル2杯まで、ワインはグラス2杯まででとされています。ただし、尿酸値が8・0mg／dL以上の場合は、痛風の発作が起きやすいので、アルコール類は控えたほうが無難です。また、必ず週に2日以上は「休肝日」をつくり、肝臓の負担を軽減することも大切です。

■ お酒を上手に飲むコツ

●なるべく家で飲む
外で飲むと、つい飲みすぎるきらいがあります。

●お酒と水を交互に飲む
酒量を減らすことができ、脱水症状を防ぐこともできます。

●空腹時の飲酒は避ける
空腹時に飲むとアルコールの吸収が速くなり、酒量も増えます。

●ゆっくり飲む
速いピッチで飲むと、尿酸値が上昇しやすくなります。肝臓にも負担がかかります。

■ お酒の1日の適量

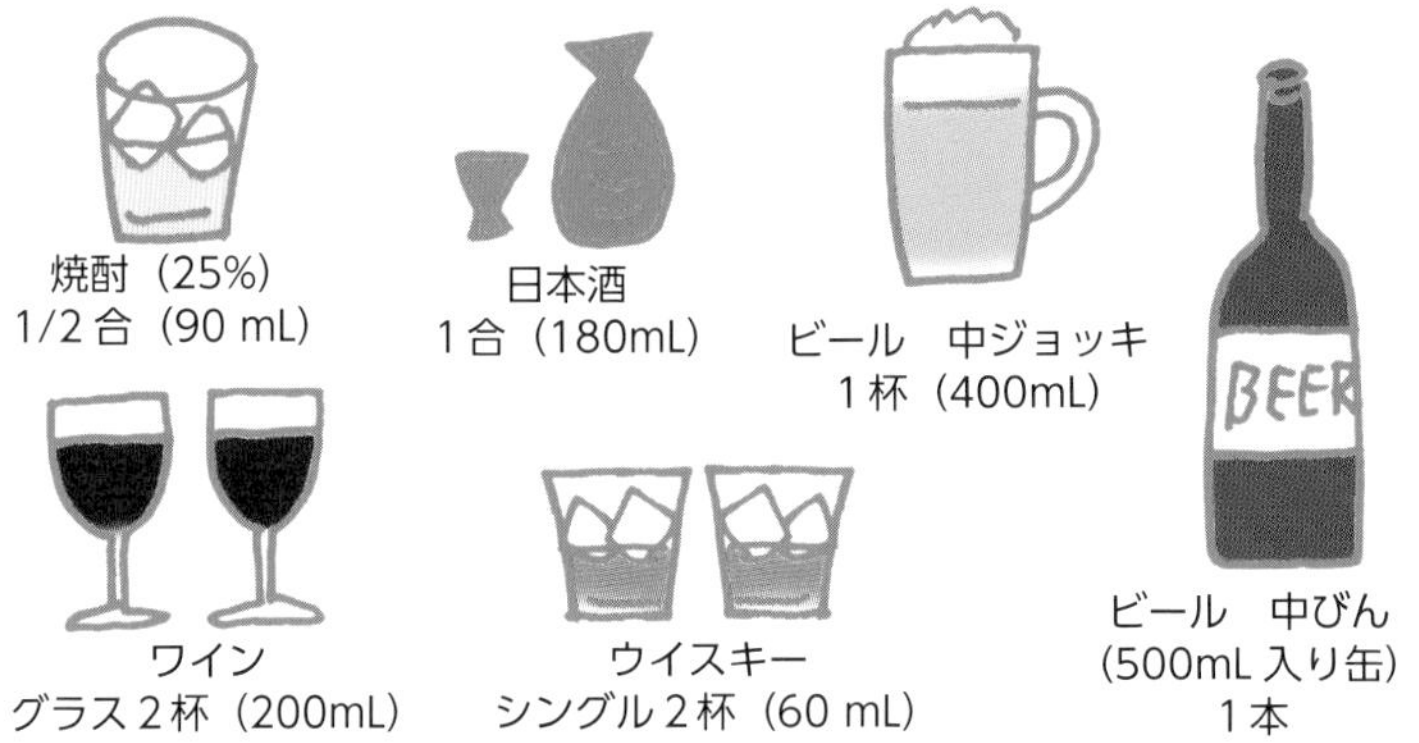

外食の食べ方のポイント

Point
▼外食は栄養バランスが悪くなりがちなので、メニューの選び方に注意
▼和定食がおすすめ。弁当なら幕の内弁当が栄養バランスがよい
▼3食の中で栄養バランスをとるように工夫する

外食は高カロリー、高塩分、野菜不足になりがち

外食のいちばん大きな問題は、**栄養バランスの悪いメニューが多い**ということです。特に、ラーメンやカツ丼、カレーなどの単品メニューは、炭水化物ばかりで、野菜などはほとんどとれません。また、ファストフード店やファミリーレストランなどで食べる料理は、ボリューム感やパンチを出すために、油や砂糖、塩分が多く使われているので、**高カロリー、高塩分になりがち**です。

外食する場合は、次のような点を心がけることが大切です。また、どうしても不足してしまう栄養素は、次の食事で補うなどして、1日の食事の中で栄養のバランスをとるように工夫しましょう。

●丼《どんぶり》物やめん類などの単品料理でなく、できるだけ定食を選ぶ。定食も、魚の刺身や焼き魚が主菜で、野菜の煮物や海藻のサラダなどのついた和定食がおすすめ。ただし、つけものは塩分が多いので、要注意。

●丼物やめん類を選ぶときは、なるべく具《ぐ》の種類が多いものを選ぶ。あるいは、野菜サラダやおひたしなどをプラスする。

●肉よりも魚や野菜を中心としたおかずを選ぶ。てんぷらやハンバーグ、トンカツ（カツ丼）などのカロリーの高いメニューは控える。

●ごはんは全部食べないで、少し残すようにするか、最初から少なめによそってもらう。

●お弁当なら栄養バランスのよい幕の内弁当がおすすめ。

●メニュー表などに表示されているエネルギー量、塩分量などを事前にチェックする。

❖痛風・高尿酸血症をさらによく知るためのQ&A

Q 痛風と高尿酸血症は、基本的には同じ病気と考えてよいのでしょうか。

A 血液中の尿酸が過剰になり、その値（尿酸値）が7・0㎎／dL超になる病気を高尿酸血症といいます。そして、痛みなどの自覚症状がないときは単なる「高尿酸血症」、激痛をともなう関節の炎症発作が起こると「痛風（痛風性関節炎）」と呼んでいます。したがって、正確には、高尿酸血症と痛風とは同義語ではありません。

痛風は大変に歴史の古い病気で、古代エジプトにはすでにあったといわれています。

医学の進歩によって、痛風が尿酸の代謝《たいしゃ》異常が原因の病気であるとわかり、高尿酸血症という病名がついたのは、いまから百数十年前のことです。つまり、病名としては「痛風」のほうが「高尿酸血症」よりもはるかに古いのです。そのため、痛風発作が起こると、高尿酸血症という病名を使わないで、古くからの呼称である痛風という病名を使うわけです。

Q 痛風は、なぜ中高年の男性に多いのでしょうか？

A 痛風患者は、女性よりも男性に圧倒的に多く、90％以上が男性といわれています。

健康な人の調査でも、各年代とも男性の尿酸値は女性よりも1〜1・5㎎／dL高いことがわかっています。

その理由としては、男性は女性よりも尿酸の総量が多いことと、女性ホルモン（エストロゲン）には尿酸の産生を抑え、尿酸を体外に排泄する働きがあるためと考えられています。

痛風が中高年に多いのは、一般的に中高年が生活習慣病にかかりやすい年代だからです。

生活習慣病は、毎日の生活の中で、食べすぎや飲みすぎ、運動不足などの不摂生が積み重なって起こる病気です。

年齢が40歳前後の中高年の世代になると、それまでに蓄積されてきた病気の原因が一挙に生活習慣病をまねき、痛風をはじめ、糖尿病、高血圧症、脂質異常症などを発病しやすくなるのです。

Q 高尿酸血症の場合は自覚症状がないといいますが、どうしてでしょうか？

A 通常、尿酸は血液中や体液中にとけています。人間の体内には常に約1200㎎の尿酸が蓄積されていますが、痛いとか、かゆいなどの違和感はありません。これは、尿酸自体には私たちの体を刺激する作用がないことによります。

　しかし、血液中の尿酸の量が7・0mg／dLを超えると、尿酸はそれ以上血液中にとけ込むことができず、体内にたまっていきます。増えすぎた尿酸は、尿酸塩（尿酸ナトリウム）という結晶になって、関節などの組織に少しずつ蓄積されていきますが、関節に蓄積した尿酸塩の結晶が、何らかのきっかけではがれ落ちると、体はそれを異物と認識して、免疫細胞である白血球が攻撃を開始します。

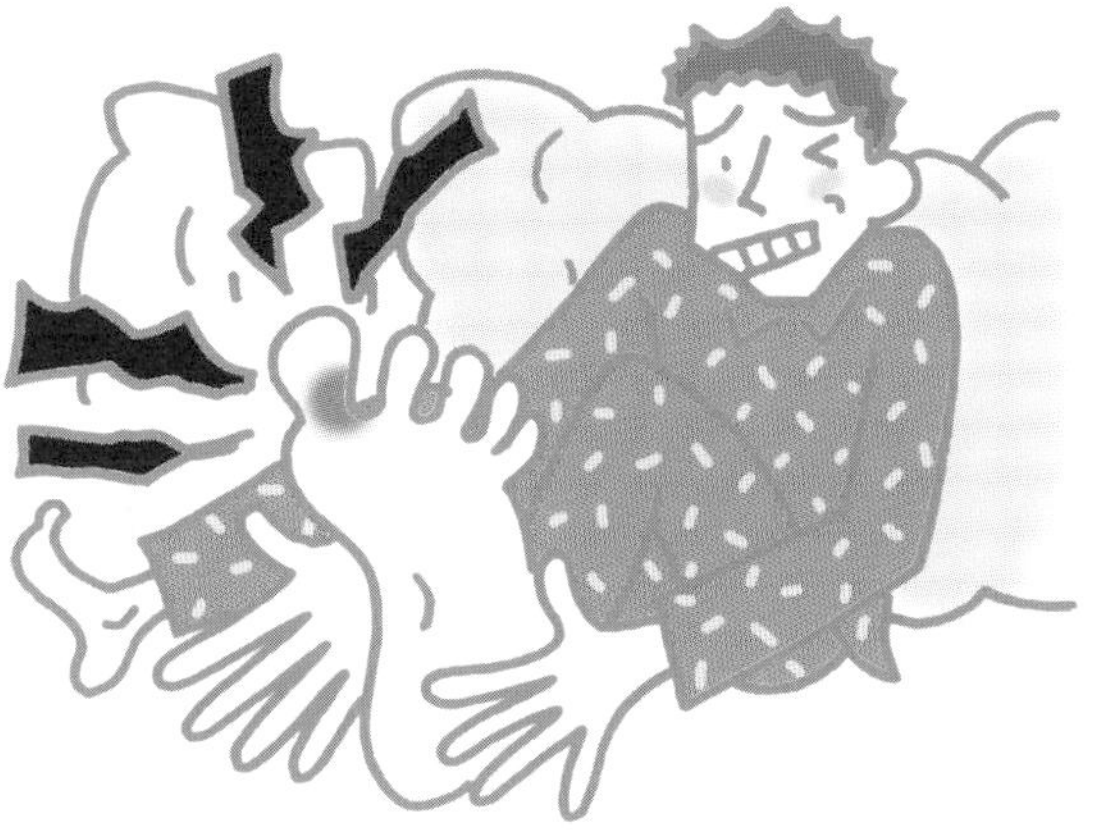

　痛風発作のときに感じる激しい痛みは、このとき白血球が放出した生理活性物質が毛細《もうさい》血管を広げ、その部分の血流が激しくなることによって起こるものです。

Q 高尿酸血症の人は、いずれ必ず痛風の発作を起こすのでしょうか？

A 必ず痛風発作を起こすわけではありません。尿酸値が10・0mg／dL以上の状態が5年つづくと、約30％の人が痛風発作を起こし、14年以上つづくと約90％の人が痛風発作を起こすといわれています。

　また、尿酸値が7（mg／dL）台でも、それが14年以上つづくと、約16％の人が痛風発作を起こし、8台になると、約25％の人が痛風発作を起こします。

　ですから、尿酸値が7・0mg／dL以上の高尿酸血症の人は、尿酸値が常に7・0mg／dL以下になるようにコントロールする必要があります。

　ただし、急激に尿酸値を下げると、痛風発作を起こすことがあるので、注意が必要です。

　また、血液中の尿酸値が低下しても、尿酸塩結晶がすぐになくなってしまうわけではありません。尿酸値を6・0mg／dL以下で良好にコントロールしても、関節腔内の尿酸塩結晶が消失するには2年ほどかかるといわれています。

　尿酸値が正常化しても、関節内に尿酸塩結晶が残っている間は、痛風発作を起こすことがありますので、気長に尿酸コントロールをつづけることが大切です。

Q 痛風発作を起こすと尿酸値が一時的に下がることがあると聞きましたが、ほんとうでしょうか?

A 痛風発作を起こしている最中は、炎症性物質であるサイトカイン(24・80ページ参照)の影響で、腎臓からの尿酸排泄が亢進《こうしん》していることがあります。

そのため、痛風発作の最中に尿酸値を測定すると、半数ほどの患者さんで尿酸値が0・5~1・0㎎/dL、その人のふだんの値よりも低い値を示すことがあります。

ですから、痛風発作中の尿酸値が正常値、あるいはそれ以下であっても、痛風ではないと判断することは危険です。

痛風発作がおさまったあとに、もう一度尿酸値を測定してみる必要があります。

Q 痛風の治療をはじめましたが、かえって痛風発作がよく起こるようになりました。どうしてでしょうか?

A 痛風は、過剰になった体内の尿酸が関節などに蓄積されて尿酸の結晶(尿酸塩結晶)をつくり、その結晶を異物として白血球が攻撃するために、関節などに強い炎症を起こす病気です。

痛風の発作が起こると、関節がはれて、激しい痛みが生じます。しかし、しばらくすると、ウソのように治ってしまいます。

そのため、治療しないで放置しておくと、痛風発作は何度もくり返すようになり、症状が悪化していきます。

痛風発作を起こすまでに尿酸が過剰になると、関節内には尿酸塩結晶がびっしりとたまった状態になっています。

痛風の治療がはじまり、尿酸値を下げる薬を服用すれば、血液中や体内にたまっていた尿酸が少しずつとけ、尿や汗、便などといっしょに排泄されていきます。そして、やがて、体内の過剰な尿酸はすっかり排泄されて、尿酸値は正常になります。

このように、血液中の尿酸が減っても、関節にたまった尿酸はすぐには減りません。実は、このときに痛風発作は起きやすいのです。

痛風の治療をはじめた患者さんを調べると、尿酸値を下げる薬を飲みはじめた患者さんの4人に1人が、飲みはじめて3カ月以内に痛風発作を起こしたり、発作の予兆を感じています。

このような、痛風の治療をはじめた直後の発作は、6カ月ほどするとなくなり、そのまま治療をつづけていれば、痛風発作を起こすことはほとんどなくなります。

痛風の治療をしているのに、痛風発作が起こりやすくなるというのは、患者さんにとっては納得できないことかもしれません。しかし、これは痛風の治療をつづけるための一つのハードルといえるもので、痛風の患者さんが必ず通過しなければならない症状の一つなのです。

また、尿酸値を下げる薬を飲みはじめると、尿酸値が下がったり上がったり変動することがありますが、この時期にも痛風発作が起きやすくなります。

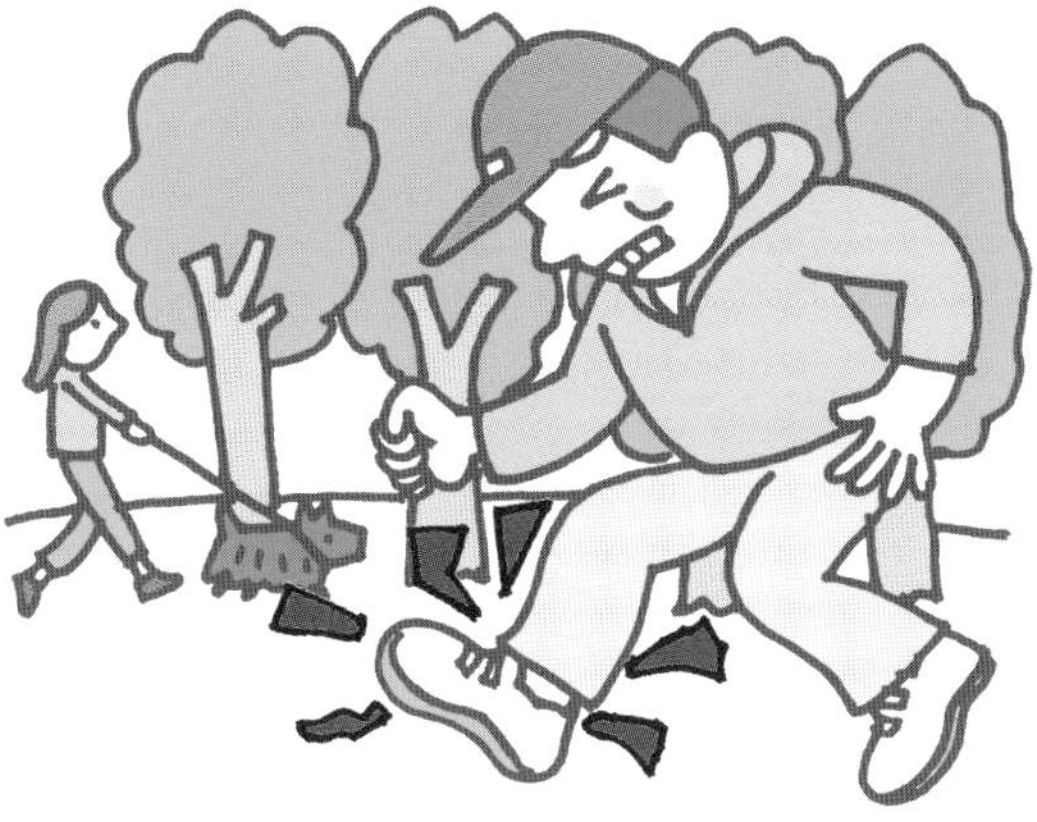

このような症状を防ぐためには、コルヒチン（66ページ参照）を1日1錠併用することが有効です。

痛風の治療には時間がかかりますが、必ず症状はよくなりますので、薬の服用と同時に、生活習慣を改善しながら、あせることなく気長に治療をつづけていくことが大切です。

Q **痛風になってから、歩くとすぐ足が痛むようになりました。痛風と何か関係があるのでしょうか？**

A 通常は、痛風の激痛発作がおさまれば、歩行に支障が出るような痛みは残りません。

ただし、尿酸のコントロールがうまくいかずに痛風が悪化すれば、足の関節が変形するなどの障害が出ることがあります。

歩くとすぐ足が痛くなる病気には、ほかに間歇《かんけつ》（欠）性跛行《はこう》があります。間歇性跛行には神経性と血管性があり、神経性の跛行を引き起こす病気には腰部《ようぶ》脊柱管狭窄《せきちゅうかんきょうさく》症、血管性の跛行を引き起こす病気には閉塞《へいそく》性動脈硬化症があります。

また、変形性腰椎《ようつい》症になると、足にしびれなどの症状があらわれ、歩きにくくなることがあります。

このように、歩くと足が痛む病気には痛風以外にもいろいろありますので、一度医療機関で詳しく調べてもらうとよいでしょう。特に脊椎のチェックは大切です。

Q **家族や親戚に痛風や糖尿病の患者が多いと、将来、痛風や糖尿病になる確率が高いのでしょうか？**

A 痛風（高尿酸血症）や糖尿病、脂質異常症などは、代謝が異常になって血液中の尿酸や糖質、脂質などが過剰になる病気です。原因としては、遺伝子の異常、食べすぎや運動不足などがあげられます。

　私たちの体内では、さまざまな酵素が、代謝がスムーズに行われるように働いていますが、遺伝子に異常があると、それらの酵素が欠損、あるいは不足して、代謝が正常に進まなくなることがあります。また、それが原因となって生活習慣病を発症することがあります。

　家族や親戚に代謝の異常が原因の生活習慣病になった人が多い場合は、その遺伝子を引き継いでいる可能性が高いと考えられます。

　遺伝子の異常の治療は、まだ研究の途上にあり、遺伝子のどこに異常があると痛風（高尿酸血症）を発症するのかは十分に解明されていません。

　ただし、遺伝的に痛風（高尿酸血症）や糖尿病になりやすい体質であっても、食べすぎや飲みすぎを控え、適度な運動をするなど、日常の生活習慣の改善をはかっていけば、発病を防ぐことができます。

　将来、遺伝子治療が可能になれば、痛風や糖尿病など、多くの生活習慣病を予防することができるかもしれません（遺伝については38ページ参照）。

Q 痛風は治療により発作を起こさずにすんでいますが、偽痛風を再発しました。痛風と偽痛風は関係があるのでしょうか？

A 痛風と偽《ぎ》痛風（仮性痛風。78ページ参照）は、「尿酸」と「ピロリン酸カルシウム」のちがいはありますが、ともに結晶が遊離して、それに反応して炎症が起こる病気で、症状も似ています。

　まれですが、痛風と偽痛風を合併することもあります。

　偽痛風が痛風と異なるのは、発作が起こるのをあらかじめ防ぐ方法がないことと、ピロリン酸カルシウムをとかす手段がないことです。

　したがって、関節炎が生じたら、できるだけ早く医療機関を受診し、痛みをやわらげる治療を受けることが大切です。

　急性期の発作には、非ステロイド性の消炎鎮痛薬が有効です。

　また、ピロリン酸カルシウムの結晶が沈着している関節では、変形性関節症（84ページ参照）を合併していることも多いので、その治療も必要です。

Q 痛風と糖尿病は共通点があるといわれますが、どういうところでしょうか？

A 厚生労働省による２０１６年の「国民生活基礎調査」によれば、「痛風で通院中」と回答した人は全国で約１１０万人でした。痛風予備軍ともいえる高尿酸血症患者の数は１０００万人以上と推計されています。一方、糖尿病が強く疑われる人と、糖尿病の可能性を否定できない人は、いずれも約1000万人（合わせて約2000万人）といわれています（厚生労働省による2016年の「国民健康・栄養調査」）。

数字の上では、圧倒的に糖尿病のほうが多くなっていますが、しかし、病

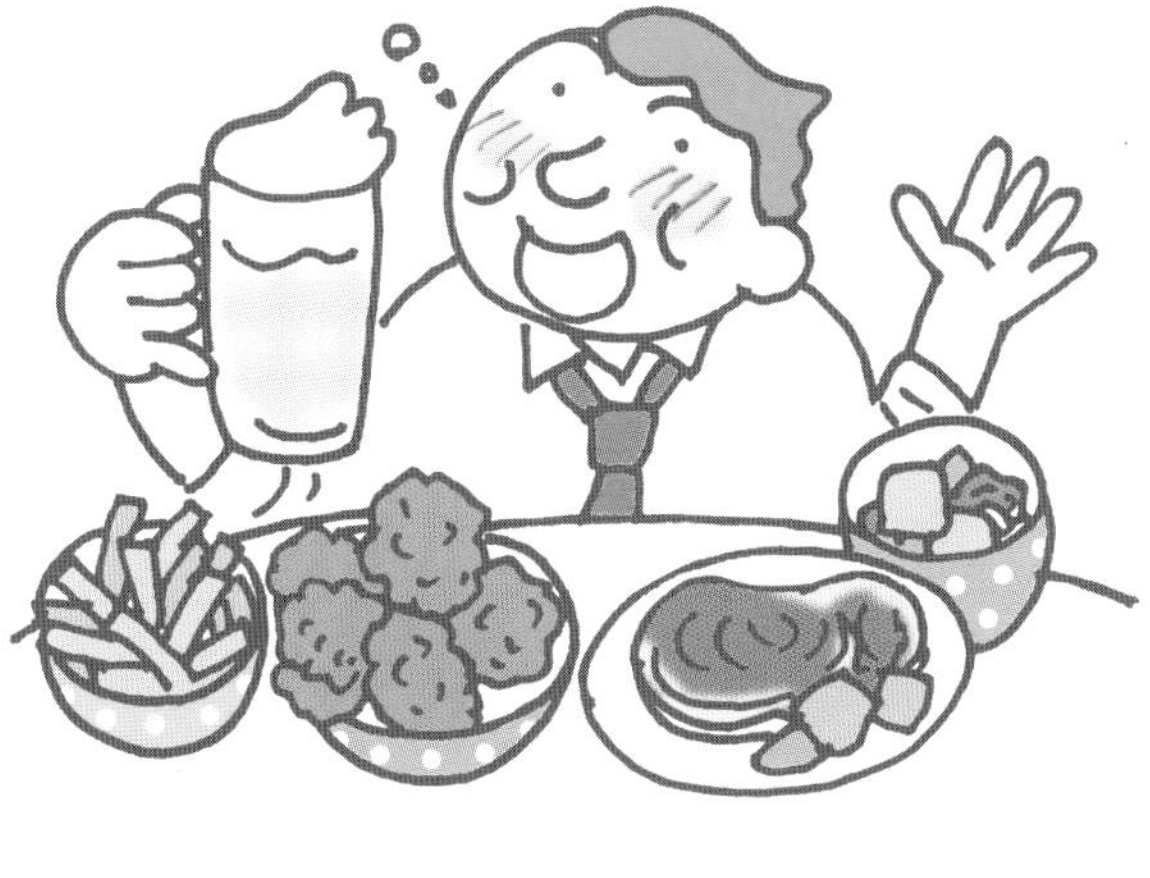

気の進行の仕方を見ると、共通点があります。

まず、発症するきっかけが、多くの場合、食べすぎや飲みすぎ、運動不足などによる生活習慣の乱れが原因で内臓脂肪型肥満（124ページ参照）になり、代謝の異常を起こすことです。

痛風は血液中の尿酸が過剰になり、糖尿病は血液中の糖質（血糖）が過剰になる病気です。そのため、痛風と糖尿病は、ともにメタボリックシンドローム（代謝症候群。94ページ参照）に含まれる生活習慣病となっています。

次に、ほかの生活習慣病を併発しやすいことがあげられます。痛風も糖尿病も、ほんとうにこわいのは合併症です。

痛風は腎臓に障害を起こして腎不全や尿毒症をまねくことがあります。また、動脈硬化を進行させ、心筋梗塞や脳梗塞などを合併し、命を失うこともあります。

糖尿病も、動脈硬化を進行させて、「3大合併症」といわれる糖尿病神経障害、糖尿病網膜《もうまく》症、糖尿病腎《じん》症を引き起こします。

このように、痛風と糖尿病は、自覚症状は異なりますが、病気の原因がともに代謝の異常であることから、お互いに合併しやすい生活習慣病なのです（糖尿病については103ページ参照）。

Q 痛風の合併症が心配です。どういう点に気をつけたらよいでしょうか？

A 合併症も、早期発見・早期治療が大切です。まず、主治医に合併症の検査をしてもらいましょう。各検査の数値をみて、合併症があるか、あるいは疑いがあるかどうかがわかります。

合併症が見つかったら、ただちに治療をはじめます。合併症がなかったら、これまで通り、主治医の指示にした

がって食事療法と薬物療法をつづけてください。

年に1〜2回は、人間ドックなどの総合的な検査を受けて合併症の早期発見につとめましょう（合併症については第5章参照）。

Q 健康診断で尿酸値が高いと指摘されましたが、痛風に進まないようにするにはどうしたらよいでしょうか？

A 尿酸値が6・0〜7・0mg／dLの範囲であれば、それ以上尿酸値が上昇して高尿酸血症（尿酸値が7・0mg／dL以上）に進まないようにします。「尿酸値が高め」という段階であれば、食べすぎや飲みすぎに注意して、適度な運動をすれば、多くの場合、尿酸値は正常値に近づきます。また、肥満（特に内臓脂肪型肥満）の人は、適正体重にするだけで尿酸値は下がります（適正体重＝身長（m）×身長（m）×22）。

食生活では、肉などの動物性脂肪の多い食品や、プリン体の多い食品、塩分の多い食品はなるべく控えるようにします。また、アルコール類は尿酸値を上昇させますので、適量を守ることが大切です。

食事療法というとめんどうな感じがしますが、要はカロリーのとりすぎを控え、栄養バランスのよい食事をすることがポイントです。

Q 痛風の予防のための検査は、年に何回ぐらい行えばよいのでしょうか？

A 自覚症状のない「無症候性高尿酸血症」の段階では、健康診断などで尿酸値を検査しなければ、病気に気づくことは困難です。ですから、痛風（高尿酸血症）になりやすい30〜50歳代の人（特に男性）は、年に1〜2回は健康診断を受けるようにしましょう。

もし、肥満気味で、標準体重より10％以上太っていたら、食生活を改善して減量するとともに、できるだけ早く医師の診断を受けてください。その結果、尿酸値が高めといわれたら、年に2〜3回は定期的に健康診断を受けるとよいでしょう。

また、すでに高尿酸血症と診断された人が、痛風発作を起こさないようにするためには、主治医の指示通りに食事療法と薬物療法をつづけ、定期的に検査を受けることをおすすめします。

Q 尿酸値の正常値が医療機関によって異なると聞きましたが、どうしてでしょうか？

A 以前は、尿酸値の基準値が検査施設によって多少異なる場合がありました。

現在、高尿酸血症や痛風の病気の定義や尿酸値の正常値、治療法などは、日本痛風・核酸代謝学会がガイドライン（指針）を発表しています。たとえば、尿酸値の正常値の上限を7・0㎎／dLにするなど、現時点での適切な診断基準や治療法などをまとめ、医師が治療を行うときに参考にすることを求めています。

学会が発表するガイドラインに強制力はありませんが、国際的な見地で最先端の治療法や薬物療法などを調べ、検討した結果をまとめていますので、実際に治療にあたる医師たちは参考にすべき指針といえます。

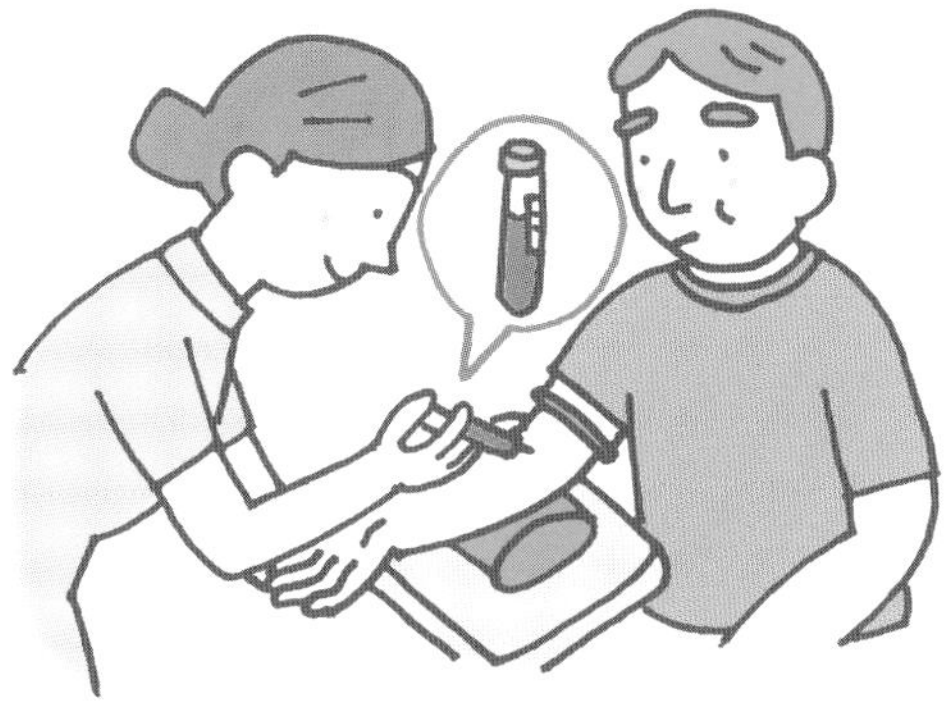

Q 尿酸降下薬は、痛風発作を起こしている最中には飲んではいけないといわれましたが、なぜでしょうか？

A まだ尿酸降下薬を服用していない人が痛風発作を起こしたときに尿酸降下薬を服用すると、関節炎が悪化したり、長期化することがよくあります。

これは、薬の効果で関節内の尿酸の濃度が急に下がることで、関節内に付着している尿酸塩結晶がはがれ落ち、次々と新たな炎症反応を起こすためと考えられています。

また、尿酸降下薬服用中に痛風発作が起きた場合に尿酸降下薬を増量したときも、やはり関節炎が悪化することがあります。

これも、急激に尿酸値を下げることによって、関節内の尿酸塩結晶が関節腔内にはがれ落ちやすくなることが原因と考えられます。

ですから、尿酸降下薬を服用しているときに痛風発作が起きた場合は、尿酸降下薬の服用は中止しないで、また、用量の変更（増減）も行わないことがポイントです。

よく、「痛風の発作が起きたときには尿酸降下薬は飲んではいけない」とまちがって覚えている人が、発作が起きたときに勝手に薬の服用をやめてしまうことがありますが、これはかえって症状を悪化させてしまいますので、注意が必要です。

つまり、痛風の発作が起きているときは、尿酸値を上げても下げてもいけないのです。

まだ尿酸値を下げる治療をしていない人が痛風発作を起こしたときは、まず発作の痛みと炎症を抑える治療を行い、発作がおさまって2週間ぐらいたってから、尿酸降下薬を少量からはじめ、尿酸値を見ながら徐々に増量していきます。

Q 尿酸降下薬は、尿酸値が下がったら服用をやめてもよいのでしょうか?

A 良好な尿酸コントロールを2年間ほどつづけていると、関節腔内の尿酸塩 結晶はとけてなくなり、尿酸値も低下傾向を示します。

尿酸値が4(mg/dL)台や5台前半がつづくようであれば、尿酸降下薬の減量も可能です。ベンズブロマロン(商品名:ユリノーム)で12・5mg、アロプリノール(商品名:ザイロリック)で50mgまで減量後も(つまり、推奨される1日の投与量の半分まで減らしても)、尿酸値が6・0mg/dL以下で維持できているようなら、尿酸降下薬を中止できる可能性があります。

この場合は、尿酸降下薬を2週間程度中止したあとに、尿酸クリアランス検査を実施し、そのまま服薬中止が可能かどうかを判断することになります。

ただし、服薬を中止しても、食事療法の継続や定期的な診察や検査が必要なことはいうまでもありません。

Q 痛風の薬の飲み方をまちがえると大変なことになると聞きましたが、ほんとうでしょうか?

A 痛風の薬は、痛風のタイプ(尿酸産生過剰型・尿酸排泄低下型。16ページ参照)によっても、また、痛風発作(急性痛風性関節炎)を抑える、尿酸値をコントロールするなど、目的によっても異なります。

痛風の薬は、医師の処方にしたがってきちんと服用するのが原則です。検査で尿酸値が下がっていたからとか、痛風の発作が起こらなくなったからなどという理由で、患者さんが勝手に薬の服用をやめてしまうと、痛風の症状が悪化し、腎臓の障害が進んだり、動脈硬化などの合併症をまねきかねません。

また、尿酸値を下げるアロプリノール(商品名:ザイロリック)には、いろいろな副作用があるので、注意が必要です。

特に、使い方に注意したいのは、痛風発作を予防するコルヒチンで、痛風の激痛がはじまってしまったら、あまり効果がありません。痛風の激痛を抑える薬は、非ステロイド系抗炎症薬(商品名:インドメタシン、ナプロキセンなど)を服用します。

よくあるトラブルに、コルヒチンを飲んでも激痛がおさまらない場合に、コルヒチンを多量に飲む人がいます。コルヒチンを多量に飲むと、副作用として、吐き気や下痢などの胃腸障害が必ず起こりますので、注意が必要です。

極端な場合、造血障害を起こします。

また、尿酸値を下げる薬を、痛風発作が起きているときに増やしたり減らしたりすると、症状が悪化します。その点、誤解がかなり多く、要注意です。さらに、尿酸コントロールを行っていない人が、発作が起きてあわてて尿酸コントロール剤（尿酸降下薬）を使うと、かえって発作が悪化しますので、これも注意が必要です。

尿酸コントロールをしている人が、治療開始後に痛風発作を起こすことがよくありますが、しかし発作が起きても尿酸コントロール剤を中断してはいけません。尿酸値を安定させ、くり返し発作が起こるのを防ぐためにも、尿酸コントロール剤を飲みつづけたほうがよいのです。

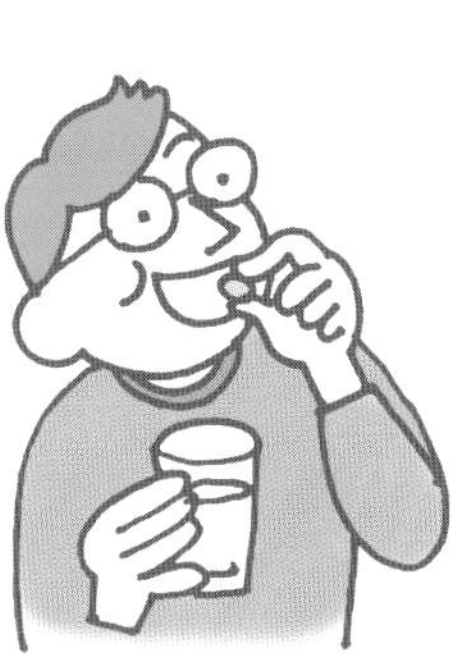

尿酸値を下げる薬を飲みはじめてから、尿酸値が安定するまでには6カ月ほどかかります。

また、飲みはじめの2～3カ月は、尿酸値が不安定になるので、痛風発作が起きやすくなります。

痛風の薬を服用すると、体内に沈着している尿酸が徐々に排泄されていきます。そのため、長期間にわたって薬を飲みつづける必要があります。

Q 痛風の薬を飲んでいると、肝臓に障害が起こるといいますが、ほんとうでしょうか?

A 尿酸降下薬も、ほかの薬と同様に肝障害の副作用を起こすことがあります。

しかし、最近は、薬の成分や効能の改良が進んでいるため、通常は、医師の指示通りに服用していれば、長期間飲みつづけてもほとんど副作用の心配はありません。

ただし、発熱、発疹《ほっしん》、掻痒《そうよう》感（かゆみ）、黄疸《おうだん》などの自覚症状があらわれた場合は、ただちに主治医に報告して対処してもらう必要があります。

肝障害などの薬の副作用は、服用開始後6カ月以内に起こることが多いので、治療がはじまったら、月に1回は、尿酸値、肝機能、血液細胞成分などの検査を受けるようにしましょう。

Q 痛風の発作が起きたときに、市販の痛み止め（鎮痛薬）を飲んでもかまわないでしょうか?

A 痛風の発作を抑える薬（関節の炎症を抑える薬）と、頭痛や腰痛などの痛みを抑える痛み止めとして市販されている薬（神経の興奮を抑える薬）とは、治療する痛みの質が異なり、成分もまったくちがいます。

ですから、たとえば、市販のサリチル酸系鎮痛薬（アスピリン、バファリンなど）を飲むと、尿酸値を逆に上昇させてしまうため、痛風発作の痛みをさらに激しくしたり、長引かせてしまう可能性があるので、注意が必要です。

非ステロイド系抗炎症薬（NSAID）といわれる痛み止めならば効果がありますが、量の調節は医師に相談したほうがよいでしょう。

Q 尿酸値を上げてしまう薬があると聞きましたが、どのような薬でしょうか？

A 尿酸値を上げる成分を含んだ薬があることは確かです。ですから、痛風（高尿酸血症）の人で、ほかの病気の治療を受ける場合には、医師にきちんと痛風の治療を受けていることを伝えてください。

尿酸値を上げる薬には、次のようなものがあります。

利尿薬（ラシックス、フルイトランなど）、ぜんそくの治療薬（テオドールなど）、結核の治療薬（ピラジナミドなど）、アスピリン系の痛み止め（バファリンなど）。

Q 痛風に効く漢方薬はありますか？

A 残念ながら、漢方薬で、痛風を治す、すなわち尿酸値を長期間コントロールできるものはまだ知られていません。

Q 痛風になったら、一生治らないのでしょうか？

A 一般的に、痛風の発作を起こすほど尿酸値が高くなってしまうと、完治することは困難になります。いったん尿酸の代謝に異常が起こってしまうと、それを根本的に治す治療法がないのが現状です。残念ながら、それが、糖尿病や痛風などの「代謝病」の宿命です。

したがって、痛風の治療は、完治ではなく、尿酸値を上手にコントロールして、症状がそれ以上悪化しない「寛《かん》解《かい》」を目ざします。尿酸値をコントロールするには、尿酸値を下げる尿酸降下薬が欠かせません。症状がおさまったように見えても、尿酸値が上がってしまえば、すぐに再発してしまいますので、原則として、ほぼ生涯にわたって薬は服用しなければなりません。

ただし、きちんと処方された通りの薬を飲み、食事や運動などの生活習慣を改めることで、尿酸値をコントロールすることができ、痛風発作が起こらないようにすることができます。

Q 痛風の患者には肥満している人が多いと聞きますが、太っていなくても痛風になるのでしょうか。また、アルコールを全然飲まない人でも痛風になることがあるのでしょうか？

A 尿酸値を上昇させる要因には、体質的（遺伝的）要因と環境要因とがありますが、原因の7〜8割は、尿酸排泄低下や尿酸産生過剰など体質的なものです。生活習慣はもちろん影響しますが、体質的な要因の強い人は、飲酒や食事などの問題がなくても痛風になることがあります。特に、10〜20歳代で痛風になる人は、体質的な要因が大きいと考えられます。

Q 高尿酸血症とインスリン抵抗性の関係をもう少し詳しく教えていただけますか？

A 本文でも述べましたが（104ページ）、高尿酸血症がある人の6割以上にインスリン抵抗性が認められるという調査報告があります。また、尿酸値が高くなるほど、インスリン抵抗性が上がることも知られています。

インスリン抵抗性とは、肝臓や筋肉、脂肪細胞などでインスリンに対する感受性が低下し、インスリンが正常に働かなくなった状態をいいます。

特に、肥満（内臓脂肪型肥満）の人は、内臓脂肪からインスリンの働きを阻害する物質が分泌されるため、インスリン抵抗性を起こしやすくなります。すると、それを補うためにインスリンが過剰に分泌されるようになります。このような状態を「高インスリン血症」といいます。血液中にインスリンが増えると、尿酸を濾過《ろか》する腎臓の糸球体《しきゅうたい》の機能が低下することがわかっています。

また、インスリン抵抗性を起こすと、腎臓のナトリウムを排泄する機能も低下します。その結果、血液中のナトリウム濃度が高くなるので、それを薄めるために血液中の水分が増え、血圧が高くなります。

このように、高尿酸血症や糖尿病、高血圧など、代謝の異常が原因の生活習慣病は、それぞれが密接にかかわり合っているので、一つの病気を発症すると、複数の病気を併発しやすくなるのです。

インスリン抵抗性は、こうした高尿酸血症や糖尿病、脂質異常症などのメタボリックシンドロームの前段階と位置づけられています。

Q 痛風は、食事療法など生活習慣の改善だけでは治らないのでしょうか？

A 痛風の原因である高尿酸血症は、食事や飲酒などの生活習慣による影響が2〜3割で、残りの7〜8割

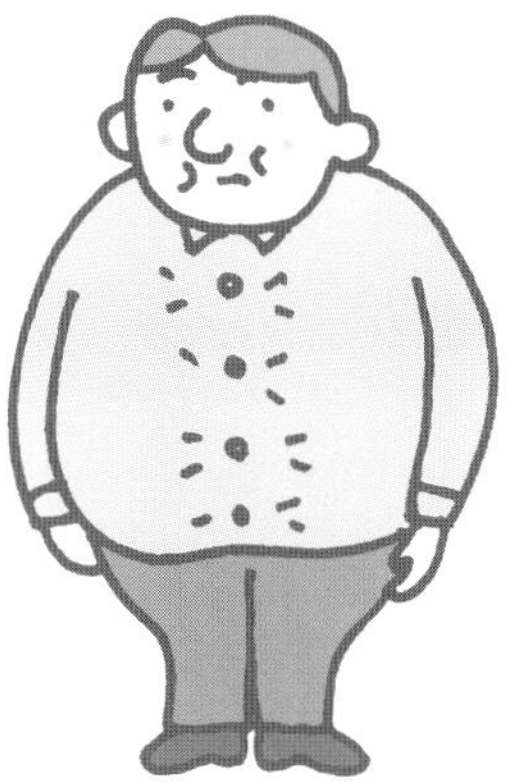

は尿酸排泄低下や尿酸産生過剰などの体質的な影響によるといわれます。

禁酒や、かなり厳密な食事療法を行っても、尿酸値は1mg／dL前後しか下がりません。

したがって、すでに痛風発作を起こしている人の場合、食事療法のみで、尿酸値の治療目標である6・0mg／dLを達成することはかなりむずかしいといえます。

痛風発作を起こしてない高尿酸血症の人の場合は、尿酸値が7（mg／dL）台であれば、薬を使わずに食事療法や運動療法などで十分に尿酸値を下げることができます。また、8台でも、生活習慣の改善だけで痛風発作を抑制できる可能性があります。しかし、尿酸値が9・0mg／dLを超えている場合は、痛風発作の有無にかかわらず、薬物療法の検討がすすめられます。

つまり、痛風発作を起こしたことがある人の場合は薬物治療が中心となり、痛風発作を起こしていない高尿酸血症の人は食事療法が中心ということになります。

Q 仕事の関係で食事が不規則なため、病院で指導された食事療法がきちんとできません。どうしたらよいでしょうか?

A まず主治医に、ご自分の生活が不規則であることを話し、実情に合った食事療法に変更してもらうことが第一です。

一般的には、食事の時間が不規則で、特に夕食が夜食になる場合は、朝食と昼食でカロリーをとるようにして、夕食は胃の負担にならないように軽い食事にするなど、3食の摂取カロリーのウエイトを朝食と昼食に置きます。

夕食から就寝までの時間は3〜4時間あけてください。それ以下ですと、肝臓に脂肪がたまって肥満につながります。

痛風の治療では、食事療法だけではなく、薬物療法を併用して尿酸値をコントロールしていきますので、食事療法がうまくできなくても、尿酸値を下げる薬を服用すれば、痛風が悪化することはありません。

Q ビールにはプリン体が多いといいますが、プリン体カットのビールなら飲んでもだいじょうぶでしょうか?

A ビールは大麦を原料としていますので、麦芽の中の核酸が壊れてできたプリン体（14ページ参照）を多く含みます。

ただし、尿酸を増やすのはプリン体だけではありません。アルコールには尿酸の産生を促し、排泄を阻害する作用がありますので、たとえプリン体カットのビールでも、飲みすぎには注意しなければなりません。

プリン体を減らした発泡酒も発売さ

れていますが、アルコール度数は変わらないので、やはり適量を守ることが大切です。

Q 大豆はプリン体が多い食品ですが、大豆製品の豆腐にプリン体が少ないのはどうしてでしょうか？

A 確かに大豆は尿酸のもととなるプリン体を多く含む食品ですが（乾燥大豆100g中172・5㎎）、大豆からつくられる豆腐は、製造過程で水に通されるためにプリン体が流れ出し、大豆よりもかなり少なくなります（100g中31・1㎎）。

豆腐はプリン体を気にしないで食べられる食品です。ただし豆腐を2丁も3丁も食べると、個人差はありますが、尿酸値が1㎎／dL以上上がることがありますので、注意が必要です。

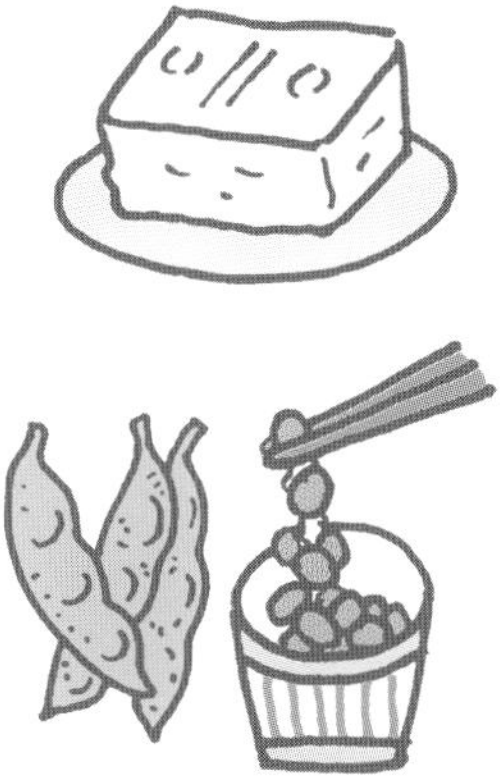

Q 健康食品にはプリン体が多く含まれるものが多いと聞きますが、ほんとうでしょうか？

A すべての健康食品がプリン体を多く含むわけではありませんが、DNA・RNA（核酸）を含むもの、ビール酵母、クロレラ、スピルニナ、ローヤルゼリーには多くのプリン体が含まれています。たとえば、クロレラには100g中3182・7㎎の、ローヤルゼリーには100g中403・4㎎のプリン体が含まれています。

ただし、これらは一度に摂取する量がきわめて少ないので、あまり問題となることはないと思われます。

筋肉増強のためにプロテイン製剤を飲む人がいますが、これらは大豆からつくられているので、プリン体を多く含んでいます。

こうしたサプリメントや健康食品を摂取する場合には、ぜひ主治医の意見を聞いてからにしましょう。

Q 痛風の人は水分をたくさんとったほうがよいといいますが、腎臓の機能が弱い人の場合など、水分をたくさんとってもだいじょうぶでしょうか？

A 尿酸値を下げるためには、水分をたくさんとって（2L以上）、尿を1日に2L以上排泄することがのぞましいといわれています（健康な人の尿は1日に約1・5L）。

心臓病や重症の腎臓病でなければ、水分は十分に排泄されるので、ふだんから水分は多めにとることをおすすめします。

腎臓の機能に障害がある人は、一度

医療機関で腎臓の機能を調べる検査（クレアチニン・クリアランスなど）を受けることをおすすめします。

Q 水分ならコーヒーや紅茶でもかまわないでしょうか？

A 高尿酸血症の人は、体内の尿酸をできるだけ体外に排泄するために、水分を多くとったほうがよいのですが、この場合の水分とは、水道水やお茶（日本茶、ウーロン茶など）のことで、糖分の多いジュースや清涼飲料水は含まれません。また、ミネラルウォーターは、銘柄によってはナトリウム（塩分）を多く含むものがあるとして、すすめない医師もいます。

もっとも、コーヒーや紅茶には抗酸化作用のあるポリフェノールがたっぷり含まれており、尿酸値を下げる効果があるといわれています。米国のコホート研究では、「コーヒーを多く飲む人ほど痛風の発症リスクが低い」という報告が出ています。

ただし、コーヒーにはシュウ酸が多く含まれ、尿路結石ができやすくなるので、控えたほうがよいという指摘もあります。

なお、牛乳（特に低脂肪乳）は、プリン体の含有量が非常に少なく、尿酸の排出を促す効果があるとされますので、牛乳を入れてカフェオレにするのもよいでしょう。

コーヒーや紅茶を飲む場合は、砂糖は極力入れないようにしましょう。

Q サウナで汗を流せば、尿酸は汗といっしょに出ますか？

A 尿酸の約70％は尿から排泄されますが、残りは汗や便とともに排出されます。したがって、サウナで汗を流すと、尿酸もある程度は汗とともに排出されますが、汗によって尿酸が減る効果よりも、体内の水分が減少して尿酸値が高くなることのほうが心配です。

サウナに入ったら、必ず水分の補給を十分に行ってください。1日の尿量が2L以上になるように水分をとるようにしましょう。ただし、尿酸を排出する目的でサウナに入るのは、前述したように逆に尿酸値を上昇させるおそれがあるので、おすすめできません。

もちろん、サウナのあとの水分補給にビールはいけません。

Q 肉が大好きなのですが、どういう点に注意して食べればよいでしょうか？

A 肉は良質のたんぱく質を豊富に含んだ食品ですが、脂肪やプリン体も多く含まれています。

肉類でプリン体をもっとも多く含むのがレバーで、たとえば鶏のレバーなら100gあたり312・2㎎も含まれています。鶏モモ肉なら100gあたり122・9㎎、豚ヒレなら100

gあたり119・7㎎となっており、肉の種類に関係なく、肉類の部位によってプリン体の含有量が異なります。

肉を食べるときには、牛肉や豚肉なら、モモ肉やヒレ肉などの赤身肉、鶏肉なら胸肉やささ身など、できるだけ脂肪の少ない部位を食べるようにしましょう。

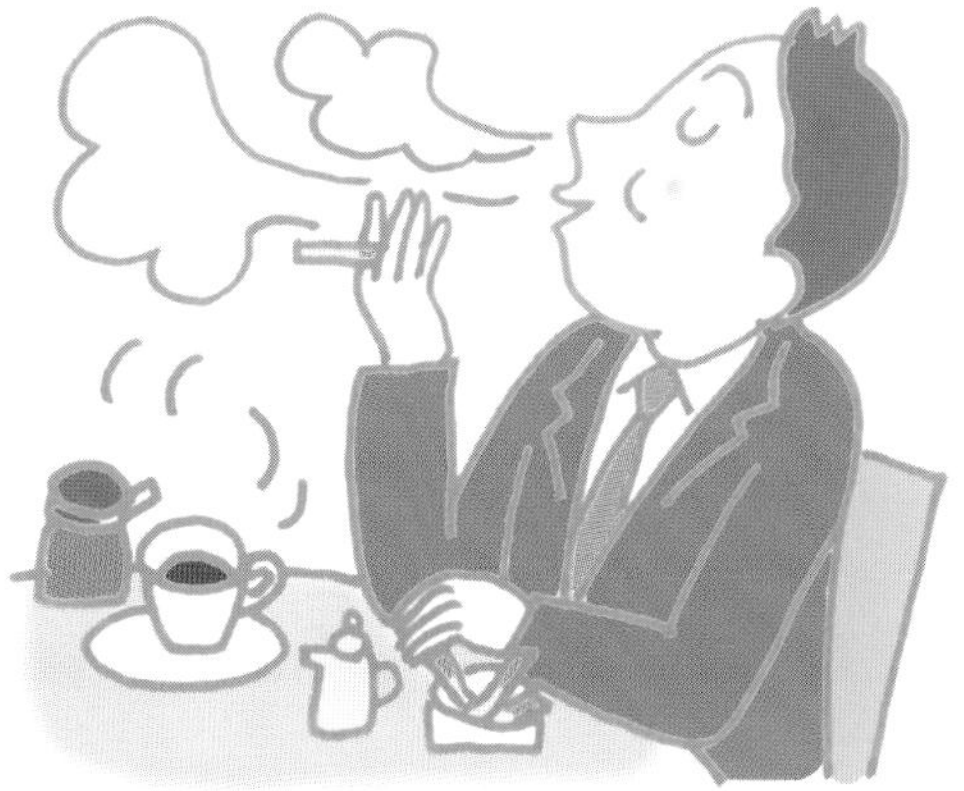

Q タバコは痛風にどのような影響をあたえますか？

A タバコの煙に含まれる約200種類の有害物質が直接に尿酸値を上げるという報告はありませんが、ニコチンには血管を収縮させ、動脈硬化を促進させる作用があるので、毛細血管の集合体である腎臓の尿酸を排泄する機能が低下し、その結果、尿酸値を上昇させるということは十分に考えられます。

また、タバコは、痛風の痛みを長引かせたり、痛風の合併症となる高血圧症や、糖尿病（耐糖能異常）、虚血性心疾患、脳血管障害などの引き金になる可能性が高いといわれます。

「タバコは百害あって一利なし」です。喫煙はやめましょう。

Q 痛風ですが、長期の海外出張に行く場合、どういう点に注意すればよいでしょうか？

A まず、主治医に相談して、所持する薬や食事などについて指示してもらいましょう。

痛風になると、動脈硬化や高血圧、腎臓病、糖尿病などを併発していることも多いので、そういう場合は、合併している病気についてのケアも必要になります。

一般的な注意事項としては、尿酸値をコントロールする薬を医師の指示通りに服用し、疲労をためないように、入浴するなどリラックスする時間をつくり、睡眠を十分にとることが大切です。

痛風が慢性化している場合は、痛風の治療ができる病院を前もって確認しておくことも必要かもしれません。なれない海外出張がストレスとなって発作が起こる可能性もあるので、発作時の対策を考え、使いなれたコルヒチンや非ステロイド系消炎鎮痛薬を持って行くとよいでしょう。

●酒類中のプリン体含有量

アルコール飲料		プリン体(㎎/100mL)	プリン体(㎎/1回量)	1回量
蒸留酒・混成酒				
ウイスキー		0.1	0.1	60mL
ブランデー		0.4	0.2	60mL
焼酎(25%)		0	0	90mL
泡盛		0	0	90mL
梅酒		0.2	0.2	90mL
醸造酒				
日本酒		1.2	2.2	180mL
白ワイン		1.6	3.2	200mL
赤ワイン		1.6	3.2	200mL
紹興酒		11.6	10.4	90mL
ビール	A社　SD	5.2	18.2	350mL
	K社　KL	7.4	25.8	350mL
	O社　OD	6.2	21.7	350mL
	SU社　PM	8	27.9	350mL
地ビール	SU社　PM	14.1	49.2	350mL
	O社　ヴァイツエン	6.7	23.3	350mL
	U社　スタウト	16	55.9	350mL
発泡酒	SU社　SH	3	10.4	350mL
その他				
ノンアルコールビールA社　DZ		0.9	3.1	350mL
ホッピー(黄色)		1.3	4.7	350mL

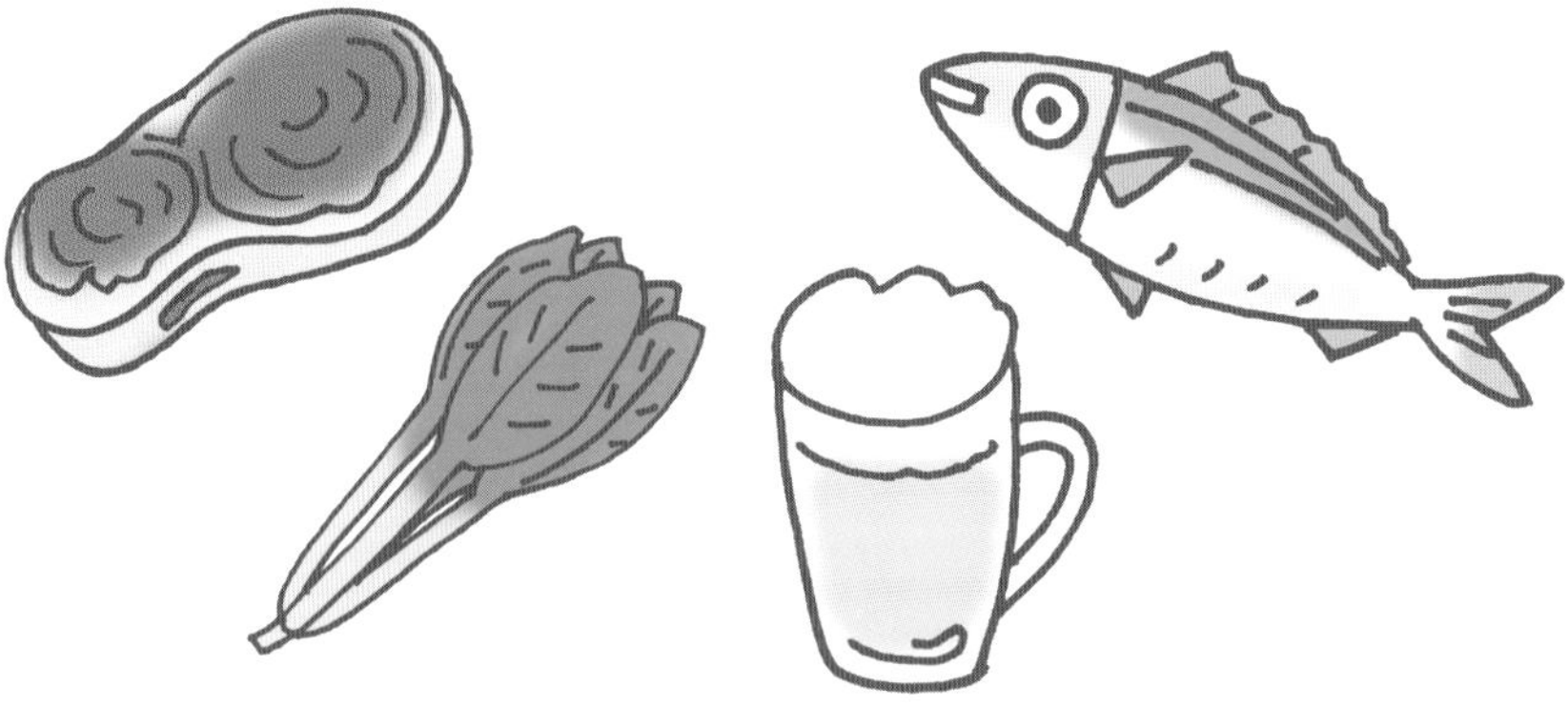

食品	部位、原材料、保存・調理形態など	プリン体 (mg/100g)	プリン体 (mg/1食分)	1食分
焼きちくわ		47.7	14.3	30g
笹かまぼこ		47.8	14.3	30g
板かまぼこ		26.4	7.9	30g
鳴門巻き		32.4	9.7	30g
魚ソーセージ		22.6	13.6	60g
さつま揚げ		21.4	12.8	60g
酒の肴				
ふぐ白子		375.4	112.6	30g
カニミソ		152.2	45.7	30g
ウニ		137.3	13.7	10g
イクラ		3.7	0.7	20g
ホタテ		76.5	45.9	60g
タコワタ		79.8	23.9	30g
イカワタ		59.6	17.9	30g
あんこう	白身(生)	70	42	60g
	肝(生)	104.3	31.3	30g
	肝(酒蒸し)	399.2	59.9	15g
おつまみ類など				
柿の種		14.1	0.8	6g(20粒)
生ハム		138.3	27.7	20g(3枚)
さきいか		94.4	4.7	5g
豚骨ラーメン	スープ	32.7	81.8	250mL
	麺	21.6	32.4	150g
	カップ麺(豚骨)	82	87.9	(スープ500mL、麺92g、具5g)
健康食品				
青汁粉末	ケール	40.2	1.2	3g(1回分)
	大麦若葉	88.5	2.7	3g(1回分)
DNA/RNA		21493.6	214.9	1g(1日分4粒)
ビール酵母		2995.7	89.9	3g(1日分10粒)
クロレラ		3182.7	63.7	2g(1日分10粒)
スピルリナ		1076.8	86.1	8g(1日分40粒)
ローヤルゼリー		403.4	12.1	3g(2さじ分)
大豆イソフラボン		6.9	0	0.2g(1日分1粒)
グルコサミン		11.8	0.2	1.5g(1日分6粒)
飲料				
甘酒		6.2	11.8	190g(1本分)
フルーツジュース		1.1	2.1	200 mL(1本分)
野菜ジュース		13.7	27.4	200 mL(1本分)
せん茶	乾燥	204.3	4.1	2g

食品	部位、原材料、保存・調理形態など	プリン体(mg/100g)	プリン体(mg/1食分)	1食分
マガレイ		113	90.4	80g
ワカサギ		94.8	94.8	100g(5尾)
ウナギ		92.1	73.7	80g
ハタハタ		98.5	119.7	20g(1尾50g)
ホッケ		150	120	80g
銀ダラ	身	123.3	98.6	80g
	皮	66.9	3.3	5g
ムツ	身	150.8	120.7	80g
	皮	382.3	19.1	5g
タラ		98	78.4	80g
タラコ		120.7	24.1	20g(1/4腹)
スジコ		15.7	3.1	20g(大さじ1杯)
カズノコ		21.9	6.6	30g(1本)
明太子		159.3	31.9	20g(1/4腹)
キャビア		94.7	18.9	20g(大さじ1杯)
貝・軟体動物				
スルメイカ		186.8	186.8	100g(1/2杯強)
ヤリイカ		160.5	80.2	50g
タコ		137.3	68.7	50g
クルマエビ		195.3	97.6	50g(5尾)
伊勢エビ		102.1	51.1	50g
オキアミ		225.7	67.7	30g
ズワイガニ		136.4	136.4	100g
タラバガニ		99.6	99.6	100g
アサリ		145.5	50.9	35g(5個)
カキ		184.5	110.7	60g(3個)
ハマグリ		104.5	47	45g(3個)
干物				
マイワシ		305.7	244.5	80g(2尾)
マアジ		245.8	147.5	60g(中1尾90g)
サンマ		208.8	187.9	90g(1尾130g)
子持ちシシャモ		149.6	44.9	60g(3尾)
発酵品				
へしこ(サバ)		207	41.4	20g
へしこ(イワシ)		116.3	23.3	20g
乾物				
干しエビ		749.1	15	2g
ちりめんじゃこ		1108.6	22.2	2g
しらす干し		471.5	9.4	2g
カツオブシ		493.3	4.9	1g
ニボシ		746.1	14.9	2g
缶詰				
ツナ		116.9	35.1	30g
サーモン		132.9	39.9	30g
魚類加工品				
ツミレ		67.6	20.3	30g

食　品	部位、原材料、保存・調理形態など	プリン体（mg /100g）	プリン体（mg /1食分）	1食分
	レバー	219.8	175.8	80g
	タン	90.4	72.4	80g
	心臓	185	148	80g
	第1胃	83.9	67.2	80g
	ホルモン（大腸）	88	70.4	80g
鶏肉	手羽	137.5	110	80g
	ササミ	153.9	123.1	80g
	モモ	122.9	98.3	80g
	皮	119.7	47.9	40g
	レバー	312.2	249.8	80g
	砂嚢	142.9	57.1	40g
	心臓	125.4	50.1	40g
羊肉	マトン	96.2	77	80g
	ラム	93.5	74.8	80g
鯨肉	アカミ	111.3	89	80g
	テール	87.6	70.1	80g
馬肉		113.1	90.4	80g
ボンレスハム		74.2	14.8	20g（2枚）
ウィンナーソーセージ		45.5	22.7	50g（2～3本）
ベーコン		61.8	9.3	15g（1枚）
サラミ		120.4	36.1	30g
コンビーフ		47	23.5	50g
レバーペースト		80	12	15g
魚　類				
カツオ		211.4	169.1	80g（刺身5切）
マグロ		157.4	125.9	80g
イサキ		149.3	164.2	110g（1尾200g）
サワラ		139.3	111.5	80g
キス		143.9	86.3	60g
トビウオ		154.6	123.7	80g
ニジマス		180.9	144.7	80g
赤カマス		147.9	118.3	80g
マダイ		128.9	103.1	80g
ヒラメ		133.4	66.7	50g（刺身5切）
ニシン		139.6	111.7	80g
マアジ		165.3	115.7	70g（中1尾150g）
アイナメ		129.1	103.3	80g
マサバ		122.1	97.7	80g
赤アマダイ		119.4	95.5	80g
ブリ		120.8	96.7	80g
サケ		119.3	95.5	80g
アユ		133.1	53.2	40g（1尾80g）
スズキ		119.5	95.6	80g
メバル		124.2	99.4	80g
マイワシ		210.4	105.2	50g（1尾100g）
サンマ		154.9	154.9	100g（1尾150g）

食　品	部位、原材料、保存・調理形態など	プリン体（mg/100g）	プリン体（mg/1食分）	1食分
エリンギ		13.4	6.7	50g
きくらげ	乾燥	155.7	7.8	5g（乾燥品）
干し椎茸	乾燥	379.5	15.2	4g（乾燥2枚）
海藻類				
わかめ	乾燥	262.4	5.2	2g
もずく	乾燥	15.4	0.3	2g
ひじき	乾燥	132.8	2.7	2g
焼き海苔	乾燥	591.7	11.8	2g
昆布	乾燥	46.4	0.9	2g
調 味 料				
味噌	赤味噌	63.5	6.4	10g（大さじ1/2強）
	白味噌	48.8	4.9	10g（大さじ1/2強）
醤油		45.2	2.7	6g（小さじ1）
みりん		1.2	0.1	6g（小さじ1）
ナンプラー（魚醤）		93.1	5.6	6g（小さじ1）
オイスターソース		134.4	8.1	6g（小さじ1）
焼肉のたれ		14.9	0.7	5g（小さじ1）
はちみつ		0.9	0	5g（小さじ1）
ケチャップ		10.5	3.8	36g（大さじ2）
カレールー		16.2	3.2	20g（1食分）
マヨネーズ		0.6	0.1	12g（大さじ1）
ねりからし		25.3	0.8	3g
本わさび		0.7	0	3g
唐揚げ粉		68.7	2.1	3g（小さじ1）
粉末スープ	コンソメ	179.8	4.5	2.5g（1食分）
	ポタージュ	37.6	5.6	15g（1食分）
	クラムチャウダー	47.1	9.4	20g（1食分）
	中華スープ	185.9	37.2	20g（1食分）
だしの素		684.8	6.8	1g（1食分）
中華だし		508.9	12.7	2.5g（1食分）
お吸いもの		233.4	2.3	1g（1食分）
肉 類				
豚肉	カタ	81.4	65.1	80g
	カタバラ	90.8	72.6	80g
	カタロース	95.1	76.1	80g
	バラ	75.8	60.6	80g
	ヒレ	119.7	95.8	80g
	ロース	90.9	72.7	80g
	ランプ	113	90.4	80g
	レバー	284.8	227.8	80g
牛肉	カタバラ	77.4	61.9	80g
	カタロース	90.2	72.2	80g
	リブロース	74.2	59.4	80g
	ヒレ	98.4	78.7	80g
	モモ	110.8	88.6	80g
	スネ	106.4	85.1	80g

食　品	部位、原材料、保存・調理形態など	プリン体(mg /100g)	プリン体(mg /1食分)	1食分
アスパラガス	上部	55.3	27.7	50g
	下部	10.2	15.1	50g
たけのこ	上部	63.3	31.6	50g
	下部	30.8	15.4	50g
おくら		39.5	7.9	20g
長ねぎ		41.4	48.3	20g
ピーマン		2.4	1.2	50g
なす		50.7	25.4	50g
ズッキーニ		13.1	6.5	50g
ゴーヤ(にがうり)		9.9	4.9	50g
白菜		7	3.5	50g
にら		19.4	9.7	50g
大根	根	1.7	0.9	50g
	葉	33.6	16.8	50g
キャベツ		3.2	1.6	50g
きゅうり		9.4	4.7	50g
タマネギ		2.2	1.1	50g
人参		2.1	1.1	50g
アボカド		18.4	9.2	50g
とうもろこし		11.8	5.9	50g
かぶ		3.9	1.9	50g
トマト		6.5	3.3	50g
菜の花		26.9	13.5	50g
さやえんどう		10.4	2.1	20g
さやいんげん		7.4	1.5	20g
レタス		4.6	2.3	50g
プチトマト		3.1	1.5	50g
ミョウガ		7.8	0.8	10g(1個分)
大葉(シソ葉)		41.4	0.4	1g(2枚分)
ゴマ		36.3	0.4	1g
にんにく		17	0.9	5g(1かけ分)
生姜		2.3	0.1	5g(1かけ分)
パセリ		288.9	5.8	2g(1口分)
かぼちゃ		56.6	28.3	50g
さつまいも		17	8.5	50g
じゃがいも		6.5	3.3	50g
こんにゃく		0.3	0.2	50g
いちご		2.1	1	50g
バナナ		3	1.5	50g
きのこ類				
なめこ		28.5	5.7	20g
えのきだけ		49.4	24.7	50g
つくりたけ(マッシュルーム)		49.5	24.8	50g
ひらたけ		142.3	71.2	50g
舞茸		98.5	49.2	50g
ブナシメジ		20.8	10.4	50g

■食品・アルコールに含まれるプリン体含有量

※『高尿酸血症・痛風の治療ガイドライン　第3版』(2019年改訂) より抜粋。食材名などの表記もガイドラインに従いました。

●食品中のプリン体含有量

食　品	部位、原材料、保存・調理形態など	プリン体 (mg/100g)	プリン体 (mg/1食分)	1食分
穀 類				
玄米		37.4	29.9	80g(ごはん1杯180g分)
白米		25.9	20.7	80g(ごはん1杯180g分)
胚芽米		34.5	27.6	80g(ごはん1杯180g分)
大麦		44.3	4.4	10g(大さじ1杯)
蕎麦粉		75.9	75.9	100g(1カップ)
小麦粉	薄力粉	15.7	15.7	100g(1カップ)
	中力粉	25.8	25.8	100g(1カップ)
	強力粉	25.8	25.8	100g(1カップ)
スパゲティ		6.8	13.6	200 g
食パン		4.4	2.6	60g
うどん	ゆで	12.1	30.3	250g
そば	ゆで	7.7	15.3	200g
豆 類				
乾燥大豆		172.5	60.4	735g(1/4カップ)
乾燥小豆		77.6	31.0	40 g(1/4カップ)
ピーナッツ		49.1	9.8	20g(20粒)
そら豆		35.5	17.8	50g(10粒)
豆腐	冷奴	31.1	31.1	100g(1/3丁)
	湯豆腐(3分)	21.9	21.9	100g(1/3丁)
	高野豆腐	293.1	49.8	17g(1枚)
豆乳		22	43.9	200g(1カップ)
おから		48.6	48.6	100g(1カップ)
枝豆		47.9	19.2	40g(50粒)
納豆		113.9	45.6	40g(小1カップ)
アーモンド		31.4	4.7	15g(10粒)
卵・乳製品				
卵	鶏卵	0	0	50g(1個)
乳製品	牛乳	0	0	200g(1カップ)
	ヨーグルト	5.2	5.2	100g
	チーズ	5.7	1.1	20g(1枚)
野菜など				
カリフラワー		57.2	28.6	50g
ほうれん草	葉(生)	51.4	20.6	40g
小松菜	葉(生)	10.6	4.2	40g
ブロッコリー		70	35	50g
ブロッコリースプラウト		129.6	13	10g
もやし		35	17.5	50g
豆もやし		57.3	28.7	50g
貝割れ大根		73.2	7.3	10g

は行

ま行

ら行

た行

な行

患者のための最新医学 痛風・高尿酸血症 改訂版 索引

あ行

か行

さ行

監修者

日高雄二　ひだか ゆうじ

赤坂中央クリニック院長。1978年、東京大学医学部卒。米国ミシガン大学リウマチ内科助教授、帝京大学医学部助教授、亀田総合病院リウマチ膠原病科部長を経て、現職。東京女子医科大学膠原病リウマチ痛風センター非常勤講師。専門分野は痛風、関節リウマチ、膠原病。


〈著書・監修書〉

『痛風の治療と食事療法—組み合わせ自由な新レシピ付き』（日高雄二・小山律子共著、日東書院）、『最新版　本気で治したい人の痛風ー痛風改善レシピ＆食材事典つき』（日高雄二監修、学研）ほか

患者のための最新医学
痛風・高尿酸血症　改訂版

監修者　日高雄二
発行者　高橋秀雄
発行所　**株式会社 高橋書店**
〒170-6014 東京都豊島区東池袋3-1-1 サンシャイン60 14階
電話　03-5957-7103

ISBN978-4-471-40835-0　©KAIRINSHA　Printed in Japan

定価はカバーに表示してあります。


本書の内容についてのご質問は「書名、質問事項（ページ、内容）、お客様のご連絡先」を明記のうえ、郵送、FAX、ホームページお問い合わせフォームから小社へお送りください。

回答にはお時間をいただく場合がございます。また、電話によるお問い合わせ、本書の内容を超えたご質問にはお答えできませんので、ご了承ください。本書に関する正誤等の情報は、小社ホームページもご参照ください。

【内容についての問い合わせ先】
書　面　〒170-6014 東京都豊島区東池袋3-1-1 サンシャイン60 14階　高橋書店編集部
F A X　03-5957-7079
メール　小社ホームページお問い合わせフォームから　(https://www.takahashishoten.co.jp/)

【不良品についての問い合わせ先】

ページの順序間違い・抜けなど物理的欠陥がございましたら、電話03-5957-7076へお問い合わせください。

ただし、古書店等で購入・入手された商品の交換には一切応じられません。